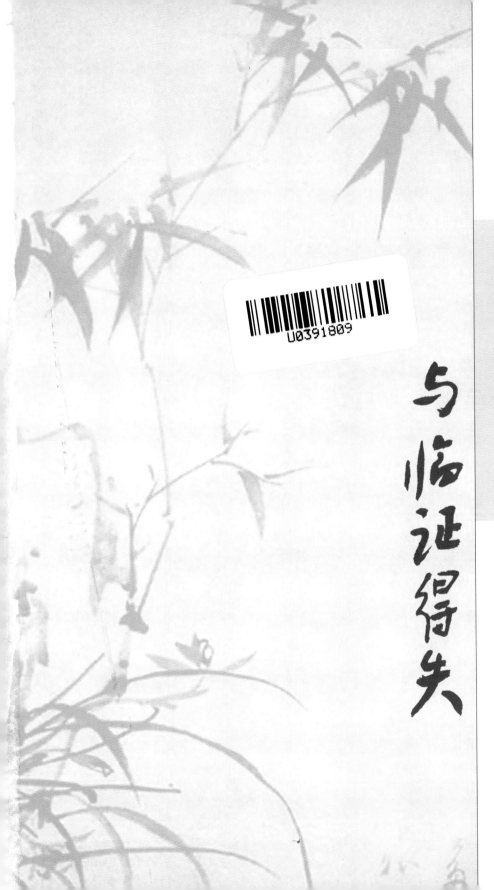

何绍奇 著

读书析疑

【增订版】

与临证得失

人民卫生出版社

图书在版编目（CIP）数据

读书析疑与临证得失/何绍奇著.—增订本.—

北京：人民卫生出版社，2017

ISBN 978-7-117-24657-6

Ⅰ.①读… Ⅱ.①何… Ⅲ.①医论－中国－现代②中
医临床－经验－中国－现代 Ⅳ.①R2

中国版本图书馆 CIP 数据核字(2017)第 142541 号

| 人卫智网 | www. ipmph. com | 医学教育、学术、考试、健康，
购书智慧智能综合服务平台 |
| 人卫官网 | www. pmph. com | 人卫官方资讯发布平台 |

读书析疑与临证得失（增订版）

著　　者：何绍奇

出版发行：人民卫生出版社（中继线 010-59780011）

地　　址：北京市朝阳区潘家园南里 19 号

邮　　编：100021

E － mail：pmph @ pmph. com

购书热线：010-59787592　010-59787584　010-65264830

印　　刷：北京铭成印刷有限公司

经　　销：新华书店

开　　本：710×1000　1/16　印张：22　插页：2

字　　数：337 千字

版　　次：2017 年 7 月第 1 版　2024 年 1 月第 1 版第 5 次印刷

标准书号：ISBN 978-7-117-24657-6/R · 24658

定　　价：58.00 元

打击盗版举报电话：010-59787491　E-mail：WQ @ pmph. com

（凡属印装质量问题请与本社市场营销中心联系退换）

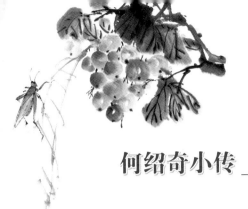

何绍奇小传

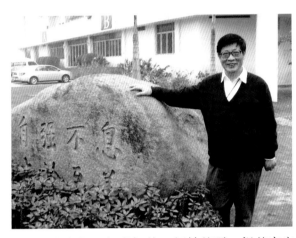

何绍奇，著名中医学者、中医临床家、中医科普作家，四川江油人（后迁梓潼）。1943年10月23日出生于中医世家，父亲为当地名医"东平先生"。幼年丧父，家贫，擅诗词，有文采。17岁师从蒲辅周门人陈新三及当地名医肖安相、郭崇智等，师教甚严，根基牢实。1964年开始扎根乡村行医17年，遥从姜春华、朱良春等名师，屡遇沉疴怪症、急病危难，被逼出高识灼见及独到经验。1978年以98字医论折服诸评委，以第一名的成绩考入首届研究生班，传为一时佳话。研究生期间由方药中先生任导师，受教于岳美中、任应秋、刘渡舟等医学名家。毕业后留任中医研究院研究生部，主讲《中医各家学说》《金匮要略》《伤寒论》等，授课诙谐幽默、论医如数家珍，极具感染力。素日病患盈门，均无问贵贱，倾心救治，对疑难杂症尤有心得，在四川深具影响力，川人亲切称之为"何幺爸"。1993年开始至马来西亚、荷兰、德国等地讲学行医，被欧洲中医进修培训中心聘为终身教授、阿姆斯特丹门诊部主任、荷兰中医学会学术部专家。1997—1998年应聘为北京医科大学药物依赖研究所研究员，从事中医戒毒研究。2003年赴香港浸会大学讲学。2005年7月7日突发心梗，逝世于香港威尔斯亲王医院，终年61岁。

绍奇先生从事中医临床、教学工作 40 余年,在中医临床及学术方面均具高深造诣。在临床上,他以大内科为主,兼及妇儿,以中医思维治疗西医顽疾,强调独立思考,讲求"一人一方",屡起沉疴;用药上果敢灵活,该力专时绝不妄加一味,既可定心静候,又能当机立断,擅从古中求新、独具心得。在学术上,他精通经典,涉猎诸家,过目不忘,堪称"中医活字典";博采众长,匠心独运,力求"三不要"——不人云亦云、不掠人之美、不哗众取宠。其文笔犀利,文风质朴,见解独到,且尤重视剖析临证得失,实事求是地记录自己的失察失误,以警同道及后学。自谓:"书读百家浑忘老,医学群贤愧未谐"。

绍奇先生生性达观耿直,颇具诗人气质及学者傲骨,行文亦如其人,淋漓酣畅,质朴天真,不假修饰,而兴味盎然。其一生著述甚丰,曾任《现代中医内科学》《中老年祛病养生长寿良方精选》主编,《章次公医术经验集》副主编,《中国大百科全书·中医卷》副主编、病证学科主编,《实用中医内科学》编委,《朱良春用药经验》整理者。著有《读书析疑与临证得失》,并担任《中国中医药报》"绍奇谈医"专栏作者,人民卫生出版社《中国临床医生杂志》"名医经验荟萃"首席撰稿人,开设中医名家专栏。绍奇先生一世奔劳,未得家财万贯,惟愿以文为蔬,馈赠读者知音:

岂有文章惊海内,更无炼石可补天;

只此一亩三分地,自栽粗蔬自浇园。

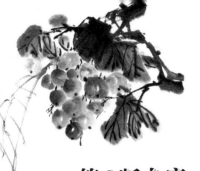

第1版自序

　　我 1978 年离开家乡四川到北京读书,到今年已经整整 20 年了。在这些年里,除了上学、教书、看病之外,我先后参加过《实用中医内科学》《中国大百科全书·中医卷》《现代中医内科学》《中医老年病学》等书的编写工作,而且都很投入,卖了不少力。但是,比较起来,我更喜欢手边这本小册子,因为它集中了我这 20 年读书、教学和临床的心得和体会,更能反映我的实际水平。至于水平的高低,那又另说了。

　　本书分上下两辑。上辑原来题作《西苑读书记》,看过我呈报上去的“天明则日月不明”等样稿后,编辑先生建议改题为《读书析疑》。“雅俗共欣赏,疑义相与析”,我想也好,就同意了。不过这些文字,不都是“析疑”,有“述”,也有“作”。下辑曰:《临证得失》,收载我的 100 余则案例,其中有疗效好的,也有看错了的。在一个医生的医疗生涯中,总是有得有失的,如能认真地加以总结,于自己,将来就会少出些错,于他人,也可引以为鉴。这 100 余案中,约有十分之一是 20 年前我在基层工作时的案例,还有十分之一是在国外工作的案例,其余大部分是在北京工作的案例。大都较为完整,涉及的面也比较宽。到现在为止,我还没有发现自己有什么特别的擅长,几乎什么病都会看一点。只不过到了北京以后,有好多病没有机会看了。不像在基层,什么病都得看,看得好得看,看不好也得想办法看——我的一点点本事,就大多是这样被逼出来的。

　　读书苦:一字之辨,一义之析,十天半月还弄不出来。看病更苦:费尽心思,没有疗效,正如司马迁说的:“人之所患在病多,医之所患在道少”。而读书临床之乐,亦在其中:一个问题搞清楚了,一个字义弄明白了,一个久治不愈的病人看好了,就真是"其乐融融",非语言所能准确描述的了。我今年 55 岁,老之已至矣,在未来的岁月里,我将再努力,还照着我的读书看病的老路子继续走下去。并且有信心过 20 年,再出一本这样的书——如果读者诸君以为这样的书还值得一读的话。

何绍奇

1998 年 6 月于北京

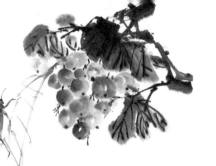

目 录

临证得失篇

目 录

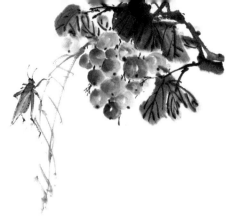

读书析疑篇

天明则日月不明

语出《素问·四气调神大论》。王冰注谓："天所以藏德者，为其欲隐大明，故大明见则小明灭，故大明之德不可不藏；天若自明，则日月之明隐矣。所喻者何？言人之真气亦不可泄露，当清净法道，以保天真；苟离于道，则虚邪入于空窍。"后世注家亦一直沿用其说。

我觉得"大明""小明"之说不可通。古代文献中，皆称太阳为"大明"。如《礼记·礼器》云："大明生于东"，郑玄注谓："大明，日也"；《周易·系辞》云："日往则月来，月往则日来，日月相推则明生焉"，"明之道，贞（正）明者也"；《说文解字段注》亦谓"明"从月从日。"明"字由日、月二字相合而成。王冰为了强解经文，所以杜撰"大明""小明"之说。此不可通之一。把"天"与"日月"割裂，而日月是天体的重要组成部分，岂能舍日、月、星辰而言天？《素问·生气通天论》云："阳气者，若天与日，失其所则折寿而不彰，故天运当以日光明"，其关系如此，强为分割，此不可通之二。因此许多人都认为"天明则日月不明"这句话有问题。如《清代名医医案精华·王九峰医案·目病》把"天明"改作"天阴"，改得好，但没有文字依据；今人吴考槃先生说：经文在"天"字下当遗一"不"字，这是很有见地的话，但同样也缺乏依据。《素问注释汇萃》一书说："另一说认为，'明'与'萌'通假，'萌'即不动貌。"说"明"与"萌"通假不错，但"萌"怎么会是"不动"的意思？《吕氏春秋·大乐》云："萌芽始震"，同书《圜道》："物支则萌，萌而生，生而长，长而大……"；《说文解字段注》释"萌"字云："草木芽也"，并引《月令》"句（屈生）者毕出，萌（芒而直）者尽达"，《尚书大传》"周以至动，殷以萌，夏以芽是也"以证之。这都说明，"萌"不是"不动"，而恰恰是"动"的意思。其实，古代"萌"与"蒙"通用，《周易大传·蒙·第四》云："蒙，亨，匪我求童蒙，童蒙求我……"《传解》："蒙，卦名，昧也，不明也"，《象传》则释"蒙"

3

为"蒙盖"或"蒙昧"，郑康成注谓："蒙，幼小貌，齐人谓'萌'为'蒙'。"今人高亨先生《周易大传今注》说："蒙既是幼小之貌，萌芽状态亦是幼小，故通用之"，"古萌、蒙通用"。高氏又谓："蒙，亦借为目蒙，为目生瞖而视不明之意。"如此，则"天明则日月不明"当作"天萌（蒙）则日月不明"，亦即"天不明则日月不明"之意。

高梁之变，足生大丁

语出《素问·生气通天论》。王冰最先把"足"作手足之"足"解："所以丁生于足者，四肢为诸阳之本也。"林亿《新校正》对此提出批评，说："丁生之处……非偏著足也"，并认为"足"应作"饶"讲。骆氏《内经方拾遗》从之。今人钱超尘《内经伤寒论语法通释》（北京中医学院印）也说："林亿用'饶'释'足'是正确的。'饶'义同'多'，与现代汉语中'往往'相近"。但'饶'字，文意不佳，所以后来张介宾、张隐庵辈就直接作"多生大丁"。李念莪《内经知要》则谓"足，能也。"全国高等医药院校试用教材《内经选读》（上海科学技术出版社，1976）、《内难经选释》（吉林人民出版社，1980）则解释为"可能""能够"。仔细推敲，"多""往往""能够"都不见得好，因为在这句话后面还有一句"受如持虚"，恰恰是喻其易得。此外，姚止庵《素问经注节解》作"足以"，《医灯续焰》以"足"同"必"，并引《春秋繁露》"阴阳之动，使人足病喉痹"一语以证之，亦不见佳。

我认为，胡澍《素问校义》、俞樾《内经辨言》之说可从，他们都认为，这个"足"字系"是"字之误。俞云："上云'乃生痤'，此云'是生大丁'，语义一律。"胡氏更举《荀子·礼论篇》"不法礼，不是礼，谓之无方之民；法礼，是礼，谓之有方之士"为证，指出"'是'，今本并伪作'足'"，说明古书中"足"与"是"相误是有先例的。胡氏更进一步训"是"为"则"："《尔雅》云：'是，则也'。既为'法则'之'则'，亦为语辞之'则'。如《大戴礼·王言篇》云'教定是正矣'，《家语·王言解》作'政教定则本正也'。"除此之外，我们在古书中还可以找到不少这样的例证，如《管子·君臣篇》："非兹，是无以理人；非兹，是无以理才"，《晏子春秋·杂篇》："此三者，婴之家俗，今子是无一焉"，"是"，都作"则"讲。如此，则"足生大丁"——"是生大丁"——"则生大丁"可谓意畅辞顺矣。

至于"大丁"一词，一般皆以"丁"同"疔"，即"疔疮"作释，于义未妥。"丁"在十天干中属火，而"诸痛痒疮，皆属于心（火）"，所以"丁"应该是泛指所有疮疡而言。作"丁"则义广，作"疔"或"疔疮"则义狭。

有者求之，无者求之

"有者求之，无者求之，盛者责之，虚者责之"，是《素问·至真要大论》中被后世称之为"病机十九条"的不可分割的部分，一般研究者（包括以研究病机十九条著称的刘河间）都往往独摘"十九条"而遗此数语。明人汪石山《读素问钞》已有批评，他说"十九条"固然是"察病之要旨"，而这几句话更是"要旨中之要旨"。张介宾《类经》也指出："盛、虚、有、无四字，贯一篇之首尾……最为吃紧纲领。"我很赞成他们的意见。

"有者求之，无者求之"的"有"与"无"，所指的是什么？本来是很清楚的，可是，看着以下这些随心所欲的解释，使人眼花缭乱起来：

"有此症状的要追究它发生的原因，应有此症状而反不见，也要追究不发生的原因。"（《内经选读》，全国高等医药院校试用教材）"既要研究病机十九条之内的，也要研究病机之外的。"（《病机浅说》，1980）

有此症状的要追究它发生的原因，可以理解为审证求因，还讲得过去；应有此症状而反不见的，也要追究它不发生的原因，就使人莫名其妙了。众所周知，中医之论疾病，是离不开患者的临床表现的，无症状可见，即无原因可求。"应有此症状而不见的"，这句话本身够勉强了，还要去"追究它不发生的原因"，例如，受了风寒，应有头痛、咳嗽，如果一个人只发热，无汗恶寒，但无头痛、咳嗽，我们难道还要"去追究"为什么"不头痛、不咳嗽"的原因吗？真是奇谈，有这样看病的吗？

"既要研究病机十九条之内的"，这就是卢文所谓的"有者求之"，"也要研究病机之外的"（"病机"二字之后，可能遗落"十九条"三字，否则怎么去"研究病机之外的"?）这就是卢文的"无者求之"。如果说，作者的意思是强调研究病机不应仅仅限于这十九个具体内容，这个意见还是不错的；但是，以此来解释"有者求之，无者求之"却显然有违原义，而且与这句话前面"谨守病机，各司其属"以及紧接着这句话的"盛者责之，虚者责之"一点也衔接不上。

"有""无"，很明显地指邪气之有无而言。《素问·调经论》所说"有者为实，无者为虚"，就是现成的依据；同书《通评虚实论》所说的"邪气盛则实，精气夺则虚"，又可以作为"有者为实，无者为虚"这句话的现成注脚。虚实既为察病之纲领，所以要"有者求之，无者求之"；补泻为治法之大要，所以要"盛（实）者责之，虚者责之"。张介宾谓"泻其盛气，责其有也；培其衰气，责其无也"，也正是这样的意思。如此，则"病机十九条"中的每一个具体内容（以及其他未包含的内容）便都有虚实之分，明辨虚实便是《内经》论病机之关键所在。汪氏之谓"要旨中之要旨"，张氏之谓"吃紧纲领"者，其在斯乎！

条达考

"条达"二字不见于《内经》原文。《素问·至真要大论》："疏其血气，令其调达，而致和平"之"调达"，是泛指五脏气血的和调通畅，非仅指肝而言。至王冰注《素问·六元正纪大论》"木郁达之"一语时，始用了"条达"一词："达，谓吐之，令其条达也。"由于吐法具有升散、发越的作用，故通过涌吐，即可以使木郁得伸。王注所阐发的是"木郁"之治，而肝藏血，主疏泄（疏泄二字都有"通"的意思），"木曰曲直"，尤恶抑郁，所以"条达"一词，很自然地就为后世医家所接受，作为肝木的特性了。

在古文字中，"调"与"条"是可以通用的。如《淮南子·天文训》："距日冬至四十五日条风至"。注谓："艮卦之风，一名融"；《易纬通卦验》谓："东北曰条风"；段玉裁云："调风、条风、融风，一也。"就是很好的说明。而"条"字用于肝木，就显得更贴切，因为"条"就是树木的枝条，古人称树干为"枚"，小枝为"条"，如《诗经·周南·汝坟》"伐其条枚"即是。《素问·气交变大论》、同书《五常政大论》中也有"春有鸣条律畅之化""令其条舒"这样的话。"条"，也有"达""畅"（畅）的意思，如《汉书·律历志》"阴阳万物，靡不条畅该成"和《汉书·礼乐志》"声气远条"皆是。

疏泄与肝主疏泄

"疏泄"一词，最早见于《素问·五常政大论》。原文云："发生之纪，是谓启陈，土疏泄，苍气达，阳合布化，阴气乃随，生气淳化，万物以荣"。五运主岁，有平气，有太过不及，木之平气谓之"敷和"，不及曰"委和"，太过曰"发生"。因此这里的"发生之纪"即是木运太过之年，太过则苍气早达，以强凌弱，土体因此而疏薄坼裂。很明显，以土之疏薄坼裂为"疏泄"，并非后世"肝主疏泄"之"疏泄"，虽然，"疏""泄"二字在字义上都有"通"的意思，但《五常政大论》之"疏泄"是属于不正常的一种情况。

从什么时候把"疏泄"作为肝之特性提出来的呢？就我识见所及，当自金元四大家之一的朱丹溪始。《格致余论·阳有余阴不足论》云："主闭藏者肾也，司疏泄者肝也。二脏俱有相火，而其系上属于心。心，君火也，为物所感，则易动，心动则相火亦动，动则精自走，相火翕然而起，虽不交会，亦暗流而疏泄矣。"丹溪在这里明确指出"疏泄"为肝之所司，与前面谈到的《内经》的"疏泄"的含义根本不同，但其义亦狭，特别是最后一句"亦暗流而疏泄矣"，不过是指"精"为相火所动之后的流失而已。明人薛立斋有见于此，一方面，他把"司疏泄者肝也"修正为"肝主疏泄"，另一方面，他把这最后一句修改为"其精亦暗耗矣"（见《内科摘要·卷下》），但于"肝主疏泄"除遗精等证之外还有哪些内容，薛氏没有论及。后来缪仲淳认识到"疏泄"确为肝之生理功能之一，说"扶苏条达，木之象也；升发开展，魂之用也"（《本草经疏·五脏苦欲补泻论》）。迨至清代，张路玉《张氏

7

医通》更以"疏泄"即"肝藏生发之气"，"生气旺则五脏环周，生气阻则五脏留着"；叶天士以为"疏泄"即"少阳生气"（肝为阴中之少阳），气机调畅，始能气血匀平，情志和调（见《临证指南医案·郁》《临证指南医案·调经门》）。唐容川、谢映庐等更进一步认识到"疏泄"的作用，与脾胃的消化、血液的周流以及水的代谢有关。

上工、中工、下工

最近见到孟庆云学兄在《中国中医基础医学杂志》1996年2卷1期上发表的一篇文章《呼唤上工和大师》。读后，颇多感慨。

上工、中工、下工之说，最早见于《黄帝内经》，如《灵枢·邪气脏腑病形篇》说："上工十全九……中工十全七……下工十全六。"要求是很高的。时光已流逝了几千年，人类社会发生了很大的变化，医学在实践中艰难地突破和发展，而一些常见疾病还没有被解决或完全解决，一些新的疾病又出现了。医生以至于整个医学界面临着的难题也越来越多。无论什么疾病都要求"十全九"，是根本不可能的。今天我们只能这么说：所谓"上工十全九"，是对医生的高标准要求，这个要求不是别的，就是要尽一切努力提高临床疗效。至于《素问·八正神明论篇》所说"上工救其萌芽……下工救其已成，救其已败"，即要求医生在疾病还在萌芽状态就能测知并解决之，斯为"上工"。不能早期测知，等病之已成、已败而后治之，就是"下工"了。这个要求就更高了。

犹忆30年前，蒲辅周先生曾对我说：要是把医生分作三等，他只能算个中等之中。当时，我吓了一跳，我想，您老先生都是"中等之中"，那我辈岂不成了"下等之下"了。须知，"下工"也要"十全六"啊！

我明白这是蒲老的自谦之辞，但也说明，疗效云云，口头说说可以，实际上确非易事。庆云兄在文章中一再说："当代中医既需要上工，更企盼大师"，"本刊呼唤上工和大师。"我很赞同他的话，更愿以一代宗师蒲辅周先生上述的话勉励自己，并与同道共勉之。

逸病

逸病之说，见于刘河间《伤寒直格》，他说的"内外八邪"，即"外有风寒暑湿，内有饥饱劳逸"。并特地对"逸"作了解释："非'奔逸'之'逸'，乃逸豫怠惰而生病也。与'劳'相反。故经云，'劳者温之，逸者引之。使气血运行也。'"（经文见《素问·至真要大论》）并引《西山记》云："久劳则安闲以保其极力之处，久逸则导引以宣其积滞之气。"

古往今来，大凡读《内经》者，皆忽略了这一个"逸"字，河间乃独具慧眼者。尤其是他提出"逸病"之名，很有现实意义，值得引起医生与患者重视。

逸豫怠惰，就是好逸恶劳，不劳动，不运动。华佗就提倡人须得"小劳"，只是不要过劳及强所不能堪而已。他发明的"五禽戏"以及孙思邈记载的"天竺国按摩法""老子按摩法"，都是有关体育运动的方法，"流水不腐，户枢不蠹，以其运动故也。"（《备急千金要方·卷二十七·养性》）逸，则气呆钝，不能正常流通；久之，则气为之滞，血为之瘀，而疾病丛生。例如冠心病、糖尿病、高脂血症、肥胖症、高血压病等疾病的发生，都与缺乏体育运动与体力劳动有密切关系。有人统计过从魏废帝曹芳（公元 231—274 年）到清光绪（公元 1875—1907 年）共计 194 位皇帝，其中 80 岁以上者仅 5 人，占 2.6%；70～80 岁者 11 人，占 5.7%；65～70 岁的 19 人，占 9.8%；其余 81.9%均是中年甚至不到中年便驾崩，这与过逸不无关系。当然这个问题很复杂，其中有很多原因，不能完全归咎于"逸"这一个方面。

虚邪贼风

"虚邪"即"虚风"，如《灵枢·九宫八风》说："因视风所从来而占之。风从其所居之乡来为实风，主生长，养万物；从其冲后来为虚风，伤人者也，主杀主害者。谨候虚风而避之，故圣人曰避虚邪之道，如避矢石然，邪弗能害，此之谓也。"冲，指月建所属之地支与风来之方位对冲。简单地说，也就是春来东风，夏来南风，秋来西风，冬来北风，是正常的，即所谓"气得其正"；反之，春来西风，夏来北风，秋来东风，冬来南风，就是不正之风，即所谓"气失其正"。那么，此风既主杀主害，又为何称作"虚邪""虚风"呢？乃是因为本方即受风之方正气虚了的缘故，邪风乘虚，故名"虚风"。又正是由于虚风"主杀主害"，"贼伤人者也"，所以又称做"贼风"。古人于此是十分重视的，从上述引文中可见，所谓"占之"，"谨候"（之），就提示了具体的防范方法。当然在今天，此说已失去实际意义，古人做得到的我们做不到了。例如冬天的一个早晨，刮的不是北风，而是南风，你能以此为理由不出门去上班吗？

也许正是这样，所以任应秋先生在他的《内经十讲》里，提出"虚邪贼风"即"狂风暴雨之类"之说。考诸《内经》，诸如"贼风数至，暴雨数起"（《素问·四气调神大论》）；"冬至之日……风雨从南方来者，为虚风，贼伤人者也……故诸逢其风而遇其雨者，命曰遇岁露焉"（《灵枢·岁露》），足证此说也是有一定依据的。至于《灵枢经白话解》说虚邪贼风指四时不正之气，如夏应暖而反寒，冬应寒而反温之类，则是明显的概念混淆，因为这只是《灵枢》所谓的"三虚"（逢年之衰，逢月之空，失时之和）中的"失时之和"而已。

虚邪贼风皆指风邪，"诸所谓风者，皆发屋，折树木，扬沙石，起毫毛，发腠理者也。"（《灵枢·岁露》）不是风是什么？但是，又不可仅仅界定为"风邪"，因为风为"百病之始"，"万病之长，善行而数变"，所以《内经》已经明白地指出"风之伤人也，或为寒热，或为热中，或为寒中，或为疠风，或为偏枯，或为风也，其病各异，其名不同。"（《素问·风论篇》）毋庸费言矣。

此外，还有以户牖之风为贼风者，如明·陈龙正《几亭外书》云："孔隙风，名为贼风"，"缝风为刀，隙风如锥"。《备急千金要方·养性》亦谓："凡人居止之室，必须周密，勿令有细隙，致有风气得入，小觉有风，勿强忍之，久坐必须急急避之……慎焉。"以此解释"贼风"固非，但却是养生家最为注重者。

《灵兰秘典》新解

　　《灵兰秘典》是《素问》的重要篇章。历来认为本篇重点在于说明十二脏腑的功能，十二脏腑作为一个整体，在心的主持下分工合作，不得相失。

　　我认为本篇中心是讨论"气化"。篇中对各个脏腑的功能，只不过集中在一起，依其主次，概略地作出介绍而已。如"三焦者，决渎之官，水道出焉"，就不足以概括"上焦如雾，中焦如沤，下焦如渎"的全部功能，仅举其疏通水道之一端。又如"肝者，将军之官，谋虑出焉"之"谋虑"，当与精神、思维有关，此固肝之重要生理功能之一，而"谋虑"一词，显然不能概括肝藏血、主疏泄等更为重要的生理功能。十二脏以心为君主，在其主持下统一协调，这一观点毋庸非议，而文中十二脏什么什么出焉的"出"，却被忽视了。从字义讲，出，生也，进也，自内而外也。恽铁樵《内经讲义》说："精神以用为出"。可见"出"，即指十二脏各自不同的功能发挥。全段最后落在"气化则能出矣"句上，过去注家都认为系指膀胱的气化，"气化则能出矣"是指膀胱排尿。唐容川《医经精义》已明指其非："经文所谓气化则能出者，谓出津液，非出溺也。人但知膀胱主溺，而不知水入膀胱，化气上行，则为津液，其所剩余质乃出而为溺"。但他仅仅强调了一个方面，排尿何尝又不赖气化？问题在于：难道气化在十二脏中惟膀胱一脏独有？这就需要对什么是气化加以讨论。

　　《内经》中关于气的内容很广泛，即以人身而论，以其功能作用可分为真气（原气、元气）、宗气、卫气、营气、脏腑之气等。气是肉眼看不见的精微物质，是功能活动的动力，因而通常以气概括功能活动。化，指变化，指运动。心之神，肺之气，脾胃之仓廪，肝胆之谋勇，肾之伎巧，凡此等等，其变化出入皆谓之气化。也就是说，十二脏的功能活动都是通过气化而实现的。十二脏各有专司，各有所"出"，即各有气化。试看《素问·经脉别论》："食气入胃，散精于肝，淫气于筋。食气入胃，浊气归心，淫精于脉。脉气留经，经气归于肺，肺朝百脉，输精于皮毛。毛脉合精，行气于府，府精神明，留于四脏，气归于权衡……饮入于胃，游溢精气，上输于脾，脾气散精，上归于肺。通调水道，下输膀胱，水精四布，五经并行。"不就是叙述精（气）、血、津液的生成代谢吗？精（气）血、津液皆生成于胃，通过脾的运化，输于心肺，再循十二经脉输送到全身，内而五脏六腑，外而筋骨皮毛，无不受其营养，这种变化、输布的过程，便是气化的过程，也就是十二脏的协调工作的结果。此时无论哪一脏腑气化失常，都会影响到整体的气化，使这种整体协调受到破坏。应当说明，整个气化是在心的主持下进行的，正如尤怡在《医学读书记》里说的："心肺脾胆胃肝肾之能变化出入者，皆禀心之君火以为主"。心的气化正常，即主神明的功能正常发挥，则十二脏皆安，这就是"主明则下安"；如心的气化失常，则心主神明的功能不能发挥，便会危及全身，这就是"主不明则十二官危"。

如前上述，气化是对脏腑功能活动的概括。但是这个问题毕竟高深而且微妙，"至道在微，变化无穷，孰知其原！"就提出了气化的物质基础问题。文章又说："消者瞿瞿，孰知其要！闵闵之当，孰者为良！"按：瞿瞿，勤谨貌，如《诗·唐风》："良士瞿瞿"，《礼·檀弓》："瞿瞿如有求而弗得"。闵闵，忧貌，如《左传·昭公三十二年》："闵闵焉如农夫之望岁。"两句都形容苦思冥索地探求这一问题，希望得到解答。回答是："恍惚之数，生于毫氂，毫氂之数，起于度量，千之万之，可以益大，推之大之，其形乃制。"这一回答很不好理解，但仔细玩味，这一段话很明显是源于老子《道德经·二十一章》："道之为物，唯恍唯惚，惚兮恍兮，其中有象（形象），恍兮惚兮，其中有物（物质）。窈兮冥兮，其中有精，其精甚真，其中有信，自古及今，其名不去，以阅众甫（众甫，即万物本原）"。以精作为万物本原，还反映在先秦道家著作中，如战国时齐国稷下的宋钘、尹文（宋尹学派）就说过"凡物之精，比（原作此，郭沫若校改作比）则为生"，"精也者，气之精者也。"（见《管子·内业》）古代朴素唯物主义者对精这个万物本原的认识，被《内经》吸取过来解释生命和生命活动。本篇所引这一段话就是说：精之为物，是肉眼所看不见的，但它是存在的，积少可以成多，推引其大，就可以认识了。"人始生，先成精，精成而脑髓生"，从形骸筋骨皮毛肉到五脏六腑，以至于概括整个生命活动的神，都来源于精，精就是气化的物质基础。

气化与精的关系，在《素问·阴阳应象大论》阐发得很清楚："阳为气，阴为味，味归形，形归气，气归精，精归化，精食气，形食味，化生精，气生形，味伤形，气伤精，精化为气，气伤于味。"就是说：通过脏腑协调统一的功能活动（气化）而产生了精，即所谓"化生精"；而"精化为气"，又为功能活动（气化）提供了物质基础。这就是"有形生无形，无形变有形"，也是气化学说的内容之一。

如果可以这样理解，那么，本篇主题就是讨论气化和气化的物质基础。正因为如此，所以篇名《灵兰秘典》，极示其珍重之意。

观其脉证，知犯何逆，随证治之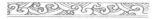

最近读到一篇文章，说《伤寒论》第 16 条"观其脉证，知犯何逆，随证治之"这句话最能反映仲景的辨证论治精神。在《辨证施治》（上海人民出版社，1972）一书的"前言"中，也有这样的话："张仲景……在《伤寒论》一书中更明确地提出了医治疾病必须实行'辨证施治'的原则，他指出，应该'观其脉证，知犯何逆，随证治之'，这就是'辨证施治'的最初概括。"这恐怕理解错了。

辨证论治当然要"观其脉证"，而且确实也应当以"证"为施治的目标，但问题在于"知犯何逆"这句话，特别是"逆"这个字上，是另有所指的。什么是"逆"？"逆"是对"顺"而言，有抵触、违背的意思，在这里是指误治。如《伤寒论》第 16 条说"一逆尚引日，再逆促命期"，就是说温病误汗、误下、误火，正如《医宗金鉴》说："曰一逆者，若汗若下若火也；再逆者，汗而复下，下而复火也。一逆已令阴竭……再逆则阴立亡。"从 16 条整个条文看，也正是指的上述情况："太阳病三日，已发汗，若吐若下若温针，仍不解者，此为坏病，桂枝不中与之也"，以下即是"观其脉证……"这十二个字。汗之不解，情况当然复杂，而医生不辨其所以汗出不解之理，吐、下、温针，诸法杂投，以致变证蜂起，统称之为坏病。仲景提出"坏病"的处理原则，除了按照常规"观其脉证"外，还特别叮嘱要"知犯何逆"，即了解是何种误治，把二者综合起来分析，具体情况具体处理。如误汗后营气两虚身疼痛、脉沉迟之桂枝新加汤证，阳虚漏汗不止、恶风、小便难之桂枝附子汤证，过汗损及心阳之桂枝甘草汤证，汗后脾虚气滞之朴姜半甘参汤证……误下后则有各种协热下利证、各种痞证、结胸证……误火后而致心阳受损之桂甘龙牡汤证，心阳外脱之桂枝去芍药加蜀漆龙牡救逆汤证，以及烧针取汗所致之奔豚或欲作奔豚证，等等。由此可见，这个 16 条，实为坏病证治的提纲，"观其脉证，知犯何逆，随证治之"，是指导治疗坏病的基本原则。当然，对于坏病也需要辨证论治，如原文对同一协热下利，就有四种区分；同一痞证，就有五泻心汤之设。但既为"坏病"，均是不得已而曲尽心思拟定的救治之法，不复如六经分证之某经某腑某脏，有一定的病位，表里虚实寒热，有一定的规律了。因此，要说这几句话就是仲景对"辨证论治"的最初概括，是有失原义的。

关于《难经·四十七难》

《难经·四十七难》曰："人面独能耐寒者，何也？然：人头者诸阳之会也，诸阴脉皆至颈、胸中而还，独诸阳脉上至头耳，故令面耐寒也。"

《难经》的作者在这里显然有失于考究之处。盖手之三阳，从手走头，足之三阳，从头走足，手之三阴，从胸走手，足之三阴，从足走腹，此不过言其大概而已。究其实，手足三阴经脉中，脾足太阴之脉"上膈，挟咽，连舌本，散舌下"；心手少阴之脉"其支者，从心系，上挟咽，系目系"；肾足少阴之脉直者"循喉咙，挟舌本"；特别是肝足厥阴之脉"上入颃颡，连目系，上出额，与督脉会于巅"，哪里是什么"诸阴脉皆至颈、胸中而还"？何况经脉之循行，如环无端，阴经经脉与阳经经脉还存在着配偶关系，五脏之开窍，除前后二阴外，亦皆在头面呢！

奇怪的是，徐灵胎《难经经释》偏要说《难经·四十七难》"理极明当"，张山雷《难经汇注笺正》更谓"《难经》此节，独以手足六阳经上走于头为之说解，理极浅显，又加以'头为诸阳之会'一句，言简意赅，乃出于

《甲乙》《灵枢》之上",反指责《灵枢·邪气脏腑病形》及《甲乙经·病形脉诊篇》"未能说出人面所以耐寒之理","语极浮泛","且词句又俚,必非中古文墨"云云。不提到这里还好,如果把《灵枢》之文与《难经·四十七难》拿来一对照,二者高下、精粗之分就很清楚了:《邪气脏腑病形》云:"天寒则裂地凌冰,其卒寒,或手足懈惰,然其面不衣,何也? 岐伯曰:十二经脉,三百六十五络,其血气皆上于面而走空窍;其精阳气上走于目而为睛;其别气(傍行的经气)走于耳而为听;其宗气上出于鼻而为臭(嗅);其浊气出于胃,走唇舌而为味;其气之津液皆上熏于面;而皮又厚,其肉坚,故天气甚寒,不能胜之也。"一个说"诸阴脉皆至颈、胸中而还",一个把十二经脉及其络脉联系起来,说经络气血皆上走于面,再加上"其气之津液皆上熏于面","皮又厚","其肉坚",这两种解释,哪个好呢? 究竟是谁"未能说出人面所以耐寒之理",难道不是很清楚的吗? 张氏妄自尊贬,未免轻率。至于他特别赞赏的"头为诸阳之会"这句话,其实也明明见于《邪气脏腑病形》,原话是"诸阳之会皆在于面"。这也算是智者之一失吧。

还应当指出,更重要的是:《灵枢》这一段话,并不是专就"人面何以耐寒"这个问题讲的,而是以此为例去讨论邪气中人的部位和原因。其部位有中于阳、中于阴的不同:中于阳者多从头面始,中于阴者多从臂胻始。其原因则多由正气之先虚,即其所谓"方乘虚时及新用力,当饮食汗出,腠理开,而中于邪"。文中臂胻部位"其阴(内侧)皮薄","其肉淖泽柔弱",与面部之"皮又厚","其肉坚",也正是对举之词。可见《灵枢》所讨论的,乃是有关于人体发病的大问题,而《难经》独摘"人面何以耐寒"这个纯属人体生理的问题来讨论,似未能理解《灵枢》的用意所在;就是在"人面独能耐寒"这个问题上,其理由既不充分,又多破绽,比起《灵枢》来,也显得相形见绌多了。

附记:几十年前,成都国医馆毕业考试,考题之一就是"人面何以能耐寒?"有学生答曰:"脸皮厚。"一时传为笑谈。

治病必求于本

　　"治病必求于本"，这是中医治疗学中最重要的一个问题，也是最具有特色的地方。"本"的含义之一，是根本，这在《内经》中，由于出现在不同的篇章里，讨论问题的角度不同，所以有指为"阴阳"的，如《素问·阴阳应象大论》说："生之本，本于阴阳"；有指为"胃"或"水谷"的，如同书《玉机真脏论》说："五脏者，皆禀气于胃，胃者五脏之本也"，同书《平人气象论》说："人以水谷为本"；还有指为"精"者，如同书《金匮真言论》说："精者，身之本也。"后世著作中，还有"脾为后天之本"，"肾为先天之本"的说法。其实，总括起来，无非都是强调人体正气的重要性，无论在发病上还是在既病以后，正气的强弱都是根本性的问题。所以前人便把以上内容称为"共本"，也就是说，无论急性病、慢性病，都是充分考虑病之"共本"，密切注视正气的盛衰，以元气为念。

　　"本"的含义之二，是本质。什么是疾病的本质？概括起来，就是正邪斗争。因为正邪斗争贯穿于疾病的始终，疾病的过程，就是邪气对机体的损害过程和机体对邪气的抗损害过程。在这一复杂的病理变化过程中，一定会有各种不同的"证"反映出来，因而表里寒热虚实阴阳诸"证"，便在一定程度上反映了疾病的本质。如张介宾《求本论》说："万病之本，只此表里寒热虚实六者而已"。

　　"本"的含义之三，是作为相对于"标"而提出来的。以治病求本而论，主要有两个方面：

　　1. 病因为本，症状为标。如临床上表现为发热症状者，发热是"标"，引起发热的原因才是"本"。求其发热的原因，是外感？是内伤？在外感中，是风热犯肺？还是风寒袭表？在内伤中，是气虚发热？还是阴虚发热？等等，找出了原因便求得了"本"，即为前人所说："但察其因何而起，起病之因，便是病本。"治疗上，便当从本而治，风热治以辛凉，风寒治以辛温，气虚可用甘温，阴虚可用滋阴……如果见热投凉，便非治病求本之道了。

2. 先病为本，后病为标。吾师方药中教授《辨证论治研究七讲》一书十分强调这一点，并且把"先病""后病"用今天的语言改称为"原发""继发"，明确提出治病求本很重要的一个方面就是重点治疗原发之本。以脏腑先后为例，如先因吐泻而后出现风象的，原发脏腑在脾胃，重点治脾胃；如先因郁怒而后出现腹胀或胃痛的，则原发病在肝，重点治肝。如以六淫先后而论，原发为燥证者，可以直接治燥；因火热而后继发口干、咽干、皮肤干、大便干者，则重点在治火。

总之，病有"共本"，人体阳气、阴精皆属之。病有"病本"，就其性质而言，则表里寒热虚实足以概之；就其原因而言，则病因为本、症状为标，原发为本、继发为标。这就是"治病必求于本"的基本精神。

临床上，存在着一个标本缓急的问题。治病必求于"本"。一般地说，如能求"本"而治，则标证自可解除；但在危急情况之下，则虽为标证，亦当先解除之，否则不是危及生命，便会损伤其本。如大出血是标，引起出血的原因才是本，但无论何种原因，既然大出血，便当积极制止出血，先塞其流，而后澄其本，清其源。又如宿病而兼外感者，则宿病为本，外感为标，治宜先解除外邪，而后继续调理宿病，皆其例也。但治标总属权宜之计，治本才是根本之图，而且"急则治标"的目的也在于更好地治本。当然在标本俱急的情况下，也可以采用标本同治的方法。但无论在什么情况下，舍本而治标都是不可取的。

在治疗大法上，有正治反治之分。正治即逆治，反治即从治。所谓"正治"，即逆其病象而治，如热者寒之，寒者热之；所谓"反治"，即从其病象而治，如热因热用，寒因寒用。这也属于治病求本的范围。正治中的热者寒之，寒者热之，即针对热证而用凉药，针对寒证而用热药。这里的"热者""寒者"就反映了疾病的本质。反治不同于正治，而是见"热"而用热，见"寒"而用寒。这看来不好理解。实际上，所见之"寒""热"乃是标象或假象，例如外感风寒而发热，如采用上述见热用凉的方法，就不能解决问题，须进一步辨其原因，不为其热象迷惑，采用辛温药，治热以热。又如阳气虚甚，由于阴寒内盛，格阳于外，而见面赤如妆、烦躁的热象，这热象是假象，非是真热，而是假热真寒，治疗上如仅见其热而不辨真假，误用清热，则祸不旋踵。由此可见，所谓"反治"实际上仍是"寒者热之""热者寒之"的正治法，不过存在着现象与本质之间是否完全一致的问题。"反治"法要求进一步透过现象看本质，因此也更能反映中医学治病求本的思想。

读《金匮要略札记》书后

《金匮要略札记》是日本学者山田业广在安政 5 年（清同治八年）写成的一部手稿。手稿卷首有作者"小引"，以下正文始于《脏腑经络先后病脉证第一》，止于《果实菜谷禁忌并治第二十五》。均用中文墨书，间有日文。原书藏中国中医研究院图书馆。

山田业广从青年时代开始，就致力于仲景著作的研究，对于前辈丹波元简（刘桂山）极为服膺（据"小引"）。《金匮要略札记》即以丹波氏《金匮要略辑义》为蓝本，详于辨正字义。由于他对我国古代文化修养很深，故其考据不落窠臼，多能发前人所未能发者，真可谓青出于蓝而胜于蓝。如《妇人杂病脉证并治第二十二》"妇人病，饮食如故，烦热，不得卧，而反倚息者……此名转胞，不得溺也。以胞系了戾，故致此病"。"了戾"，即缠绕绞扭之意，一般均以"了"是"缭"的假借。他指出："了"本身就有"结纠"之意，不必假借，其依据竟从高诱注《淮南子》、郭璞注《方言》、王冰注《素问》、杨倞注《荀子》、段成式《酉阳杂俎》，一直到卢文弨《钟山杂记》，证实这些书中均有"了戾"一词。又如《疟病脉证并治第四》之"阴气孤绝，阳气独发，则热而少气烦冤"，他认为"冤"当作"闷"，先引《吕览·重己篇》"胃充则中大鞔"，注："鞔读曰懑"；证以《说文》"闷，懑也"；再证以《灵枢·热病》"腹胀烦悗"之"悗"，《甲乙经》作"闷"。再如《中风历节病脉证并治第五》"身体尪羸"句，山田氏认为"尪"当从《脉经》改作"魁"为是，"尪羸"无非是肌肉消瘦之意，"魁"则形象地表达了历节病骨关节肿大变形的情况。他从《尔雅·释木》中找到依据，"魁，瘣，谓树木丛生，根枝节目，盘结魁磊"。手稿的作者很善于独立思考，因而有不少新颖的见解，如《疟病》有"温疟者，其脉如平，身无寒但热，骨节疼烦，时呕，白虎加桂枝汤主之"之文，方用白虎，而"其脉如平"，殊难理解。山田氏指出："凡仲景举脉证，舍其常而故举可怪可疑者，不一而足，此其一也。《痰饮篇》'支饮……其脉平'，《下利篇》大承气汤条'下利……三部脉平'，皆与此同义。其他如'脉浮缓'用大青龙；'无表里证'用大承气；'不渴，无大热'用越婢汤之类，不可枚举，学者勿胶柱则可。"究之实际，脉证相符者固多，不一致者亦不少，仲景之义，无非是示人不可拘于脉象，在一定情况下，可以舍脉从证，我以为山田这样的理解是对的。今人为了把"其脉如平"讲"通"，竟谓"如平者，意指温疟的脉象和平时常见的脉一样，多见弦数"，大失原义。

手稿的作者对于丹波元简的错谬，亦经常予以纠正。如《呕吐哕下利病脉证并治第十七》之"下利肺痛，紫参汤主之"，丹波从朱氏谓"紫参当作紫菀"。山田指出：《神农本草经》谓紫参"味苦寒，主心腹积聚，寒热邪气，通九窍，利大小便"，仲景用紫参者一见此文，一见于《肺痿肺痈咳嗽上气病脉证并治第七》，并举《备急千金要方·卷六·喉病门》治咽伤、语言不出方后，有"治肺痛"之文为证，说明"未必即为紫菀之误"。又如《水气病脉证并治第十四》"风水……视人之目窠上微拥，如蚕新卧起状"句，丹波谓：《脉经》《千金》《外台》并无"蚕"字，主张按《灵枢·论疾诊尺》和《水胀》篇作"如新卧起状"，"蚕"为衍文。山田氏指出："如蚕新卧起状者，谓或如蚕，或如新卧起状，'蚕'字非衍，古人省文之法，往往如此"，并引《肘后方·卷四》"水病之初，先目上肿起，如老蚕色"为据，说明本条实合二状而言之。再如《胸痹心痛短气脉证并治第九》"胸痹缓急者，薏苡附子散主之"。"缓急"，丹波认为程林、李彣释为"或缓或急"是对的，他则认为只是"急"的意思，举《史记·仓公传》"缓急无可使者"，《袁盎传》"一旦有缓急，宁无恃乎"，《游侠传》"且缓急人之所时有"为证，颇有说服力。

总之，《金匮要略札记》手稿是有一定学术价值的，可为研究《金匮要略》之一助。从作者"小引"看，他并不以此为满足，还有"得陇望蜀"，向《金匮要略》的"大义""精意"进取的计划。这种精神是值得我们学习和深思的。

经方与时方之争

　　"经方"一词，本来的意思是指"方术"，但后来却成为仲景方的专称。"时方"之名，则出于清人著作，顾名思义是"时下盛行之方"，实际上泛指仲景以后的历代医方。所谓"经方与时方之争"，我认为主要是唐宋以来以孙思邈、许叔微、金元四家以及明清医家对当时墨守前人成方的风气的批评和清代以徐灵胎、陈修园为代表的医家对仲景方之外医方的摒斥和非议。

　　医之有方，从现存文献看，至少可以追溯到汉代以前，《内经》载有药物的处方13方，马王堆汉墓出土的《五十二病方》，西北出土的《流沙坠简》《武威汉代医简》《居延汉简甲篇》，载方更多。从《汉书》所载"经方"（经验方）"十一家"这个数字看，可知汉以前的方术著作是相当多的。仲景《伤寒论》原序所说的"博采众方"之"方"，除当时的方之外，也应该包括前人的经验方在内。而且正是在"勤求古训，博采众方"的基础上，结合自己的医疗实践，仲景才写出了不朽巨著《伤寒杂病论》，并锤炼出他的200多首理法明晰、结构严谨、疗效卓著的处方来。皇甫谧说："仲景垂妙于定方"，不是说仲景之前无方，而是说仲景方的价值足以为后世法。所以对于仲景方，后世一直是尊崇的。但是尊崇不等于照搬，更不意味着有了仲景这些方就可以不再前进，不再创造。所以，历代具有革新精神的医家，既重视学习仲景医方，也珍视时下的包括自己的经验良方，反对株守一家之学、一人之方。如唐·孙思邈《千金要方》既对仲景之书深抱敬仰，说"伤寒热病，自古有之……至于仲景，特有神功"，"行之以来，未有不效"，又指出"处方用药，皆须临事制宜"，如果不分地域所宜，不辨男女之殊，无论病情轻重，"多从旧方，不假增损"，则"其弊万端"，"徒自误也"。许叔微既精于伤寒之学，但是他宣称"予读仲景书，用仲景法，然未尝守仲景之方，乃为得仲景之心"。金元医家学术思想活跃，在这方面的表现也就更为突出，如刘河间说："余自制双解、通圣辛凉之剂，不遵仲景法桂枝麻黄发表之药，非余自炫，理在其中矣，故此一时，彼一时。奈五运六气有所更，世态居民有所变，天以常火，人以常动，动则属阳，静则属阴，内外皆扰，故不可峻用辛温大热之剂。"河间此论，是就热病证治而言，他认为"六气皆能化火"，即病之在表者，也是"怫热郁结"，当用辛凉甘寒以解表泄热，若用麻桂则不啻火上添油。与河间同时的张洁古云："前人方法，即当时对证之药也，后人用之，当体指下脉气，从而加减，否则不效"，"余非鄙乎前人而自用也……验脉取方，亦前人之成例也。"《金史·方伎传》说他"治病不用古方，其说曰运气不齐，古今异轨，古方今病不相能也，自为家法云。"但从他自己讲的话看，却并没有那么偏激。他的学生李东垣在《内外伤辨惑论·临病制方》中曾有这样的记载："易水张先生曰，仲景为万世法，群方之祖，治杂病若神，后之医家，宗《内经》法，学仲景心，可以为师矣。"张的再传弟子罗天益，亦自谓其生平用方，"有古方，有自制方。"可见《金史》所云有所夸大。四大家之一的朱丹溪《格致余论》曾引其师罗太无的话说"用古方治今病，正如拆旧屋凑新屋，其材木非一，不经匠氏之手，其可用乎"；"区区陈裴之学，泥之且杀人"。也无非是告诫门人不要死搬古方而不知变通。金元医家所说的"古方"，是包括仲景方在内的宋以前的医方，名之"古方"者，无非是用以区别于自制新方的意思。

特别应当指出：从金元医家著作看，当时就有不少墨守前人成方以应万病的风气，反而对人家的自制方看不惯。如张子和说："刘河间自制通圣散加益元散，名为双解……然今之议者，谤议纷纷……力毁其非仲景之药也。"朱丹溪更是目击神伤："自宋迄今，官府守之以为法，医门传之以为业，病者恃之以立命，世人习之以成俗"；加之《局方》中多载温燥香药，甚至一方集诸香药十余味之多，又往往以"一方通治诸病"。所以他针对其"立方以待病"的荒谬，提出了"因病以制方"的主张。李东垣也有"临病制方"的话。由上述可知，他们所反对的不过是墨守前人一成不变的医风，他们不但没有说仲景之方不好，而且就连《局方》所载方，也经常援用，如刘河间常用的凉膈散，李东垣常用的双和散、胃风汤，罗天益《卫生宝鉴》所载之真人养脏汤、黄芪鳖甲散、秦艽鳖甲散，丹溪常用的二陈汤、四君子汤、四物汤、失笑散、平胃散，葛可久之花蕊石散，等等，都出自《局方》。只不过是辨证而用罢了。医学总是发展的，有因有革，是科学发展史上必有之事，因此，他们在这一问题上的认识是先进的，应该给以充分的肯定。

　　明清两代名医辈出，在杂病方面的温补与滋阴学说，热病方面的瘟疫与温病学说，先后崛起。此期许多著名医家，对于方之古近，都没有偏见，既采用仲景及前人方，也自制了若干新方，或因证立法，融古昔名方一炉共冶。如张介宾《景岳全书》既有"古方八阵"，又有"新方八阵"；张璐《医通》以仲景方为"祖方"，同时又大量选用后世方，仅于《千金要方》一书就选进100余首；吴又可《温疫论》全书44方中有仲景方19首；《临证指南医案》中，全用仲景方者约60余首；《温病条辨》193方用仲景方40余首；《温热经纬》113方载仲景方52首。可以说毫无偏见。但对于执方应病的流风，他们也是反对的。明·孙一奎曾经指出：前人成方成法可用不可泥。清初顾松园更一针见血地批评"好高之辈，又辄自称读《金匮》书，遵仲景法，偏执不化，是好高偏执之杀人与庸浅不学之杀人等耳。"痛快淋漓，切中时弊。叶天士"治方不拘成见"，近人程门雪说叶案，"每含古昔名方数种于一炉冶"，"加减变幻之美，从来所无"。的确如此，《临证指南医案》中，肺虚久咳用建中汤甘温益气，补土生金；用栀子豉汤加味，解其郁热，发其陈腐，以治喘、黄疸、吐血、肠痹、脘闷、胃痛；以甘麦大枣汤养心气、滋营阴，治心虚怔忡、惊悸、多梦、神烦、健忘……真是举不胜举，绝非食古不化、胶柱鼓瑟者所可比拟。又如王清任从气血立论而创制的诸逐瘀方，亦多独到之处。而"方论"专著亦自明清而大盛，"方论"主要是研究立方之法，用药之理的，如吴昆的《医方考》，王晋三的《古方新注》，王旭高的《医书六种》中的歌诀注解，费伯雄的《医方论》，等等，都是这一类著作。而汪昂的《医方集解》《汤头歌诀》，张秉成的《成方切用》等普及性的方书，在选方时也是古方今方并存，既没有重今轻古，也没有厚古薄今，惟求其实用而已。也就是在这个时期内，复古保守思想比较浓厚的医家，以卫道者自居，掀起了一股尊经方、贬时方之风。徐灵胎实开其先，他说："昔者圣人之制方也……其思远，其义精，味不过三四，而其用变化不穷，圣人之智，真与天地同体，非人心思所及也。"这就说得有些"神乎其神了"。而他认为《伤寒》《金匮》之方，又是"集千圣之大成，以承先而启后，万世不能出其范围"，故说："仲景《伤寒论》中诸方，字字金科玉律，不可增减一字"。"言必本于圣经，法必遵乎古法"。"唐时诸公，用药虽博，已乏化机；至于宋人，并不知药，其方亦板实肤浅……元时号称极盛，各立门庭，徒骋私见；迨乎有明，蹈袭元人余绪而已"。"后世之方，已不知几亿万矣，此皆不足以名方者也。"当然，徐氏之医学自有其一定的成就，他之论制方、用方也不无可取之处，他还说过后世之方"其间亦有奇巧之法，用药之妙，未必不能补古人之所未及，可备参考者"，可见也非是一概抹煞。但其厚古薄今的思想却是极其错误和有害的。在徐氏之后，又有陈修园氏自称"读《灵》《素》，宗仲景"数十年，而其学术见解其实平平，在医学史观上则基本上是因袭徐氏之论。在古方今方的问题上，他也附和徐氏，对后世方大加攻击，以"经方"为仲景方，"时方"为后世方的名义，就是他正式提出来的。他说"经方尚矣，唐宋以后始有通行之时方"，"唐宋以后，诸家之异说盛行，全违经训"，"药味愈多，而圣经日晦"。又说仲景为"医中之圣人也，儒者不能舍至圣之书而求道，医者岂能外仲师之书以治疗"，而仲景之方，"非南阳所自造，乃上古圣人所传之方"，"俱原本于神农、黄帝相传"。视之徐氏，可谓变本加厉了。徐氏作《医贯贬》，多少还有些学术见解，他的《景岳新方贬》则完全以口齿胜人，说"左归丸即厨子所造八仙菜"，说张景岳是"厨中好手，医中坏手"。徐氏作《兰台轨范》，他作《时方妙用》《时方歌诀》，自云只是为了"投时好"，"为中下人以下立法"，其间尊贬之意，相当明显。此外，还有黄元御、张隐庵、陆九芝等人，复古卫道的思想也相当浓重。黄氏力主"贵阳贱阴"之论，而且自视甚高，竟谓仲景之后，除孙思邈外，"并无一线可通者"；张氏则侈谈医理，复古遵经，而其所论，率多凭空臆想之词，脱离实际；陆氏继乃舅王朴庄之后，痛诋温热之学为"离经叛道"，其方自然也就被他目为卑不足道，无一可取了。清末以来，在他们这些论调的影响下，"经方派""时方派"之名义渐出。"经方派"多是自封的，"时方派"的帽子则是强加于人的。尊"经方派"，贬"时方派"之风，也就一直延续至今。

总之，在"经方"与"时方"的问题上，是非直曲，应该很清楚。方之好坏，不在于时代远近，也不在于是否出自圣人之手，而在于其制方之法是否合理，是否真有疗效。仲景方固多精当名方，但后世也有数量远远超过仲景方的若干好方。同时还应该看到，经方是后世方的源头，时方是经方的发展。历代医家对仲景审疾认证之精确，组方之严谨，都是十分敬仰的，更有不少方子是从仲景方嬗变而出。在仲景之后 1000 多年里，随着人们对于疾病认识的进步，病种既愈来愈多，分科亦更细，经验也更加丰富，加之医家生活在不同的时代和地方，服务对象不一，临床体会、学术见解也不尽一致，因此不能以仲景一人之方为标准去衡量千余年间无数医家的医方。以此而论，"经方""时方"之名义就不科学；"古方""今方"之名，也早就失去了意义；"经方派"与"时方派"的提法更是无益有害，因为这根本不是什么"不同学术派别"的问题。我们看自诩为"经方派"者，说什么"经方以不加减为可贵"，"终身对桑叶菊花深恶痛绝"，"宋以后无医书"，"仲景以下书不许一字入目"，不是极明显的复古卫道的偏见么？再看被他们目为"时方派"者，叶天士每将古昔名方一炉共治；俞根初《通俗伤寒论》、吴坤安《伤寒指掌》融伤寒、温热之学于一体；何秀山主张"博采众法，不执古人之成法"。何廉臣《通俗伤寒论·后序》引俞惺斋语云："读书与治病，时合时离。古法与今方，有因有革。善读书斯善治病，非读死书之谓也；用古法须用今方，非执板方之谓也"。"古方不能尽中后人之病，后人不得尽泥古人之法"。这些都是通达之论，既是对所谓"经方派"一种含蓄的批评，也表明了他们在对待经方、时方的问题上比较正确的认识。

热入血室

《金匮要略》妇人杂病篇中有热入血室证，除个别字句小异外，与《伤寒论》所载完全相同。是原文如此？还是宋人辑理《金匮》时从《伤寒》抄来？陆渊雷先生有说："案妇人伤寒，与男子同治，唯妊娠产后及适值经行，有特殊证候者，为妇科所当有事，编次《金匮》者于此出伤寒文三条，意在斯乎？"但柯韵伯、何秀山等学者认为男子亦有此病，其持论依据是有"阳明病，下血谵语者，此为热入血室"这一条。要搞清是非，首先得弄清一个基本概念，即什么是"血室"？诸说不一，综合起来，有：①子宫。因为原文多次提到经水适来、适断，同时本篇还有另一条文说"妇人少腹满如敦状，小便微难而不渴，生后者，此为水与血俱结在血室也"，可为佐证。至于"阳明病下血谵语者"条，虽未明言妇人，是因为少阳篇一再提及妇人，所以从略的缘故（张介宾、程式、山田正珍）。②冲脉。因冲为血海，诸经之血，朝会于此，而"血室"，顾名思义，即营血停止之所，经脉留会之处（成无己、方有执）。③肝脏。肝藏血，故为血之室（柯韵伯）。持此说者也可能受原文刺期门、小柴胡汤治法的影响。此外还有抹稀泥的一说：狭义的是指子宫，广义的则总括子宫、肝、冲任脉（高等医药院校教材《金匮要略讲义》，上海科学技术出版社，1983）。

我的意见，"血室"应指子宫。但无论从子宫的生理、病理还是原文所载症状看，都应在肯定血室即子宫的基础上，把冲脉、肝、心联系起来，这样，认识就全面了。有人认为不能把"血室"看作一个实质器官，因此不是指病变部位，而是指病变成因。实质上是回避了有争议的问题。以"血室"为子宫，在理论上依据充分，而子宫与其他脏器不可分割，心主血脉，主神明，肝藏血，冲为血海。妇女月经期间患热病，邪热乘虚而入，热入子宫，则心、肝、冲脉亦必受累。故见往来寒热，昼日明了，暮则谵语，如见鬼状或胸胁满如结胸等症状（妇女在月经期间，因机体一系列生理变化的关系，神经较平时敏感，此际患热病，即易于出现上述神经、精神症状），临床所见者多矣。至于男子患热病，首先，因男女生理异常，"下血"的可能就比女子少得多，谵语昏乱，无非高热神昏而已，但这些症状，无论伤寒温病，古往今来，俱未见哪一个说就是"男子热入血室"者。

可以肯定地说，所谓男子亦有热入血室，是不能成立的。不妨套用曹颖甫先生的话说：山可摧，此议不可改。

久病闻呃者死

《素问·宝命全形论篇》有云："病深者其声哕"。"哕"即"呃"，亦即"呃逆"。东垣以"哕"为"干呕"，《圣惠方》以"哕"为"噫"，俱非，张介宾已辨之矣。

呃逆可以是一轻浅小疾，体质壮实无病之人偶发呃逆，移时便可自愈，或以草绳刺其鼻内取嚏，或乘其不注意之时猛拍其肩背（此《灵枢》所载方法），呃逆即止。此外尚可有一法：取老式牛皮纸信封一个，套住口鼻，令患者在信封里呼吸，约一分钟呃逆即止，此我行医 30 多年来屡试屡验者。是从应元岳主编的《内科手册》学来的。

但也有呃逆连声，一日之内，时作时止，数年、数十年不愈，而饮食起居一如常人，他无所苦者。我的小学同学吴泽慧的母亲就有这种毛病。后来在国内、东南亚和欧洲也都遇到过，大旨和胃降逆，常用旋覆代赭石汤，视其寒热虚实加减，有效者，有不效者。我曾以此请教过姜春华老师，他说他几天前治愈过一例顽固呃逆，是上海中医学院的魏某，前医屡进丁香柿蒂、旋覆代赭，无效。他见病人舌边很红，说明有里热，便用黄连 10 克，清热泻火，复用芍药甘草汤，缓其痉挛，一剂止，二剂已。还说如有痞满燥实见证者，下之则其呃即止，不要拘于一方一法，成方套路。给我启发很大。

久病而突然发生呃逆者，以我之阅历，预后皆不佳，盖此种呃逆，乃胃气垂绝之象也。前人于此论述颇多。如张介宾说："轻易之呃，或偶然之呃，气顺则已，可不必治；惟屡呃为患，及呃之甚者，必其气有大逆，或脾胃元气大有亏竭者而然。然实呃不难治，而惟元气败竭者乃最危之候也。"《本草纲目》说："哕者频密相连者为实，可治；若半时哕一声者属虚，难治，多死在旦夕。"何梦瑶《医碥》说："惟重病得此，多为气脱。"《济生方》说："老人、虚人、久病人及妇人产后有此证者，此为病深之候，非佳兆也。"唯我所见者，多为晚期癌症、尿毒症、中风昏迷、大失血及慢性肺部感染患者，且大多系住院病人，医生、护士于此皆不重视。去年一月，我曾应邀去某医院会诊一晚期肺癌患者，甫入病室，即闻患者呃逆之声，处方毕，即告知院方及家属，此际出现呃逆，乃极为凶险之象，患者果于次日即死去。久病而突发呃逆的治法：①艾灸关元穴数十壮；②野山人参（种参力薄）10 克煎汤，分数次喂服（昏迷者可用鼻饲），或可挽救于万一。

有关小儿生理病理的最早记载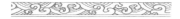

中古巫妨（一作巫方）著《颅囟经》，是为最早之儿科专著，惜乎失传，今传之《颅囟经》乃宋人伪托者。因此在现存文献中，有关小儿生理特点较为系统的记载，就要算隋代巢元方等编著的《诸病源候论》为最早了。

该书卷45～50为儿科专卷，共221条。在卷四十五"养小儿候"（相当于儿科总论）中，就明确地提出了"小儿脏腑之气软弱，易虚易实"这样的基本观点。在其他条目中，诸如：

小儿血气软弱，心神易动，为热所乘，故发惊。（卷四十五·伤寒兼惊候）

小儿哺乳不调，伤于脾胃……（卷四十七·哺露候）

其饮乳食哺，不能无痰癖，常当节适乳哺。（卷四十五·养小儿候）

小儿百病者，由将养乖节，或犯寒温，乳哺失时，乍伤饥饱……气血脆弱，病易动变，证候百端。（卷四十七·百病候）

小儿饮乳，因冷热不调，停积胸膈之间，结聚成痰。（卷四十七·痰候）

这些都是对儿科疾病病理变化的精辟的总结，为后世儿科学的发展奠立了基石。无怪乎郎瑛《七修类稿》说："《巢氏病源》一书，论证论理，可谓意到而辞畅者矣。予尝惜当时元方不附汤药，使再具之，体用俱全，是书真不可及也。"

张仲景的正邪观

正与邪，是构成疾病的一对基本矛盾。邪，即邪气，是对一切致病因素的概括。正，即正气，是对人体正常生理功能及其物质基础的概括；对于邪气来说，它又是对机体抗病能力的概括。疾病的过程，就是正邪斗争的过程，更明确地说，就是内外致病因素对机体的损害和机体抗损害的过程。在这一过程中，正气无疑地要起决定性作用的。《金匮要略·脏腑经络先后病脉证第一》曾明确地指出："若五脏元真通畅，人即安和，客气邪风，中人多死。"仲景还从病邪犯人的途径上，强调了正气在疾病发生、发病中的决定性地位，如说："经络受邪入脏腑，为内所因也。"经络之感邪，既说明正气相对地处于劣势，而且邪气还能由浅入深，至于脏腑；又说明正气非但不能祛邪外出，反而在正邪斗争中节节败退。这里的"内所因"，很明显就是指的正气。其他诸如"人能养慎，不令邪风干忤经络"，"不遗形体有衰"，"房室勿令竭乏"，"服食节其冷热苦酸辛甘"，以及"适中经络，未流传脏腑，即医治之"，等等，也都是从摄生的角度强调固护正气的重要性。

疾病过程中的正邪关系，是相当复杂的，而仲景的分辨也极其细致。如：同一太阳病，虽然说"脉数者可发汗"，但又有"表实证""表虚证"之不同，还有若干条"不可汗"之诫。同一阳明病，既以清下为其常，又有"脉迟，食难用饱"的阳明虚寒证之当温当补者。同一少阳病，既有小柴胡汤这样的扶正达邪之方，又有兼太阳之表、兼阳明之里的不同变化。同一太阴病，既以"可温，宜四逆辈"为正治，又有"腹满大实痛"而用桂枝加大黄之例。少阴病，本无热证，但又有兼太阳之表，脉浮反发热者；既以虚寒证为其常，亦有热化的"三急下证"，急攻热邪以存阴液；同属少阴热证，既有用下法者，又有当清之用泻南补北者。厥阴病的情况就更复杂了：或寒热混杂，或虚实并见；表证中有里证，里证中复有表证；寒证中有热证，热证中亦有寒证；虚证中有实证，实证中尚兼虚证。这就是病理变化的复杂性、多变性。

疾病的过程，就是正邪斗争的过程。尽管仲景著作之中汗、吐、下、和、清、温、消、补诸法悉备，约之却不过祛邪与扶正两大法。仲景祛邪之法，大略有三：

1. 因势利导　表从表解，里从里解，给病邪以适当的出路，使之速去，毋使伤正。如病在表未解而下之，本应下之而反汗之，俱属误治。

2. 区分缓急　证急则急攻，证缓则缓攻。以《伤寒论》阳明病篇为例：篇中252、253、254三条，虽然情况不尽相同，但都是属于胃腑积热、灼烁真阴，如不急下，则阴液耗竭，痉厥立见。而同篇256条之由宿食而致之腹泻下利证，257条大便硬之脾约证，前者虽用大承气，却说"当下之，宜大承气汤"；后者则用脾约麻子仁丸。杂病之属正虚邪实者不少，但正虚往往优先考虑。如《金匮要略》痰饮之用温药和之，明明是水饮为患，只曰"和"，不曰"攻"，即是示人要充分虑及正气之先虚。又虚劳篇的大黄䗪虫丸，治五劳虚极羸瘦而内有瘀血者，不攻血瘀，则新血不得渗灌；欲攻其瘀，又怕伤正。所以用地黄、芍药、甘草养护其虚，配合活血行瘀，以去其邪，也是缓证缓攻之一例。

3. 中病即止　仲景用攻法（包括汗、吐、下、清、消诸法），十分谨慎，除了掌握好适应证、攻邪时机等关键之外，在用攻法方药时，总是强调中病即止这个原则。

扶正之法，大抵重在阴精、阳气二端。兹分述之：

1. 扶阳气

（1）助阳：仲景在热病方面，十分重视阳气的盛衰存亡。这是因为六经病中，不仅阴寒湿邪最易伤人阳气，就是火热之邪，亦劫阴，又伤阳。何况阳主卫外，人之感邪，在一定意义上说，与阳气卫外功能的不足亦有关系。仲景从外感热病的最初阶段起，就周密地考虑到了如何扶阳气的问题。如桂枝汤就是一张很明显的"扶正以祛邪"的方子。既用桂枝辛甘温散，复以辛热的生姜助其卫阳；既用芍药益阴和里，复以大枣扶助营阴；甘草合桂姜则辛甘化阳，合芍药则酸甘化阴，合大枣则养胃气以滋汗源，是为一物三用者。且服后啜热稀粥一升余，以助药力，并温覆令一时许，使精胜而邪却，于是遍身汗出而愈。这就叫做"助阳"。

（2）固阳：《伤寒论》20条发汗太过，遂漏不止，恶风等证之桂枝加附子汤，即是为固其表阳而设。表阳既虚，汗漏不止，则阳气随汗而泄，如不急固，就会进一步发展为亡阳，即阳随汗脱，所以就其程度来说比起亡阳略浅一层。

（3）护阳：即预先顾护阳气之虚。88条示汗家不可汗，89条示病人胃虚有寒不可汗，汗之则生它变，就告诉人们注意，阳虚者要慎用汗法，以免重伤其阳。再如阳明里实之用承气，仲景反复告诫宜慎，且须中病则止，更是虑及苦寒下夺，过剂会损伤中阳，中阳一伤，病即由阳入阴矣。

（4）温阳：阳气自当温养，所以温阳的范围应是很宽的，这里是指三阴里虚寒证，使用温补阳气之法。如太阴病之温补中阳，少阴病之温补肾阳，厥阴病之温补肝阳等皆属之。

（5）回阳：多用于阳气欲脱的危重证，每见于少阴病，恶寒身倦，或吐利烦躁，或面赤戴阳，脉微细欲绝甚或无脉。方以四逆汤或通脉四逆汤为代表。

（6）保养胃气：无论是在热病，还是在杂病的治疗过程中，仲景特别重视保养胃气。胃气是对整个脾胃功能的概括，包括脾胃的阳和阴两个方面。由于胃主纳，脾主化，不仅是饮食水谷之源，精气血液之本，而且药物口服后要通过脾胃才能达于病所。所以脾胃功能健全与否，与人体健康和疾病转归的关系十分密切。细玩仲景书中，除了脾胃自病，常用甘温扶阳之法外，对于邪实者，祛邪外出，也是最积极的保养胃气。由他脏、他经之病影响脾胃者，重点治疗原发病，亦是间接地保养胃气。至于当用攻时不可过于猛峻，当用补时不可失之呆钝，病势衰其大半，即不乱服药，以饮食调养将息之，即其所谓"糜谷自养"等，都是仲景书中有关保养胃气的重要内容。

2. 存津液

《伤寒论》中扶阳之法，一般都易于理解。对于存阴、益阴、救阴之法，却往往为人所忽视。是以陈修园读《伤寒论》凡数十年，始悟出"存津液是全书宗旨"。仲景"存津液"之法，有三个方面：

（1）护阴：即保护阴液。《伤寒论》第83～89条七处不可汗的条文中，大都与素体阴血不足有关（咽喉干燥者、淋家、疮家、衄家、亡血家、汗家）。又355条瓜蒂散证方后注曰：诸亡血家虚家，不可与瓜蒂散。233条"阳明病自汗者，若发汗，小便自利者，此为津液内竭，虽硬不可攻之"，都具有预护其阴液的意思。

（2）存阴：是指在热病的治疗过程中，能果断地、不失时宜地祛除邪气，就能积极而有效地保护正气，俾邪去正安。而正气不外乎阳气阴液两端。阴阳互根，阳气既伤，阴液也会受影响，阳气得固，津液亦自复。例如20条桂枝加附子汤证，关键在于卫阳不固，治疗是一意复阳，但深一层看，实寓存阴之意于其中。治病求本，要抓主要矛盾，解决了阳气不固的主要矛盾，津液不致随之而失，则作为次要矛盾的阴伤也就随之得到解决。同理，阳明经证之用白虎，大清气分热邪，热撤则津回；腑实证之用承气，更属急下以存阴了。

（3）益阴与救阴：益阴是指在伤寒的不同阶段和不同情况下，兼用不同的补益阴液之品。如太阳中风之桂枝汤证，服药后啜稀热粥，即是取水谷之精，助胃增液以滋汗源，俾精胜而邪却。陈修园说："阴者，阳之家也"，殆即此意。又桂枝加芍药生姜各一两人参三两新加汤之治发汗后，身疼痛，脉沉迟；白虎加人参汤之治"大汗后，大烦渴不解，脉浮大者"；四逆加人参汤之治霍乱"恶寒脉微而复利，利止亡血"；396 条竹叶石膏汤之治"伤寒解后，虚羸少气，气逆欲吐"等均属此意。96 条小柴胡汤证注云："若渴，去半夏，加人参，合前成四两半，瓜蒌根四两……若不渴外有微热者，去人参加桂枝"，更是直接点明人参是当作益阴药而使用，花粉则专为生津而设。人参一药，有说补气，有说益阴。我们今天通过临床来看，人参的双相作用是很明显的。它是一药而兼补气阴之长，与补气药同用，则重在补气，与养阴药同用，则重在补阴。何况气之与阴总是互相资生的呢。除此之外，仲景还用泻南补北，即泻火养阴之法。如 303 条之黄连阿胶汤救阴，主要用于阴竭危候，多由热病过程中汗下太过而致。如 29 条，由于误汗伤了胸中之阳，先以甘草干姜汤与之；若厥愈足温者，更作芍药甘草汤与之，即示人以误治后伤阳与伤阴之治法。其中芍药甘草汤即酸甘化阴以益阴血，可以看作这是治疗亡阴的一条基本原则。

附记：这是 1980 年的一篇旧作的一部分，全文题作《试论仲景的学术思想》，发表在日本《中医临床》上，任应秋老师曾对此文加以润色。

我对六经实质与传经的看法

"六经"二字，早见于《内经》，皆指经脉。人体有手足十二经脉，合而言之，即为"六经"，亦即三阴三阳经脉。仲景《伤寒论》有太阳、阳明、少阳、太阴、少阴、厥阴之名而无"六经"字样。自晋人皇甫谧、宋人朱肱、金人成无己等使用"六经"一词来研究《伤寒论》之后，便一直沿用下来，并作为《伤寒论》一书的纲要。如恽铁樵说："《伤寒论》第一重要之处为六经，而第一难解之处亦为六经。凡读伤寒者，无不于此致力，凡注伤寒者，亦无不于此致力。"（《药医学丛书·伤寒论研究》）。

我认为以"六经"为纲来研究《伤寒论》，正是研究者成功的地方，深得仲景书的精神实质。

六经，既指十二经脉，又包含五脏六腑，以及既是脏腑功能的产物，又是脏腑物质基础的气血津液。在某种意义上，实际就是对人体生理的总的概括。

六经病，则是经络脏腑气血津液在致病因素的作用下产生的各个不同的机体反应性。

为什么要选择六经为纲要呢？这是因为十二经脉遍布周身，内属脏腑，外络肢节，行气血，营阴阳，无时或止。正常情况下，"六经调者，谓之不病"（《灵枢·刺节真邪》），脏腑气血有了病变，也一定要通过经络反映出来。正因为此，所以《灵枢·经脉篇》才说"经络者，所以处百病，决死生，调虚实，不可不通。"请注意这个"处百病"，无论外感、内伤，都有一定的病位，病在何处，就是通过它来察知的。因此，以此作为疾病定位的方法，是继承了《内经》精神的。如予不信，再看看《灵枢·卫气》"能别阴阳十二经者，知病之所生，候虚实所在者，能得病之高下"，不是再明白不过了么？

定位解决了，接着就是疾病属于何种性质的问题了。在这一点上，仲景大手笔以阴阳为纲，"病有发热恶寒者，发于阳也。无热恶寒者，发于阴也。"（《伤寒论》第7条）而将表里、寒热、虚实、气血、经腑囊括无遗。

无论外感、内伤，没有任何病变不是经络脏腑的病变，诸如阴阳寒热虚实表里，都是致病因素作用于经络脏腑而呈现出的证候。明乎此，则诸如"六病""证""证候群""八纲""六气""阴阳消长""正邪斗争"诸说才能落到实处。病位、病性既明，治疗上的大纲大法也就随之产生，无论什么病，都可以按这个模式，察其症状、体征，知其为何处之病，属何等性质，如此而汗，如此而下，如此而清……同病可以异治，异病也可同治，正如仲景在原序中所自许的："虽未能尽愈诸病，庶可以见病之源，若能寻余所集，思过半矣。"仲景之后的各种辨证方法，都是在六经证治基础上发展而成。

六经证治，实在是辨证论治最早，也最成功的一种模式。不仅为伤寒立法，而且也为百病立法，明白了这一点，用不用"六经"名义也都没有什么关系了。

毋庸讳言，六经病与脏腑相配，还存在一些问题，这就是日人喜多村直宽说的"动辄彼是纽合"。因为既以太阳、阳明、少阳为三阳，太阳病明明有许多条文是肺的病（如桂枝加厚朴杏子汤证、麻杏石甘汤证、小青龙汤证），但因为肺为手太阴经，就放不进去；同样，手太阳属小肠，而小肠的作用是分清别浊，其病变与消化系统更密切，要放在太阴病，又因是阳经，所以为难。其他的阳明（手阳明大肠、足阳明胃），少阳（足少阳胆、手少阳三焦），少阴（手少阴心、足少阴肾），厥阴（手厥阴心包、足厥阴肝），基本没有大问题。故肺虽为手太阴，从临床实际出发，却隶属于太阳病，小肠虽为手太阳，则隶属于太阴病。从原文看，这是没有办法的处理办法。

还有一个问题，便是六经传变。可以说六经病中任何一经病，都可以单独出现，也就是说都有一定的独立性，但就热病来说，一般都存在着一个由表入里，由浅入深的传变规律（杂病也有传变，但没有热病的传变快），就狭义伤寒来说，还有一个先是寒邪袭表，然后化热入里的规律。六经病一般始于太阳，而阳明，而少阳，或始于太阳，而少阳，而阳明，这在临床是屡见不鲜的，感冒、流感，往往可在太阳一汗而解。温病忌汗，亦喜汗解，而乙脑、流脑之类就没有那么简单了，其在太阳甚为短暂，旋即入阳明之里，证见大热、大渴、大汗、脉大，或热实，腹满便闭，蒸蒸汗出，用白虎承气予以及时清下，大多可望得解。这是不争的事实。

这就是说，传变在三阳经不成问题，问题在于：热病传来传去，怎么传出一个太阴里虚寒证来了？刘河间首先提出质疑，指出："六经传变，自浅至深，皆是热证。"后之论者，亦多谓：热入阴经，不等于阴证，只有热邪越来越深重的道理，没有中反变寒的道理。

须知仲景以三阴三阳为证治纲要，就不仅是伤寒热病的纲要，也是诸多杂病的纲要。热病因误治而入三阴者，"始为热中，末为寒中"，也不是没有。此外，还有寒邪直中三阴者。杂病则可见于三阳三阴任何一经，阴寒之证一开始就病在三阴者更是多多。于此，仲景处理方法是：将三阴热实证统统划归阳明。在太阴，很好解释，脾胃为表里之脏腑，"实则阳明，虚则太阴"。在少阴有三急下证，厥阴用清法外亦有下法，所谓"厥应下之"，也都借阳明为热邪的出路。仲景曾经强调："阳明居中，主土也，万物所归，无所复传"（184条）。柯韵伯谓"阳明为成温之薮"，陆九芝以温热病即阳明病，皆有见于此。我理解仲景的意思，伤寒热病，只要把好阳明这个关，就可以解决问题，扭转其病势，截断其传变。事实上，热病确可"得清下而解"，还不止柳宝诒说的"十之六七"。

柯韵伯的"六经地面"说

"六经地面"出自清代柯韵伯《伤寒论翼·六经正义》，他认为"仲景之六经，是分六区地面"，"是经界之经，而非经络之经"。由于柯氏是伤寒名家，其说便有很大影响，近世持"六经非经论"者不乏其人，柯氏实为"始作俑者"。

柯氏认为："六经犹列国也，腰以上为三阳地面，三阳主外而本乎里。心者三阳夹界之地也。内由心胸，外至颠顶，前至额颅，后至肩背，下及于足，内合膀胱，是太阳地面，此经统领营卫，主一身之表证，犹近边御敌之国也。内自心胸而至胃及肠，外自头颅，由面至腹，下及于足，是阳明地面。由心至咽，出口颊，上耳目，斜至颠，外自胁内属胆，是少阳地面，比太阳差近，阳明犹京畿矣。腰以下为三阴地面，三阴主里，而不及外，腹者三阴夹界之地也。自腹由脾及二肠魄门为太阴地面。自腹至两肾及膀胱溺道，为少阴地面。自腹由肝上膈至心，从胁肋下及小腹宗筋为厥阴地面，此经通行三焦，主一身之里证，犹近京夹辅之国也。太阴阳明，分居异治，犹周、召分政之义。四经部位，有内外出入，上下牵引之不同，犹先王分土域民，犬牙相制之理也。"

其意即："六经"实该人之一身而言，也就是人身的六个部位，即"地面"。六经受病，则为"六经病"，这样六经病也就概括了全身疾病。不唯伤寒，也包括杂病在内，故"百病兼该于六经，而不能逃六经之外"。除了他把"太阳"误认为"心"这一点不论，这应该是很有见地的话。但是，在他看来，六经是"面"的概念，而经络是"线"的概念，所以而有"六经非经"之论。

其实，他的上述内容，恰恰都与经络直接相关。他的理论依据是《素问·皮部论》："按《皮部论》云：'皮有分部，脉有经纪，其生病各异，别其部分，左右上下，阴阳所在，诸经始终。'此仲景创立六部位之原。"殊不知，皮部就是十二经脉及其络脉在体表皮肤的分部。柯氏粗浅地把经络仅仅作为"线"去理解，不知十二皮部的理论，正是为了说明经络既有线，又有面这个问题。就在上述柯氏引用的那一段话的下面，还有被他删去的一段话，明确指出："欲知皮部，以经脉为纪者，诸经皆然。"意即：要想知道皮部即皮肤上的分区，必须要以经络的循行部位来作标准，十二经都是这样。柯氏口口声声说要"在六经上求根本，不在病名上寻枝叶"，但这个"根本"，在他头脑中却是含混不清的。正是以手足六经为主体的经络系统，遍布周身，内属脏腑，外络肢节，行气血，营阴阳，环周不休，在人体形成了广泛的联系，所以《内经》的作者便明确提出了以经络所在部位来判定疾病的病位。如《灵枢·卫气》云："能别阴阳十二经者，知病之所生，候虚实之所在者，能得病之高下。"同书《经脉》又云："经脉者，所以能决死生，处百病"，等等，皆足以为证。而六经病证，就是十二经脉及其所联属的脏腑以及气、血、津液的病变；六经证治的内容，包括了疾病病位所在的经络脏腑，又概括了表里、寒热、虚实、阴阳等不同的疾病性质，以及与病位病性相应的治疗方法，所以才在临床上具有普遍的意义。"虽未能尽愈诸病，庶可以见病知源。若能寻余所集，思过半矣"。这便是张仲景的"夫子之道"。

饮病之我见

饮病之名，早见于《素问》运气七篇，如："岁土太过，饮发，中满食减"（《气交变大论》）；"太阴在泉，湿淫所胜，民病积饮"，"太阴所胜，饮发于中"（《至真要大论》）；"土郁之发，饮发注下"，"太阴司天，湿气变物，水饮内积，中满不食"（《五常政大论》）；"太阴所至，为积饮否膈"（《六元正纪大论》）。从这些论述可以看出：

①除了湿气偏盛的年份与季节因素之外，作为病理产物的饮的形成，责之于太阴脾土。②饮邪归属于六淫中"湿邪"的范畴。③饮有积蓄于体内的特点。④其所致的疾病，在消化系统。

仲景《金匮要略》立饮病专篇，正式确立"痰饮"名称。至其分类，则以痰饮、悬饮、溢饮、支饮分之，后世称作"四饮"。至于"伏饮""留饮"，伏者深伏不出，留者留而不去，实泛指诸饮而言，亟道其久留深伏，不易遽去的病机特点而已。仲景似已虑及常见的"四饮"不足以概括踞蹰于其他部位的水饮，故又有水在五脏之说，这一点甚为重要，惜人多拘于"四饮"而忽略之。痰饮篇治痰饮既以"温药和之"为大法，对水饮内结成实者，也敢于用攻逐。对痰饮所致的疾病，也不仅局限在消化系统。痰饮在仲景笔下，似已达最高水平，故从汉代以至于今，无多发展。自《诸病源候论》最早将痰与饮加以区别之后，宋以后的研究重点便放在痰上，是以有"宋以前详于饮而略于痰，宋以后则详于痰而略于饮"的说法。

如果说，饮是指水在体内潴留不去这个概念没有错的话，那么，我想强调，不能拘于"四饮"，而对仲景已经论述过的"水在五脏"应有足够的重视，而且还可以不拘于"水在五脏"之说。例如下面一些疾病：

梅尼埃病（内耳眩晕症），其病理为内耳迷路水肿引起，从饮治，用泽泻汤之类健脾利水。《金匮》明示饮家"苦眩冒"一症，对其病理是天才性的揣测。

成人呼吸窘迫综合征（ARDS），其重要的病理变化是"湿肺"，从饮治，用通阳化水的方法，可改善肺间质的水肿。

肠腔积液，常见于肠梗阻早期瘀结型肠腔积液较多者，天津南开医院用甘遂通结汤（甘遂粉 1.2 克冲，配桃仁、赤芍、生牛膝、厚朴、大黄、木香），遵义医学院用巴豆散，目的都在于攻逐水饮。

胸水，肺癌而见大量胸水，体力尚可支持者，可用十枣汤或仅用甘遂粉装胶囊，人参汤下，服后水泻，喘憋症状可缓解，加快胸水吸收。胸水似可包括在悬饮中,但仲景本义似指渗出性胸膜炎。

其他如肾盂及输尿管积水、脑积水、脑水肿、心包积液、关节腔积液、心源性水肿等亦属痰饮,就不一一缕述了,这些疾病从饮治,有相当大一部分患者可获效。

饮,既是病理产物,因其停积于内,影响气血流通,当然就会影响其所停积部位脏器的功能,所以又可以成为一些疾病的病因。

饮虽为阴邪,停积日久,也可化热,或与热合,而为热饮,这种情况自应以辨证为依据,不可拘于"温药和之"的"大法"。这一点,张子和在《儒门事亲》中曾经指出过。

水饮停积,气血为之痹阻,在攻逐水饮时便当兼用活血调气之药。何况"血不利则为水",气血不通,也可以导致津液停聚而为水饮。我治心功能不全、下肢浮肿者,常用葶苈子(3～6克,研细)冲服,再以防己黄芪汤、桂枝茯苓丸、真武汤三方合方加人参。

孙思邈与《伤寒论》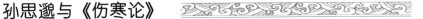

从"孙思邈到底何时见到《伤寒论》的"谈起

《中医杂志》1982年6期上有人提到"孙思邈在著《千金要方》时,不但见到过《伤寒论》,而且对它有所研究,并把部分研究成果,写进了自己的书中",因而对"中医界"根据孙思邈所谓"江南诸师秘仲景要方不传"一语,一向认为孙氏在著《千金要方》时尚未见到《伤寒论》的观点以及《中医各家学说》所载孙思邈晚年著《千金翼方》时才见到《伤寒论》并进行研究的观点提出非议。我想就这个问题谈谈个人的意见。

我认为孙思邈在著《千金要方》时没有看到过《伤寒论》之说是可以成立的。《千金要方·卷九·伤寒》中的"江南诸师秘仲景要方不传"这句话,当然是一个重要依据。《伤寒论》成书于东汉末年,从那个时代起,一连几个世纪,中国一直处于分裂、动乱之中。王叔和在辑《伤寒论》时,原作就已经残缺不全,后来竟连他"撰次成叙,得为完帙"的本子也不易看到了。

中国北方是动乱之乡，长江流域相对地少受兵火之害，因此在"江南诸师"手里，很可能保留着比较完整的《伤寒论》本子。但由于种种原因，他们竟秘而不传，所以孙思邈才有这样抱恨的话。他在《千金要方》卷首的"大医习业"中虽曾提到欲为大医，须熟读《素问》《甲乙》及仲景、叔和诸部经方，但他本人连比较完整的仲景著作都没有看到。不仅他未能看到过，就连唐代另一医学巨著《外台秘要》的作者王焘，虽然"久知弘文馆"，有机会接触到大批古医书，也未能看到，这只需要翻一翻《外台秘要》就知道了。因此，"江南诸师秘仲景要方不传"这句话是可信的。

该文又说："应以《千金要方》原著为依据，加以核对证实"，这是对的。但此文所说的"几十处与《伤寒论》条文基本相同或完全相同的文字"，却是支离破碎、残缺不全的，因而没有说服力。以此就说孙思邈当时见到过《伤寒论》，结论未免轻率。因为所谓"见到过"或"没有见到过"的标准，应该是指比较完整的本子而言。而这些残缺零乱的条文，还不到现在林亿本的五分之一，太阴病全部缺如。而且辗转传抄的痕迹十分明显，如麻杏石甘汤作"四味甘草汤"，竹叶石膏汤作"竹叶汤"，栀子豉汤作"栀子汤"，小柴胡汤作"黄龙汤"，苓桂术甘汤作"茯苓汤"，等等（以上这些错讹，在《千金翼方》中都得到了纠正）。正是因为如此，我才坚信孙氏当时未能看到过《伤寒论》。

《千金翼方》中的伤寒卷

孙思邈见到比较完整的《伤寒论》本子并进行研究，已是年过百岁。《千金翼方》伤寒卷，除了篇后附录的一些杂疗方以外，竟全部是孙氏所搜集到的仲景《伤寒论》的内容。

但是，"仲景义最玄深，非愚浅能解"（《诸病源候论·卷三十八》）。孙思邈也有同感："寻思旨趣，莫测其致，所以医人未能钻仰"；"旧法方论，意义幽深，乃令近智所迷，览之者造次难悟，中庸之士，绝而不思"。这就是孙氏研究《伤寒论》的动机所在。他的研究方法，如其序论所说，是"方证同条，比类归附"八个字。也就是把书中同一方的若干条文集中在一起，这样就便于比较分析，易于抓住用方要点。如他把太阳病按桂枝、麻黄、青龙、柴胡、承气、陷胸分作六篇，加上杂疗，一共 157 证，51 方。这一做法，俨然是后世"以方类证"的雏形，不失为一种切于实用的研究方法。

遗憾的是，他的工作只限于太阳篇，阳明病以下各经之病，基本只是原著的照录而已。所以如此，我看主要是他对仲景之义不够理解。他说："夫寻方之大义，不过三条，一则桂枝，二则麻黄，三则青龙，凡疗伤寒，不出之也。其柴胡等方，皆是汗吐下发汗后不解之事，非是正对之法。"（《千金翼方·伤寒·序论》）他心目中的"正对"之法，就是《千金要方·卷一·论处方》中说的"疗寒以热药，疗热以寒药"。照他看来，既是伤于寒邪，那么，麻、桂、青龙三方即足以概之了。这不能不说他对《伤寒论》领悟未深。因此，他在《伤寒论》的研究上，自然就不可能有更大的成就了。

《千金要方》中的伤寒卷

孙思邈长期生活在民间，他对急性热病的治疗有丰富的经验，他所搜集的有关资料也相当丰富，这些大都收载在《千金要方·伤寒》上下卷里，少数内容散见于两部《千金方》其他篇章中。其中不少方治，对于仲景之学，或补其不足，或匡其不逮，从而为急性热病的治疗开辟了更广阔的途径。兹择其要者评介如下：

1. 解表　仲景《伤寒论》太阳病上篇有温病和风温的病名、临床表现而无处方，孙氏引《小品方》"治冬温及春月中风伤寒"之葳蕤汤（葳蕤、白薇、麻黄、独活、杏仁、芎䓖、甘草、青木香各三两，石膏五两）于风温条下，补充了仲景之阙佚。此方以麻杏石甘汤为骨干，一方而兼滋阴、清热、解表之长，冉雪峰《八法效方举隅》说它"清上启下，又兼芳香化浊、柔润益阴，对于寒温夹杂、热壅气郁、热中伏寒、寒中包火，悉能治之。"并谓"其芳香已开后世神芎之渐，其方注之一寒一热加朴硝、大黄，已开后人解毒、双解之渐。"清代雷少逸《时病论》即采之以治风温、春温初起；俞根初《通俗伤寒论》则有加减葳蕤汤，称之为"滋阴发汗法"。

2. 表里双解　急性热病初起，往往表尚未解，而里热已炽，甚至里热成实，在疫疠、伏温尤为多见，故往往需表里双解。不可拘于"表未解，未可清里"的框框。《千金要方》所载"治时病表里大热欲死方"（大黄、寒水石、芒硝、石膏、升麻、麻黄、葛根，一方有甘草），就是一张表里双解的方子，实开刘河间通圣、双解诸方之先。类似处方尚有雪煎、解肌汤，水解散等。另"伤寒四五日，头痛壮热、四肢烦疼，不得饮食方"（葱白、豆豉、大黄、黄柏、栀子、黄连），也是表里双解之方。

3. 清热解毒　热病之用"清热解毒"，在《千金要方》中有明确的记载。"热毒"的临床表现，如"胸中烦乱欲死"，"皮肤赤色"，"丹疹"，"斑出"，"疽"，"赤肿热疼痛"，"狂言妄走"，"战掉不定、惊动"，"头重项直"，"口噤不能言……如成死人"，等等，许多症状都是仲景著作中所没有的。代表处方如"治伤寒头痛壮热百节疼痛方"（柴胡、栀子仁、芍药、知母各四两，升麻、黄芩、大青、杏仁各三两，石膏八两，豆豉一斤，热盛加大黄四两）；青葙子丸（青葙子、黄芩、瓜蒌根、苦参各一两，黄柏二两，龙胆、栀子仁、黄连各一两），都是泻火解毒之良方。

4. 清热泻下　举两张方子为例，一是《千金翼方·卷二十四·疽》里的栀子汤（黄芩三两、栀子二七枚、知母二两、大黄四两、芒硝二两、甘草二两），一是同书"卷二十二·飞练"中的大黄汤（黄芩二两、栀子二两、麦冬一两、大黄三两、芒硝二两、甘草一两）。原书谓治"表里俱热，三焦热实，身体生疮，大小便不利。"二方皆以调胃承气汤为基础，不同的是一用栀子，一用麦冬而已。《局方》之凉膈散，似即于此加味而出。

5. 清热凉血　犀角地黄汤（犀角一两、生地黄八两、芍药三两、牡丹皮二两，喜忘如狂者，加大黄二两、黄芩二两）。此方原载《千金要方·胆腑方·吐血》。孙思邈明确指出：适用于"伤寒及温病应发汗而不汗之，内蓄血者，及鼻衄吐血不尽，内余瘀血，面黄、大便黑，消瘀血方。"张璐赞誉为"特创清热解毒之法，开寒冷散血之门。"后世温热学家咸采之凉血、散血、清热解毒。《济生方》《证治准绳》《沈氏尊生书》等书之同名方，皆以本方为基础加减而成。《张氏医通》之大青汤，治"温热病斑出太甚，大热心烦，狂言闷乱，不能以透"，即是以本方合《千金》大青汤、青葙子而成。

又，生地汁大黄方（原无方名，此方名见于宋人），用生地汁一升，大黄末二钱冲服。生地取汁，大黄用末，方制意义，颇为超越，冉雪峰先生谓其泻热凉血又兼益肾水，既免过苦化燥，又无过腻滞邪之弊，既以止热证出血，又可作养阴攻下之用，较之后世诸黄龙汤相去不啻倍蓰。冉氏常用本方治肠伤寒，见效颇速，且可以缩短疗程，其说俱见《八法效方举隅》及《冉雪峰医案》。

6. **养阴泻下** 代表处方有生地黄汤、大柴胡加葳蕤知母汤等。其生地黄汤，用生地黄 3 斤，合调胃承气汤，加大枣 20 枚，于仲景下法之外，又开一新境界。方中重用生地滋阴，大枣养营，既增水又行舟，既攻邪又扶正，适用于阳明里热实结而阴液已涸之证。即仲师有知，亦当首肯。此即叶、吴用养阴泻下之滥觞欤？

7. **清热开窍** 代表方为紫雪及玄霜（即紫雪去丁香、甘草），《千金》之紫雪与《局方》方相比，少滑石一味。从孙氏记载看，此二方主治"卒热黄"，"瘴疫毒"，"天行时气"，"瘟疫"，"热入腑脏，变成黄疸"，"卒热淋"，"大小便不通"，"恶疮毒内入攻心"，"热闷"，"内外烦热"，"内生疮，狂叫走"，等等。由此可见，其时对急性热病已有比较丰富的经验。清热开窍方的出现，大大促进了温热学派的发展，提高了热病的治疗水平，补充了仲景治法中的不足。

8. **清热养阴** 生地黄煎（生地黄汁四升，生地骨皮、生天麦门冬、白蜜各一升，竹叶三两，石膏八两，瓜蒌根五两，茯苓、知母、葳蕤各三两，生姜汁少许）。这是热病后期阴液已伤，余热未尽的一张处方。吴仪洛《成方切用》说此方"生津凉血，制火撤热，两擅其长。若加人参，为虚热之圣方矣。"方从竹叶石膏汤蜕化而出，侧重于滋养阴液。

从以上这些粗略的介绍看，《千金方》在热病治疗学上的贡献确实很大。为治疗急性热病开辟了新途径。

附注：这是我的毕业论文《千金方简论》的一部分，全文见《中医硕士研究生论文集》（中医古籍出版社，1985）。

伤寒陶氏学

陶华，字尚文，号节庵，浙江余杭人，生于明洪武元年（公元 1368 年）。正统十年，年 77 犹健在，卒年未详。一说卒于 1453 年，享年 85 岁。陶氏业伤寒专科，"治病有奇效，名动一时"（《浙江通志》）。他的《伤寒六书》《伤寒琐言》《家秘的本》《一提金》《截江网》《明理续论》《杀车槌》是集其毕生功力之作，在明清两代颇具影响。

大约在元以前，外感病还是《伤寒论》的一统天下。至河间首先揭起"热病从热治，不得从寒医"的旗帜之后，丹溪弟子王履（安道）倡言"温暑必另有方，今不见者亡之也"，主张寒温异病异治。陶氏继之而起，大发议论。他说："仲景既已确立伤寒、温病不同病名，则非以麻桂通治春温夏热明矣。"故其方"亦必随时以用辛凉苦寒"，"不宜发汗"，只宜"辛凉之药通其内外而解之"。《临证指南医案·赘道人序》谓叶天士"其学实宗余杭陶氏，远绍河间而得其正"，便指此而言也。

对于伤寒传经，他认为"须活泼泼地"看，盖风寒之中人也无常，或入于阴，或入于阳，皆无定体，不能死执始太阳而终厥阴之定例。有始终在一经者，有传至二三经而止者，有初入太阳不作郁热，便入少阴而成真阴证者，有合病，有并病，有直中……总须"审名验证，辨名定经"，"真知其为表邪而汗之，真知其为里邪而下之，真知其为直中而温之"，如此而汗，如彼而下，又如彼而温，则"桂枝承气，投之不差，姜附理中，发而必当"。这样，则"日传一经"，"传足不传手"种种俗论皆不攻自破。他认为只有"庸医才执死法"。这一认识，后来大得张介宾的赞赏，悉数录入其《伤寒典》中。

陶氏治伤寒，十分强调"识证"，谓"察得阴阳表里寒热虚实亲切，复审汗吐下温和解之法，治之庶无差误"。又说"夫证之一字，有明证、见证、对证之义……五脏受病，人焉知之，盖有诸中必形诸外，以此观之，其'证'最亲切矣"；"脉证不明，取方无法，脉证既明，工中之甲"。他很重视患者体质，对老少，虚实，久病，新发，妇人胎产，室女经水，以及夹痰、夹食、夹瘀，皆能明鉴秋毫。如对恶寒无汗，用发汗药二三剂不效为"无阳证"（阳虚不能作汗）而设的再造散（人参、黄芪、附子、桂枝、甘草、羌活、防风、细辛、川芎、生姜），对热邪传里，应下失下，正虚邪实，大便不通或热结旁流而设的黄龙汤（大承气合人参、当归、桔梗、甘草、大枣、生姜）。从这两张方里便可以看出他是如何在实践中顾及到患者体质的。这远不是从注家到注家，从书本到书本的人所可比拟的。

他在四诊之外，颇重视腹诊，以察目、望舌、脉诊、腹诊为诊视伤寒病的常规。他指出："以手按其心胸至小腹，有无痛处，若按之当心下硬痛，手不可近，燥渴谵语，大便实，脉来沉实有力，为结胸证……若心胸虽满闷不痛者，是痞满也。以手按之若痛，而小水自利，大便黑，或兼身黄，谵妄燥渴，脉沉实者，为蓄血。若按之小腹胀满，小水不利，即溺（尿）塞也。若按小腹绕脐硬痛，渴而小水短赤，大便实者，有燥屎也。"何廉臣在《丛桂草堂医草序》中对陶氏腹诊予以充分肯定，并在《通俗伤寒论》一书中予以进一步发挥。陶氏的脉诊也很有特色，他以"举按寻"三字为纲要。轻取之谓举。浮而有力者，为寒邪在表实证，宜汗之；浮而无力，则为风邪在表的表虚证，宜实之。不轻不重，中而取之，谓之寻。若见微洪，是阳明经证，宜解肌清里；弦数则属少阳，宜和解之。重手取之于肌肉之下，筋骨之间谓之按。指下有力，主热邪在里，为里实，宜下之；若见无力，则为里虚寒证，急当救里，宜温之。自谓如此则"阴阳表里寒热虚实俱在浮中沉三脉有力无力中分，脉证合，则处方用药自无失当矣。"此三部脉法，盖取法于《难经》者，在脉诊上，确有执简驭繁的意义。

他所总结伤寒的解表、清里、攻下、和解、温补五大法，都很有特色。

解表除常用九味羌活汤外，他也用自制的柴葛解肌汤（柴胡、黄芩、葛根、甘草、芍药、羌活、白芷、桔梗），无汗、恶寒去黄芩加麻黄，夏秋加苏叶，有汗而渴加石膏，功擅解表清里。对于感冒、流感见表寒里热而尚无下证者，收效甚捷，往往一剂即汗出热退，陶氏也因此而获得"陶一贴"的美誉。近贤章次公、方药中先生都赏用此方。对素体阳虚而不能作汗者，陶氏创制的再造散，已如上述。而劳力内伤，气血不足，外感寒邪，证见头痛，身热，微渴，汗出，身痛，腿脚酸痛无力，困倦乏力，脉空浮无力者，陶氏名之为"劳力感寒"，指出不可与伤寒同法，应本《内经》"劳者温之，损者益之"之旨，甘温以除热，亦为特见，常用自制调荣养卫汤（即补中益气加细辛、羌活、防风、川芎）。

他清泄里热的特点是气血分治。病在气分，表里皆实，用自制如神白虎汤（即白虎加人参、山栀、麦冬、五味、淡竹叶）或三黄石膏汤；病在血分，用生地黄芩黄连汤。至若心下不硬，腹中不满，二便正常，而神昏谵语，目赤唇焦，他称之为"越经证"，主以导赤各半汤，认为系热传少阴心经所致。药用犀角、黄连、麦冬、茯神清心热，黄芩、知母兼清肺胃之火，滑石、山栀、灯心引热下行，人参、甘草扶正。盖"神昏从来属胃家"，但如二便如常，腹软无下证者，即无计可施，陶氏此法足补仲景之未逮，对于后来温热学家亦实多启迪。

他用和解最有特点的，一为少阳结胸，表邪入里，传至胸中，尚未至腑，证见胸中满闷者，用小柴胡加枳壳、桔梗，如未效，再合小陷胸汤（黄连、半夏、瓜蒌），临服加入生艾汁一匙，使苦辛相合，则能通能降。一为热入血室，用小柴胡去参、草、姜、枣，加生地、桃仁、楂肉、丹皮、犀角，极妙。叶天士《外感温热篇》曾提及此法，即和解祛瘀法，盖热邪陷入，与血相结者也。

攻下法。阳明属胃肠，表证已罢，头痛恶寒已除，热邪归之，而成实，必用大黄芒硝等寒剂以疏利通泄阳热。但他认为还当视热气浅深用药，指出：仲景"当急下"，"可下"与"宜微和胃气"等语，最堪玩味。大凡三焦俱伤，痞满燥实坚全具者，宜大承气；燥实便难，宜调胃承气；痞满实者宜小承气。大柴胡则为表证未除，里证又急，不得不下者而设。陶氏自拟下法方有六一顺气汤、黄龙汤等。

伤寒传经皆为热证，温补则属变法。若由直中阴经，或汗下后元气精神大虚欲脱，或用药凉泻太过，克伐中阳，阳气欲散，证见无热畏寒，干呕，心烦，下利，肢厥，脉微欲绝或无脉，陶氏拟回阳急救汤一方（附子、肉桂、炮干姜、人参、白术、茯苓、姜半夏、陈皮、甘草、五味子、麝香），此方被何秀山誉为"回阳固脱，益气生脉之第一良方"。何廉臣也说："此节庵老名医得心应手之方，凡治少阴中寒，或夹阴伤寒，阳气津液并亏，及温热病凉泻太过，克伐元阳，而阳虚神散者多效。"并说吴鞠通辄诋其谬是"信口雌黄""所见不广"。

读者往往对《伤寒六书》的诸如"拦江网""一提金""杀车槌"之类用语反感，以为鄙俗不堪入目。其实，其中包含着陶华一生行医的好经验，如所谓"槌法"，实际上就是人们常说的"药引"。如他用麻黄汤，"槌法"加葱豉以取汗。用六一顺气汤，"槌法"加铁锈水，取其沉重，坠热开结。用白虎汤，"槌法"加淡竹叶以清心分利。用三黄巨胜汤，"槌法"临服加泥浆水澄清调服，等等。书载陶华治病神效，但非重金不可致，为医之贪者。如此，则名之为"槌法"者，实乃其保密措施而已。

"医之门户分于金元"说正义

"医之门户分于金元"说，是清代乾隆时人河间纪昀（晓岚）在《四库全书提要·医家类》（以下简称《提要》）里提出来的。因为这涉及对中医各家学说形成发展的认识，和如何正确评价前人的学术，以及学派的划线究竟应起自战国，还是断于金元（见三版教材"编写说明"）等重大问题，而对于此说，在较长时间里，在同道之间又存在着肯定与否定两种截然不同的态度，所以有辨正的必要。

从纪氏的本意来说，这句话可以说没有什么不对，他心目中的"门户"无非是"自成一家"（即对"门户"这个词"房屋出入之处"的本义的引申）这样的意思。细看他对金元医家的评价，可知这还是比较客观的说法。《提要》指出刘完素《素问玄机原病式》是在《素问·至真要大论》病机十九条的基础上，由原作 176 字演为 277 字，"以为细纲，而反复辩论"。由于"大旨多主于火"，故后世张介宾攻之。"然完素生于北地，其人秉赋多强，兼以饮食醇浓，久而蕴热，与南方风土原殊。又完素生于金时，人情淳朴，习于勤苦，大抵充实刚劲，亦异乎南方之脆弱，故其持论多以寒凉之剂攻其有余，皆能应手奏功。"言外之意，是介宾不察，一概非之，未必有当。《提要》最后还特别地指出："其作是书亦因地因时各明一义，补前人所未及耳"。此语足以开人悟境，于河间当作如是观，对其他诸家著作也当作如是观。

《提要》以为张子和《儒门事亲》"大旨主于用攻"，"其汗吐下之法，当时已多异议，故书中辨谤之处为多。"又说朱丹溪"亦讥其偏"，"后人遂并其书置之。""然病情万状，各有所宜，当攻不攻与当补不补，厥弊维均，偏执其法固非，竟斥其法亦非也。"至于后人不善学者，不察虚实，概用攻逐，那是另一回事，"要之未明从正本意耳"。

至东垣《内外伤辨》及《脾胃论》，则云：前者发明内伤之证有类外感，而大旨以脾胃为主，"其阐发医理，至为深微"；后者则"恐世俗不悟，复为此书，其说以土为万物之母，故独重脾胃，引经立论，精凿不磨。"

《提要》认为丹溪以儒者而通医，故较方技者流，更能明其理。对《格致余论》一书所提出的"阴常不足，阳常有余"之论，虽张介宾攻之，不遗余力，但丹溪之法自不可废；"所立补阴诸丸，亦多奇效。"

从这些评论来看，"门户"云云，丝毫无贬义。说金元四家分别以泻火、攻邪、补土、养阴而自成一家之言，恐不会有什么异议吧。再从金元以前的医家看，像刘张李朱这样在研究和实践的基础上，不墨守成规，敢于旗帜鲜明地提出不同学说者，倒是不多见的。所以我认为，"医之门户分于金元"的本义应该是无可厚非的。

当然，如果不看原作者的本义，单从这一句话的字面来说，就完全可能产生相反的理解了——因为"门户"也可以作为"门户之见"这样的贬义词用。"门户之见"，是指拘守一家一派之说，其后果便只能是自以为正确，把不是出于自己"门户"的意见，无论好坏，都一概摒弃之。如果要拿今天的"帽子"来戴，那就是"宗派主义"。但无论从《四库全书提要》还是从金元医家的原著看，这样的帽子恐怕都是不能乱戴的。

罗天益

罗天益，字谦甫，元初藁城人。生卒年失考。罗是东垣高弟，其著作传世的有公元 1281 年刊行的《卫生宝鉴》，另有《内经类编试验方》《伤寒会要》（俱失传），以及东垣去世后由他刊行的题作"东垣老人撰"的《医学发明》和《兰室秘藏》。

明人序《卫生宝鉴》者，咸谓其"独得李氏之正传"（蒋用文）；"谦甫盖升其堂入其室者，其发言造诣，酷类其师"（胡广）；"跬步不敢越其家法"（刘宗敬）。今之论者，亦往往因袭上述说法。罗氏的确是易水一派的传人，于此，我已在《易水家法》一文中论及，这里想着重谈谈罗氏学术上的三个大的变化。

从甘温到甘寒：一变

内伤不足之病，东垣从脾胃论治，力倡"补中升阳"，"甘温除大热"之说，创立了以补中益气汤为代表的甘温之剂。在具体运用上，于甘温之外，虽然有时也兼用甘寒，甚至苦寒药，这是针对脾胃气虚，"阴火"过亢，从权而用以泻火的。罗天益对于乃师"阴火"之说，显然有保留，所以《卫生宝鉴》全书竟很少涉及，恐怕在于什么是"阴火"，在东垣心中本来就比较混乱的缘故吧。这样的方法，正如清初吴澄《不居集》中指出的："东垣治虚损之法，专主于升，盖为损门中气虚下陷者立法，非概为虚劳专设也。盖阳虚于下，法不宜升，阴虚于下者，更不宜升。"说明补气升阳之用甘温，有其一定适应证，未可概用于诸虚劳损。尤其是阴虚者，甘温升阳，更为大忌。而临床上内伤不足之属阴虚者，颇不少见。阴虚则内热，亦即阴不足而阳有余，其治不能从甘温，更不宜升阳，于是罗氏提出劳倦内伤，当分寒热。寒者甘温为主，甚则兼用辛热；热者以甘寒为主，必要时还可兼用苦寒以泻其火。《卫生宝鉴》治劳倦内伤，虚中有热，处方多采自宋人医方或自拟。所用方中，如人参地骨皮散之用生地、知母、地骨皮，人参黄芪散之用天冬、生地、知母、鳖甲，清补甘露丸之用生地汁、牛乳汁、藕汁，都是明证。尽管这些方中仍然还采用人参、黄芪，但其位置已经颠倒，正如"卷五·虚中有热治验"云："以甘寒之剂泻其热，佐以甘温养其中气"。至于以骨蒸潮热、消瘦、咳嗽咯血、胸痛、盗汗为主要表现的传尸瘵，则多属肺肾阴虚有火，由于时代条件限制，还未能从虚劳中分离出来，故罗氏亦将其隶入"劳倦虚热"门中，以专病专方来与之鉴别。这几张处方中，续断汤用生地、桑白皮、五味子、续断、紫菀、桔梗、甘草、赤小豆、小麦，直是一派清凉，全不犯辛温升散；犀角紫河车丸用紫河车大补元气，犀角、鳖甲、知母、胡黄连、贝母、芍药，甘苦合化，以泻虚热为主，配黄药子、莪术、芒硝、大黄等软坚攻瘀，也是别具风格的处方。而秦艽鳖甲散（柴胡、鳖甲、地骨皮、秦艽、当归、知母、青蒿、乌梅）虽与《局方》同名，用药却大相径庭，罗氏方主治明确（骨蒸潮热，肌肉消瘦，唇红颊赤气粗，四肢困倦，夜有盗汗），《局方》叙证澶漫不堪，更杂以干葛、白芷、肉桂、羌活、柴胡、青陈皮、生姜、天仙藤、荆芥之类，实不可同日而语。由此可以说明，罗天益在对包括传尸痨在内的虚热的辨证和治疗方面，颇有建树，用药的路子显然比洁古、东垣更宽，这是他的新的开拓。

从补脾胃到补肾命：二变

众所周知，东垣之学，旨在发挥脾胃内伤之理，即所谓"推其百病之源，皆因饮食劳倦"（《兰室秘藏·劳倦论》），其治疗以补土升阳为大法。罗氏既能发扬师教，又注意到了肾之水火。在《医学发明》一书中，罗氏赞同《难经》左肾、右命门之说，指出"右为命门相火、左水，"在治疗上指出"相火阳精不足"者，当"温之以气"，肾水阴精不足，当"补之以味"。《卫生宝鉴》所列的温补下元的第一方就是八味丸（即金匮肾气丸），此外还有还少丹、天真丹、巴戟丸、离珠丹等方。还少丹即八味丸去泽泻、丹皮、桂、附，加杞子、巴戟、枳实、苁蓉、杜仲、远志、菖蒲、五味子、茴香，补肾填精，温而不燥，且有交通心肾之功。离珠丹取青娥丸（杜仲、破故纸、胡桃仁）合巴戟、砂仁、补骨脂、诃子、萆薢等，补肾而助气化，用于肾精亏损，腰痛，小便不利或自利之证。巴戟丸用熟地、苁蓉、巴戟、菟丝子、覆盆子补肾精，五味子、龙骨、牡蛎敛精气、戢浮阳，精生于谷，故又佐之以益气健脾药。而阴精不足者，罗氏强调以"味"补真阴之虚，而泻其火邪，《医学发明》提出三才封髓丹、滋肾丸、地黄丸三方，俾"阴本自固，阳气自生，化成精髓"，"气化精生，味和形长"。这些精辟的论述和制方，出现在明季肾命、养阴二大学派之先，是有其重要学术价值的。如众周知，东垣《脾胃论》直指"相火"即"阴火"，为元气之贼，因此《医学发明》虽题名李撰，实际上多数是罗天益自己的见解和经验，不然一个人的学术思想断不会如此前后矛盾。

从一家之学到博采兼收：三变

罗天益既全面继承了元素、东垣之学，但一家之学再好，也总有其局限性，从《卫生宝鉴》看，他不把老师的饭吃一辈子，而是以此为基础，勤求古训，博采众长。例如，他多处引用唐代孙思邈的话，他认为孙氏说的"未诊先问，最为有准"，是医生的老实话，对"常人命医，拱然而令切脉，以谓能知病否"的作法加以批评。其治伤寒，既宗仲景"六经传受"，又以朱肱为"后圣",对朱氏"凡治伤寒,先须明经络,若不识经络,触途冥行,不知邪气之所在,动致颠殒"之语大加赞赏。他又曾向窦子声先生学习"流注指要赋"及"补泻法",卷七的中风针法,亦窦氏所授。他治疗积聚,既有"养正积自除"的"家法",又赞同许叔微"大抵治积,或以所恶者攻之,或以所喜者诱之,则易愈,如以硇砂、阿魏治肉积,神曲、麦芽治食积……各从其类也"之说。儿科急慢惊风的辨治,师法钱乙。至于用方,则自《千金》《外台》《圣惠》《局方》《三因方》《本事方》《活人书》乃至于河间、子和、好古,"用之经验者,类而集之",而为《名方类集》18卷计767方(针灸方除外),包括了内、妇、儿、外各科病证,在论及这些病证时,经常可以看到他的一些新的见解。如卷7"中风杂说"云:"风者能动而多变,因热胜则动,宜以静胜燥,是养血也,是行荣卫壮筋骨也",即与东垣所说"形盛气虚"说大异。卷22,论脚气由脾胃湿气下流,乘于肝肾之位,由是足胫疼痛而跗肿,北方地非卑湿,况北人腠理致密,外邪难侵,而有此疾者,他认为是因为蒙古人多饮乳酪醇酒水湿之属,加之奉养过度所致。特别是卷23"阴黄治验",明确指出阴黄即阴证发黄亦即寒湿发黄,由劳役过度,时热而多饮冷,兼之误进寒凉药过度所致。其证则"身目俱黄,肢体沉重,背恶寒,皮肤冷,心下痞硬,按之而痛,目涩不开,目睛不了了,懒言语,自汗,小便利,大便了而不了,脉紧细,按之虚空",其治则茵陈附子干姜汤、理中汤。考"阴黄"之名,最早见于《诸病源候论》以"身面色黄,头痛而不发热"为"阴黄",其病源仍归诸"热毒"。宋代《圣惠方》《圣济总录》均宗其说,无何新见解。唯韩祗和《伤寒微旨论》指出:"伤寒病黄,若下之太过,虚其脾胃,脾土为阴湿所加,与邪热相合发黄,此阴黄也,当以温药治之。"但韩氏所论乃湿重于热之发黄,非寒湿发黄。是以吴鞠通说:"惟罗谦甫具有卓识,力辨阴阳,遵仲景寒湿之旨,出茵陈四逆汤之治。瑭于阴黄一证,究心有年,悉用罗氏法而化裁之,无不应手取效。"

细读《卫生宝鉴》,足证罗氏既善于继承,又不局限于师传,特别是在东垣逝世后的30年中,他进一步广求博采,择善而从,其成就实不在东垣、洁古之下。罗与李师徒情深,就是他的《卫生宝鉴》,也首先说是"采摭李氏精确之论",然后再"附以各家之说",最后才"以己意概括之",何其谦卑乃尔。至于《医学发明》《兰室秘藏》，虽也采摭其师之论，但更多的却是自己读书临证的成果，从其《兰室秘藏序》中可以看出来："昔太史公云：岩穴之人，欲砥行立名，非附青云之士，恶能声传后世？则序之之鄙意云尔。"实际上我看大可不必。

韩飞霞

　　韩悉，字天爵，飞霞子为其号。明代中叶蜀人。著《医通》2卷，刊行于嘉靖元年（公元1522年），其书篇幅不大，朴实无华，无家无派，自出机杼。最引人注目之处，是他在书中最早提出了"医案"的填写图式（章次公先生在40年代发现，曾撰文激赏之）。同时代的吴昆《医方考》也载有脉案格式，成书于万历十二年（公元1584年），较韩氏晚了半个多世纪。孙一奎《医旨绪余》有一篇文章叫《医通节文》，认为韩氏"集方楷当，而修制合宜，其投剂多奇中。"因"惧其术之没没"，故选摘其书部分内容，"令后人识有韩飞霞云。"其实，韩氏本非泛泛之辈，他的眼光很高："汉魏而下，有方无说，非无说也，言愈多而理愈晦也。"他尊崇丹溪，认为丹溪是集名医之大成者，但对丹溪发难于《局方》不以为然："北人本气自寒，食专腥膻，（温燥）与之宜也；丹溪僻处东南，乃辩论不置"。对东垣处方用药之多多益善，也有批评："但看仲景方何等简净"，"处方正不必多品"。他主张医生的功夫全在"灼知病情"，"真知药性"，不可草率，"余每以夜央跏坐，为人处方，有经旬不能下笔者"；"病如橐（锁），方如钥（钥匙），万钥一橐，反为橐害矣。"

　　韩飞霞论药，要言不烦，如谓：人参炼膏，回元气于无何有之乡，王道也；黑附子回阳，霸功赫奕；黄牛肉补气与黄芪同功；羊肉补血与熟地同功，均是名言。又谓当归主血分之病，而有川产力刚可攻，秦产性柔宜补之分。本病（即血分病）酒制，兼痰姜汁浸透，血虚合人参，血热合生地、黄芩，血积合大黄。当归合大黄，姜汁浸，佐以利水道药，治妇女形肥，乃血化为痰者。香附主气分病，香能窜，苦能降，推陈致新，不专用于女科。至其修制：治本病，略炒；兼血，以酒煮；痰，以姜汁浸炒；虚，以童便浸；实，以盐水煮；积，以醋浸水煮。若盐炒则补肾间元气；佐以木香，则散滞泻肺；合沉香则无不升降；合小茴香可引经络；合厚朴可决壅积；佐三棱、莪术，攻壅积之甚者；而檀香伍香附，则流动诸气极妙。黄连主火分病，不仅主心火而已，治本病略炒以从邪，实火合朴硝，假火合酒、虚火合醋、痰火合姜汁，俱浸透炒。气滞火以茱萸，食积泄合黄土，下焦伏火以盐水浸透焙，目疾以人乳浸蒸，或点或服。生用为君；佐官桂少许，煎百沸，入蜜空心服，能使心肾交于顷刻；加茱萸炒者，加木香等分，生大黄倍之，水丸，治五痢；以姜汁酒煮者为末，合霞天膏，治癫痫，诸风眩晕，疮疡。

半夏主痰病，他主张造曲用，即半夏曲。风痰加猪牙皂煮汁炼膏，入姜汁或伍南星。火痰黑色，老痰如胶，以竹沥或荆沥入姜汁。湿痰白色，寒痰清，以老姜煎浓汤，加煅白矾，湿痰或合苍术、白术、米泔水，姜汁炒。积痰沉痼则以半夏、霞天膏配白芥子、姜、矾、竹沥造曲。

以上分别论述了血、气、火、痰四大证的专药及其配伍、修制，足见其经验之丰富，识药之真确。

上面提到的霞天膏，是以精牛肉浓煎成膏，韩氏经验，可用于沉痼之疾、癫狂、风痫、痞积、疮疡、癥瘕等一切有形之病。此膏叶天士、顾松园都极赏用，顾氏谓其补不碍邪，且大能祛胶固之痰，惜已废用久矣。

《赤水玄珠》

《赤水玄珠》的作者孙一奎，字文垣，号东宿，别号生生子，安徽休宁人，是明代嘉靖、万历年间的名医。孙氏自幼聪颖，后因父病弃儒习医，精研医术，名动三吴（苏州、镇江、湖州）。他在医学理论上造诣较高，擅长内科杂病，著作有《赤水玄珠》30卷，《医旨绪余》2卷，《生生子医案》5卷。后人将孙氏三书合刻为《赤水玄珠全集》。

孙一奎秉承庭训，自屈首受医始，即究心于《素问》《灵枢》《难经》诸书。但他善于独立思考，如《素问·痿论》云："治痿独取阳明"，以"阳明为五脏六腑之海，主润宗筋，宗筋主束骨而利机关"，因而"独取阳明"几成千古不变之论。他认为这只不过是"治痿之大概"而已，其实"不专于阳明"。盖五痿既成，筋痿即当治肝，脉痿即当益心，骨痿即当滋肾……而且其病或有血虚、气弱、湿热、瘀、痰之种种不同，岂可泥于此论，只取阳明而治之？他指出《痿论》"各补其荥，而通其俞，调其虚实，和其逆顺……此虽兼针刺而言，实治痿之纲领也"（卷十一·痿症门）。可谓善悟。又如《素问·至真要大论》"木郁达之"一语，王冰注文谓"吐令条达也"，他说："此固一说也，然于达之义犹有所未尽焉。达是通达之达，非独止于吐也。"曾作《论五郁》一文载于《医旨绪余》上卷中，论之甚详。再如"颤振"一病，一般皆知为肝风而用平肝，但轻者或能有效，重者难于建功。孙氏指出：此病由"木气太过而兼火化……木之畏在金，金者土之子，土为木克，何暇生金……由是木挟火势而寡于畏，反侮所不胜。"（《医旨绪余上卷·颤振》）既然木之有余，多由于金之不足，因此在治疗上就应当"补肺金以平肝木"。如此等等，足见其学养功夫之深。

孙氏常用《周易》来解释医理，曾作《不知〈易〉者不足以言太医论》（见《医旨绪余》上卷），认为《易》之与医，虽"业有专攻，而理无二致"。这个"理"就是"阴阳之道"。因此在他的著作中，诸如阴阳辟阖、升降浮沉、天时气运、病因病理，都往往根据《内》《难》，旁参《易》理加以阐发。如《三吴治验》臧某案，其人胸膈痞胀，饮食少，时医治以平胃、枳术、香砂不效，复以三棱、莪术、槟榔消之，而病愈甚，且致便溏、浮肿。孙氏治以温中升提补剂，其理由是：病由中气虚寒，脾失运化，清阳不升，浊阴不降，正合《周易》"阴阳不交，否"之意，温中升提，俾脾复健运之常，则清浊可分，胀满斯愈，已而果然。又如《三吴治验》载某书办以酒色无惮而患消渴，久治不效，神色大瘁，卧床不起，后经他用温补下元治愈。人有以消渴为热证，何以用温补而难之者，他晓以阴阳升降之理，并用釜盖为喻说："釜虽有水，若底下无火，则水（气）不得上升，釜盖干而不润；必釜底有火，则釜中水气升腾，熏蒸于上，（釜）盖才湿润不干也。"（卷2）孙氏论病审证，大多如此。

孙氏对《内经》以下诸家学说所持的态度比较客观，他认为应当"因古人之法而审其用法之时，斯得古人立法之心"，不能"窥其一斑而议其偏长"。他说："仲景不徒以伤寒擅长，守真不独以治火要誉，戴人不当以攻击蒙讥，东垣不专以内伤树帜，阳有余、阴不足之谈不可以疵丹溪，而撄宁生（滑寿）之长技亦将与诸公并称不朽矣。"（《医旨绪余·下卷》张刘李朱滑六名师小传）《四库全书提要》对他这几句话曾大加赞赏，称之为"千古持平之论"。

他在学术上不存偏见，对于前人之说，择善而从，用其长而去其偏。他治杂病，就每每师法丹溪，于气血痰郁的辨证论治，颇多心得；但对丹溪以君火为人火，相火为天火之说则屡加非议，对丹溪《格致余论》讥子和之偏大抱不平，说："丹溪之说出，盖令人畏汗、吐、下三法如虎"。他对东垣脾胃学说十分心折，每每把东垣与仲景相提并论，但对东垣弃"痹"而言痛风则斥之为"因名迷实，流害已久"。即使仲景，以其把"泄泻"与"痢疾"混论未析，他也提出了批评。

惟其如此，所以《赤水玄珠》一书，乃荟萃群说，而后参以己意以贯通之。如眩晕一病，他就采录了河间之肝木兼于风火之化，成无己的伤寒汗、吐、下后之虚，严用和之四气七情，张子和之停饮，丹溪之痰、火、湿热、气虚、血虚、瘀血，戴元礼之阳虚，刘纯、林亿之阴虚等诸家言论。既认为他们立论制方各有发明，又指出学者不可为成说所缚，如仅执其一，则不能圆活贯通，而诸病皆有寒热虚实，不可不辨。

命门学说始于《难经》，盛于金元，而最后完成于明季。孙一奎生当明季，晚于丹溪一二百年，比张介宾、赵养葵略早，因此，他在这一问题上的认识正处于承先启后的地位。他认为命门即"先天之太极"，实即两肾间的动气，以其禀生于有生之初，故又称作"原气"，为生生不息之机。此"原气者，即太极之本体也。名动气者，盖动则生，亦阳之动也，此太极之用所以行也。两肾，静物也，静则化，亦阴之静也，此太极之体所以立也。"（《医旨绪余卷上·命门图说》）由于动静无间，阳变阴合，五行由此而生，脏腑以继而成，为"造化之枢纽，阴阳之根蒂"，故称作"命门"。他反对左肾右命门之说，说两肾皆所以藏精，命门在两肾之间，即一阳生二阴之间；又命门既为原气，则其非水亦非火。他的意思是水火都是有形质的，原气为气，则无形质可言；气属阳，故若谓之阳则可，谓之火则不可，谓之相火则尤属妄论。在命门原气是推动和激发诸气流行的原始动力；宗气出于上焦，为诸气宗主；营出中焦营于内；卫出下焦卫于外。这样，上中下各有专司，互相配合，互相促进，与原气总为一气，生生不息，无时或止，为生命活动的根本。

在君火、相火的问题上，他认为心为君火，包络、三焦为相火，正火可言君相。若时令之火，自外而至；五志之火，自内而生，此乃邪火，何得妄称君相？以君火为人火，相火为天火之说更不可通。

孙氏论三焦，谓三焦为"原气之使"，充沛于上中下三部，无所不至，在人体气化功能上居于首要地位。他赞同《难经》"有名无形"之说。

他对上述几个问题的阐发，概括起来，无非是强调人体正气的重要性，而阴阳二气中，阳气又居于先导地位。这正是孙氏在学术上重视温养阳气的思想基础。

他十分赞同东垣"脾土一伤，乃生百病"之说。如他总结虚损的治疗说："吃紧处只在保护脾胃为上"，"缘脾胃喜温而恶寒"，所以治疗虚损，最忌漫投滋阴降火苦寒之药，损伤脾胃生气。他斥"气无补法"为"俗论"，认为见痰治痰，多用克伐利药，脾气下陷，痰反易生而多；中满腹胀，痞闷壅塞，似难用补，不思多由脾土受伤，转输失职，升降失调，若以虚为实，恣用攻下克削，气愈虚而胀愈甚。他治痰病，常从调理脾胃入手，以杜生痰之源，认为"二陈汤只能治痰之标，而不能治痰之本"。他治中满之属气虚失于健运斡旋者，常用附子理中汤、补中益气汤一类温补方药，以求其本。《赤水玄珠·医案》中，有许多用温补治病的案例，如：

族侄孙子忠，患痢，日夜百余次，腹大痛，下皆红脓，状若腐烂鱼肠，绝无粪，一病即伏枕十余日矣。诊其脉缓大无力，始用芎、归各五钱，加人参、白芍、桂心、木香、黄连，服四日不效，改用胶艾汤亦不效。大孔状如竹筒，完谷不化。乃思此脾经为寒湿所伤，脾不裹血故也，非附子理中汤加肉蔻、肉桂不可，进五六帖，痢始减半，饮食稍进，但所下秽恶，仍若前状，亦无粪。孙氏谓"虚回痢自止"，果数日而愈。（据《新都治验》第85案）

按：痢疾下红，而用附子理中加肉蔻、肉桂，似乎难以理解，孙氏独从其脉之缓大无力，而认定非热实证，断为脾经为寒湿所伤，脾不裹血，温中既所以摄血，又所以止痢缓痛，药证相符，故能得效。

辨证论治的中心是"证"，孙一奎对此已经有比较明确的认识。《赤水玄珠·凡例》说："是书专以明证为主。盖医难于认证，不难于用药。凡证不拘大小轻重，俱有寒热虚实表里气血八字。苟能于此八个字认得真切，岂必无古方可循，即于十二经药性中，表里寒热温凉间摘出治之，自然权变合宜，不失胜算。故古谓审证犹审敌，知己知彼，百战百胜矣。"在《新都治验》太学从献长郎案的案语中，他又强调说，在临床上，"明证"是相当重要的。他所提出的"寒热虚实表里气血"八个字，可与后来张介宾"两纲（阴阳）六变（表里寒热虚实）"，张三锡、程国彭的"八纲"（即现在通行的八纲）相互补充。

孙一奎之临证，不仅辨证精切，而且因证立法，以法组方，相当严格。所以他的处方，谨严而不拘泥，洒脱而有法度，深得理法方药首尾一致之妙。他的医案，辨证论治精神很强，足以启人，兹节录数案，以见一斑：

吴小峰与其弟小川俱病目……其（症均）始红肿，次加太阳痛，继则白星翳叠出……小峰之脉濡而缓大，两目血缕直贯瞳仁，薄暮则疼。而小川之脉皆洪大鼓指，黑珠有浮翳膜，隐涩难开，大小便皆不利。故于小峰用补，先以清肝散与之（夏枯草、香附、甘草、细茶），二进而痛止；继用人参、白茯苓、熟地黄、杞子、桂心、牛膝、破故纸、白蒺藜、牡丹皮，服八日而愈。于小川用泻，内用泻肝汤及当归龙荟丸，外用象牙、冰片为末点之，七日痊愈。（《三吴医案·卷一》）

按：昆仲二人同病目，而且年同齿，染同时，却一补一泻。小峰之脉濡而缓大，为下元亏，虚火上浮之象，虚火为怒气所激，所以红肿赤痛，其治先疏肝彻痛以治标，继则温补引火归原；其弟之脉洪大鼓指，则纯系肝火，所以用苦寒直折。前者若误用温补，则不啻火上加油。其审证用药之精当，于兹可见。

光禄公……中秋乘酒步月，失足一跌，扶起便胁痛不能立，昼夜不宁，行血、散血、活血之剂一日三进，阅三月服二百余帖，痛不少减。因迎予治，诊之，脉左弦右滑数。予曰：此痰火也……即用大瓜蒌带壳者二枚重二两，枳实、甘草、前胡各一钱，贝母二钱……煎服，大泻一二次，皆痰无血，痛减大半，再服又下痰……痛全止，三服腹中不复有声亦不泻。（《三吴医案·卷一》）

按：此案病起于跌仆，故一般都作瘀治。但瘀血之脉当沉伏或涩，且用活血药三月无效，故孙氏从其右脉之滑大而认定为痰火，盖因跌仆而动其经络之痰也。其方用大量瓜蒌配贝母化痰散结通下，前胡、枳壳疏理气机，甘草缓痛，认证用药确当，故立见功效。

马厨者，七月初旬病，病二十余日……其症大发寒热，寒至不惮入灶，热至不惮下井，痢下红白，日夜八十余行，腹痛、恶心、汗多、神乏疲甚……脉洪大……其面色微红……（病由）厨间燥热，食瓜果菱藕过多，晚又过饮御内而寝于楼檐之下。次日即寒热腹痛因而下痢。孙氏以此为正虚邪实之证，盛夏伤于暑热，多食瓜果寒凉伤其中气，酒后御色损其下元。方用白虎汤、益元散清暑涤热，复以附子理中温中补下。当夜痢减半，汗、吐止，脉亦渐敛，次日减量再进，疟止，痢又减半，易方调理而安。（据《三吴医案·卷一》）

按：补泻兼施，寒热并用，本是成法，而此案以白虎与附子理中并用，在古今医案中却是少见的。孙氏分析病情细致入微，用药丝丝入扣，正虚欲脱，邪势鸱张，所以双管齐下，以大剂温清合为一方。法从证出，方以法立，学验俱丰，无怪其胆识过人了。

孙一奎既重视温养阳气，但他不惟不偏执此法，而且反对"局守一家之学"，强调因证施方，力矫偏弊，主张"补泻皆须各得其宜。"正是由于如此，所以他称宋金时名驰中土、以善用攻击著称的张戴人（子和）为"奇杰"，并为之列传，说："人之受病，如寇入国，不先逐寇，而先抚循，适足以养寇而扰黎元也，戴人有见于此，故以攻为意，疾去而后调养，是以靖寝安民之法矣"；若不知此，"拘于进调补而弃攻击，是犹治国专用赏不用罚也。"看来他真是戴人的知音了。

孙氏在理论上主张攻补两法都不宜偏废，在临床上，更提出"当分先后次第"之说。认为久病虚邪实者，一般当先疏导其邪，然后议补。如中风一病，初起见两手小指及无名指颤动、麻木、板硬，或一侧手臂不遂，口眼㖞斜，脉滑大者，他认为多属风夹痰热阻于经隧，虽然其病多在中年以后，大多与酒色不节有关，殆属根本动摇无疑，但虽为正虚，毕竟邪实，所以决不可贸然用补，常先用半夏、胆星、枳壳、茯苓、石菖蒲、黄芩、黄连、竹沥、姜汁等消痰清热之品为主，佐以天麻、僵蚕、秦艽、红花息风通络，然后再用归芍六君、天麻丸、全鹿丸之类补剂调理。孙氏当时名动三吴，常出入达官贵富之家，所治中风之病不少，自谓"历治历效"之关键即在于"先为疏通经络，活血调气，然后以补剂收功"。遗精、白浊一类疾病，他认为多系脾肾虚而兼湿热所致。既有湿热，便不可早用补涩，否则愈补愈坏永无宁日矣"。他治遗精，常用自拟端本丸（苦参、黄柏各 30 克，蛤粉 60 克，白螺蛳壳 120 克，葛根、青蒿各 30 克，神曲糊丸），然后再用补肾凉肝宁心之剂；白浊一般先用二陈汤合二妙丸加升麻、柴胡、木通、石菖蒲、生姜、灯心、白葵花（或白鸡冠花），然后视其气虚阴虚而分别调补之。孙氏对于血证，更反复强调不可早用凉血养阴，否则愈止愈涩，瘀血不得归经，反留后遗。他对滑伯仁"予每以桃仁大黄行血破瘀之剂，以折其锐，而后区别治之，则老者自去，新者自生"之说十分服膺，就是血失阴伤，当补阴者，也以补而不滞不壅为不易之法。如此等等，皆属至理明论，且全从实践中体会而来，所以很值得珍视。

当然，这并不意味着什么病都必须这样先攻后补。孙一奎所反复强调的是"因证立法"，也就是说攻补均须视"证"而定。他在治疗许多貌似实证而实系本虚的疾病，也敢于力排众议径用补法。如气虚中满，虽胸膈痞胀，也坚持用大剂温补升提；汪某之口疮，虽前手竭寒凉而进之，而口疮日甚一日，汤水难进，他诊其脉六部豁大无力，而断为阳虚，毅然投以附子理中，皆足以为例。

各种出血证，都可以继发瘀血。盖血既离经，便可聚结为瘀，此际若见血止血，误用敛涩，或因失血阴伤，肆意滋补，均可导致瘀结更深，不唯血不能止，而且因瘀血久留，可进一步腐化为痰，造成顽痰死血留滞经络，以致根深难拔的局面。分消痰瘀，孙一奎最有心得，如他治痰热化火上燔肺金之咯血不止，重点降火消痰，以解除其病之主要矛盾（药如大黄、黄连、山栀、石膏、滑石、贝母、瓜蒌），又兼用活血化瘀（如茜草、丹皮、赤芍、桃仁），以行为止。又如肺痈，他采取痰瘀同治，丹皮、茜草、归尾、白芍与苡仁、贝母、葶苈子、桔梗同用。肠痈，瓜蒌与丹皮、莪术、五灵脂、金银花同用，也都可以看出他对痰瘀互结认识之确。此外，他对单纯性肥胖还曾提出过"调气消痰，燥湿熔脂"的治疗法则，用平胃散加滑石、桃仁、丹参、姜黄、黄连、半夏、南星。这都是值得我们学习和借鉴的。

孙一奎治痰

孙一奎《赤水玄珠·医案》辨证用方遣药，俱多卓见。在内科杂病方面，他对丹溪"气血痰郁"之说十分服膺。但他认为：《丹溪心法》所谓"二陈汤一身之痰都管"一说，失之浅率，以至于后人遂以二陈汤统治诸痰，全不知贯通达变。特别是阴血不足，虚火上逆，肺受火侮，不得清肃下行，以致津液凝浊而生痰者，若误以二陈汤，则不啻火上加油。他以为痰既有湿痰、风痰、痰火、食积痰、气痰、肾虚痰、脾虚痰等种种不同，所以审疾认证，"当察其所来之源"，治病求本，以证立法，岂可执一？如脾湿者须燥湿利水，脾虚而有湿者须以温补为主，俾中气实，痰自流动，不可误用峻利攻痰重伤脾胃生气。因于火则先治火，后治痰。而同为一火，又有虚实之分。实火宜泻，但在老人又不可速降其火，更不可尽去其痰，攻之太甚，则正气伤残，根本动摇而痰愈多；阴虚痰火，则宜在补水养血的基础上兼治痰火，俾水升火降，痰不复生而易去。气郁者必兼理气，使郁结开而气道畅，则何痰之有？至于瘀血留著，化而为痰，痰瘀互结者，又不可专治其痰，须兼活血行血。如此等等，无不透彻地加以阐发，足见其辨证之精，见解之确。兹就其治疗痰病的经验试加总结，以为临床者参考借鉴。

雷头风

孙一奎认为：此病未有不因于痰火者，其头上核块疙瘩，即为痰火形证。痰火上升，壅于气道，兼于风化，故头痛剧烈而有声。自拟痰火方治之。白僵蚕15克，甘草9克，桔梗9克，半夏牙皂汁煮透30克，薄荷叶9

克，白芷 6 克，天麻 15 克酒浸，青礞石 6 克，共为细末，水丸，绿豆大，食后临卧吞服 6 克，以痰利为度。

痰厥头痛

头为诸阳之会，痰浊阻于经隧，气血不畅，头痛不止。孙氏常用二陈汤加天南星治其痰，配合川芎、细辛、枳实行气血，复用酒炒黄芩一味，清痰降火。热甚加石膏、菊花，痰盛配吞玉壶丸（半夏、南星、天麻为末，面粉和丸，每服 6 克，每日 2 次）。

中风

孙氏指出：中风之因，系由中年以上之人，耽于酒色，下元真阴亏损，肝风夹痰火上逆所致。证见猝然昏仆，或振颤、麻木，口眼㖞斜，手足瘫软，面赤，喉中痰鸣。常用半夏、滑石、茯苓、黄芩、黄连、陈皮、石菖蒲、甘草等味健脾消痰，清火撤热，天麻、秦艽、全蝎、僵蚕、红花息风活络，竹沥、姜汁入经络化痰。然后以调补气血，滋益肝肾之剂收功。孙氏当时名动三吴，常出入名公巨贾间，见之固多，所论亦确。尝谓"此证历治历效者，良由先为疏通经络，活血调气，然后以补剂收功。惟经络疏通，宿痰磨去，新痰不生，何患疾之不瘳，惟须切戒酒色以自爱耳"。信然。

眩晕

孙氏认为丹溪虽有"无痰不作眩"之论，但须究其本，并分清主次。其痰盛者固宜以治痰为主，兼治其风，常用温胆汤加天麻、钩藤，或半夏天麻白术汤，或自制柴半汤（柴胡、苍术、半夏、神曲、茯苓、藁本、升麻、生姜），生半夏汤（生半夏 10 克、生姜 10 片），三生饮（生半夏、生附子各 12 克、生姜 10 片），继用枳术丸健脾以杜生痰之源，首尾相合，令不复作。中焦有痰，肝胆有火，为怒气所激而发者，用二陈汤合益元散、姜汁化痰镇吐，芩、连、夏枯草、花粉、胆星直折其火；痰火郁结，大便不通，面赤火升者，加吞当归龙荟丸，大黄、玄明粉、礞石亦可用；再用枳实、香附、吴萸疏通郁滞，天麻息风定晕。肝风内动夹痰者，则以养金平木为主，辅以培土化痰，余如因阴虚风动等，以滋水涵木为主；血虚不能荣于头者，养血调肝；寒饮阴遏，清阳不升者，温化水饮。兼痰者皆可兼顾治痰，但须分清标本主次。

肝风

多从五行胜克上考虑。他认为病由木气太过之病，多由于金之不足，因此应当补肺金以制肝木。如《三吴治验》载董浔老夫人案，就是很好的例子：其人常眩晕，手指、肢节作胀，脉右寸软弱，关滑，左脉弦长，直上鱼际，两尺皆弱，孙氏先以半夏天麻白术汤（东垣方），两帖而眩晕平。继以人参、麦冬以补肺制肝，六君子合麦芽、神曲、枳实、苍术以健脾化痰，天麻、白芍、僵蚕息风泻肝，少用黄柏为使，以引热下行，药后果不再发。

癫狂

其病多由所谋不遂，气郁不伸，津液不生血而生痰，或暴受惊恐，神不守舍而痰涎归之。小儿则多由食积生痰，痰生热，热生风所致。孙氏主张此病以补养心神为主，兼以化痰；不宜大剂峻利攻痰，否则心神愈不得养。食积酿痰者宜温平补胃化痰，痰火则清利泻火而兼化痰。常用方以人参、酸枣仁、茯苓神、远志、当归、玄参补养心气心血以安神定志；黄连、竹茹以清肝胆逆火；半夏、橘红、瓜蒌、竹沥、姜汁以清痰热。另以龙齿、珍珠、羚羊角、牛黄、胆星、天麻、青黛、辰砂、全蝎、冰片、川黄连、甘草为丸，金箔作衣配吞。

惊悸、怔忡

孙氏认为惊悸、怔忡病因复杂。但多有兼痰者，良由焦虑、抑郁、惊恐，而致神不守舍，舍空则津液归之，凝而为痰。血气入舍，则痰拒之，其神遂不得归，而为惊悸、怔忡、失眠、健忘、精神恍惚等症。其证左寸脉来模糊，右关滑大者，便是心气虚夹痰。常用温胆汤合定志丸（人参、茯苓、石菖蒲、远志）加辰砂。

心痹

其证心痛不可忍，烦躁，干呕，发则晕厥，浆粒不进，以心气虚为本，而多夹痰夹瘀。其脉滑者有痰，脉数为痰热。孙氏常用温胆汤加姜汁炒黄连、益元散，少佐白蔻仁以调气开郁化痰安神，病缓后改用逍遥、六君加黄连、香附，半疏半调以和之。

痰嗽

咳嗽多痰，须治其痰，痰去咳自止。不必拘拘乎止咳。常用滑石、贝母、南星、半夏、风化硝、白芥子、陈皮、茯苓、皂角为方。自称为"治痰圣药"。湿痰加苍术，燥痰加瓜蒌，气结加枳实，热加青黛、黄芩。食积痰非瓜蒌、青黛不除；形瘦、痰不利者，多有燥火，不得用半夏、南星，而以杏仁、瓜蒌辈润之。

痰喘

孙氏以为，病由痰气相击，阻塞气道，故呼吸气粗，呀呷有声。治当消痰降气，开其痰路而喘自安。常用罗太无人参半夏丸（人参、茯苓、南星、薄荷各 15 克，半夏、干姜、明矾、寒水石各 30 克，蛤粉 60 克，藿香 9 克，水丸，梧子大，每服 30～50 丸，姜汤下，一日 3 次）。他指出：此方治痰喘极效，但须于未发时服之，已发则当用滚痰丸之类攻夺。惟病之由肺肾气虚者忌用。痰热作喘，他常用清气化痰方（黄芩、黄连、半夏、天南星、苏子、萝卜子、橘红、茯苓、山楂、香附、竹沥）。

咯血吐血

孙一奎认为，咯血吐血若用收涩之剂太早，瘀血留聚，必致腐化为痰，遂成病根，深而难拔，血愈不止。血既失，用滋阴则壅，再用止血，则愈积愈甚。所以他治咯血吐血，常用大黄、黄连、山栀清热泻火，釜底抽薪，石膏、滑石、贝母、瓜蒌清热化痰，茜草、丹皮、当归、赤芍、桃仁活血化瘀，麦冬、女贞子、旱莲草养阴。

又，孙氏谓血积胸中，吐血不止，用犀角地黄汤，如有痰及气逆不降者皆不效，加滑石、桃仁、枳壳始效。这当是他的经验之谈。

胁痛

两胁属肝，故胁痛多由肝郁气滞始，以疏肝理气为常法。但气郁日久，必致积瘀停痰，痰瘀互结，寻常疏理之剂不能解决问题。孙一奎常用方：青陈皮、枳壳（行气），全瓜蒌、杏仁、半夏曲、贝母、桑白皮（消痰），丹皮、滑石、桃仁、归尾、丹参、红花、五灵脂（消瘀），配以山栀开泄郁热，白芍、甘草柔肝缓中，有下证者加大黄、玄明粉或控涎丹。

麻木

麻木一证，病在气血，然多兼痰，丹溪谓麻属气虚而夹风痰，木则由顽痰死血而致。气虚兼痰，以补中益气汤加二陈汤、灵仙、桑枝、竹沥、姜汁之类；血虚以二陈合四物，即为双合汤；痰火互结，舌根发麻，孙氏自拟止麻清痰饮（黄芩、黄连、贝母、瓜蒌、茯苓、桔梗、枳壳、橘红、南星、白矾、皂角、天麻、甘草、细辛、姜汁、竹沥）。

痹

孙一奎认为，陈无择《三因方》提出支饮作痹，有补于经文，丹溪虽步东垣后尘，弃"痹"而言"痛风"，致使"名实混淆"，但对痰夹死血，周身走注疼痛者，治法极精妙，可师可法。一般痛在上肢者，以导痰汤酌加活血药，或以二陈汤加羌活、姜黄、灵仙、桑枝、南星、苍术、枳壳、酒炒黄芩、当归、川芎、秦艽；痛在下肢者，用二妙散合桃仁、防己、牛膝、赤芍、陈皮、枳壳、通草、白术。不效，须用控涎丹合桃仁泥丸（桃仁、威灵仙、苍术、当归、山栀、川芎、肉桂、甘草、生姜汁）。

泄泻

李士材论泄泻有九，痰泻其一也。其证每于食后或小便时即大便，腹胀，胸膈饱满，用参术补脾则痞闷愈甚。一奎治痰泻，有在肺在脾之分。积痰郁滞在肺者，用吐法，常用萝卜子一合擂浆水加蜂蜜半碗催吐；或以苦桔梗、萝卜子各 15 克，白蔻、橘红、山栀各 3 克，川芎 1.5 克，生姜 3 片，葱 3 根，水煮服取吐。吐后用二陈汤加白术、旋覆花、麦芽、生姜调理。痰滞在脾者，一般用二陈汤加香附、砂仁之属。食积则用保和丸、导滞丸，积甚用备急丸泻下痰积，再用香砂六君子汤加减调补。

便秘

若证见舌苔黄腻或黄燥如沉香色，脉右滑大，胁痛，胸闷，泛恶，日晡发热者，即为痰火，孙氏常用瓜蒌 30 克，枳实、滑石、黄连各 10 克，半夏6 克，前胡、青皮各 4.5 克，姜黄、萝卜子各 3 克。不通，兼吞当归龙荟丸或牛胆星 3 克，立应。

遗精

一般多以肾气不足、精关不固而用补涩，而厚味多饮、痰火湿热胶结为患者，往往愈补愈坏，永无宁日。孙氏自拟端本丸一方，自谓"其方行之至今，百发百中"：苦参、黄柏、牡蛎、蛤粉、白螺蛳壳、葛根、青蒿等分，神曲糊丸，如梧子大，每服 50～70 丸，每日 3 服。

白浊

孙氏认为，多系湿热为患，缘中宫不清，痰浊下流，渗于膀胱所致。不可早用补剂，否则邪浊愈甚而难清；也不可多用渗利，盖久浊多阴虚之证也。须先用二陈汤、二妙丸合升麻、柴胡、木通、石菖蒲、生姜、灯心，加白葵花或鸡冠花尤妙，服三五剂，乃用补剂。如气虚者用补中益气汤，阴虚者用六味地黄汤，始不失先后次第之法。

诸痈

他认为肺痈一病，多为浊痰、瘀血壅滞于肺之气窍，治宜开肺窍，活血化痰，常用白及、苡仁、丹皮、桔梗、茜草、归尾、山栀、贝母、白芍、葶苈子、甘草。肠痈是痰浊瘀血互结于下，常用大瓜蒌为主药，配丹皮、莪术、五灵脂、金银花。乳痈多为痰热瘀血胶结，常用瓜蒌、贝母化痰开结，赤芍、当归消瘀活血，配合柴胡、青皮理气疏肝，连翘、白芷、甘草清热散结。

张伯龙论中风

清光绪甲辰即公元 1904 年，张伯龙的《类中秘旨》问世。不过短短几千字的文章，却轰动了当时的医坛。在他之后，南方的张山雷、北方的张锡纯起而应之，把中风的病因学认识和治疗水平，又向前推动了一步。

张伯龙生活在清末民初这段时期，从唐容川《中西汇通医学五种·本草问答》的序文看，他曾问道于唐，其治学方法，看来也受唐一定影响。《类中秘旨》就是张氏在当时西医"血冲脑气筋"之论的启发下，"悟及《素问》血气并走于上则为大厥，厥则暴死之病，即今所谓中风猝仆，不知人事之病，益信西医血冲脑筋之说，与《素问》暗合。"因而大发宏论。这一认识乃被张山雷一再称道云："虽若为是病别开生面，实则拨云雾而见青天"；"从此二千余年迷离恍惚之中风一病，乃有一定不移之切实治法"；"屏绝浮言，独标真义，尤为两千年来绝无仅有之作"（《中风斠诠》）。而这一认识，也确实是《类中秘旨》全篇的支柱。

究其大义，乃在强调中风是上实下虚之病：上实指痰火上壅，气血逆奔；下虚则肾水不充，不能涵木，肝阳内动。"实"为标象，"虚"为根本。其病理既然如此，那么，"古方中之温升燥烈疏散之药"，他认为就大有问题：如误认外邪，用小续命之类，则愈散而风愈动；如误以为阳虚，而用四逆姜附，则愈燥而水愈涸；如误信气虚之说而用人参、黄芪，则气壅血凝，气血不得下降，未有不轻病致重，重病致死者。主张"统以镇肝熄风养水之药，如龟甲、磁石、甘菊、阿胶、黑豆衣、女贞子、生熟地、蝉蜕为剂"。自后，张山雷对伯龙之论大加阐发，并指其不足而一一匡正之，补充之；张锡纯又有"镇肝熄风汤"之制。可以说，他们既是张伯龙的知音，又是张伯龙的净臣了。

以我们今天来看，"三张"所论，皆未必尽善尽美；滋水涵木、镇肝潜阳、泻热坠痰等治法，也不自他们始。但其理论、方药也确有高出前人的独到之处，特别是张伯龙发端之功，更不可泯。在中医各家学说乃至于中国医学史上，都应该占有一定的地位。

《鲁楼医案》

《鲁楼医案》，作者刘民叔先生，四川华阳人。刘自命其读书处为"鲁楼"，是取《论语》"齐一变至于鲁，鲁一变至于道"的意思。全书共载治验30余案，1956年自费印刷。

刘氏系廖平门生，学有根柢，大致以《内经》《本经》、仲景为宗，兼取《千金》《外台》及宋人方书。在治疗上有些特见。如僧惠宗久病胃癌，突然呕血、便血，昏迷沉睡，不省人事，西医主张输血，刘力阻之，谓：输血无益，而反有害焉。大凡血去多而无内病、元气未夺者，可以输血，如伤折金创产妇之属；而元气已夺，内病又甚者，不可以输血。盖外血输入体内，必赖身中元气为之运行，今脉微欲绝，元气将脱，兼之身面浮肿，水气内甚，则此若断若续之元气能载而与之俱运否？且今不事全体治疗，徒见血而输血，病既未除，益其血必复失之，往复为之，血不能益，反损其气，势必不至耗尽元气不止。初诊用大剂附子、干姜，佐甘草、灶心土、干地黄、阿胶、白及、花蕊石，兼吞云南白药。三诊去白及，加党参，血即全止。

刘氏在用药上有不少好经验。如脑出血用大剂云母石、珍珠母、龟甲之潜镇，配水蛭、虻虫、藏红花、大黄、泽兰、胆草、礞石滚痰丸之活血、坠痰、清热；食道癌食不能入用生半夏、生南星、络石藤、花蕊石、钟乳石、肉桂、蒺藜、马蔺子、藜芦、鬼臼、鬼箭羽；糖尿病用大剂党参、黄芪，配山药、五味子、冬虫夏草、黄精、杞子、十大功劳、葛根、桑椹、葡萄干、桑寄生、天冬；肾炎水肿用商陆，配藜芦、葫芦、大枣、黄芪、茯苓、郁李仁、厚朴、苡仁等，皆自出机杼，卓有成效，值得学习。

唯其用药有些好奇，尤好用冷僻药，如金丝草、珊瑚、千年白、玛瑙、白葡萄、大黄蜂子、水䖟、茭白子、孔公孽、龙须草、瘪竹以及李枝、桃枝、柳枝、梅枝、槐枝等。有的一方而用七八种树枝，还有一方而用海南槟榔、鸡心槟榔、枣儿槟榔各 12 克者。特别是治疗肝硬化腹水钟士芳案，前后数十诊，每方皆用原巴豆（即巴豆不去油者）3～15 克入汤剂，可谓惊世骇俗。实际上巴豆不溶于水，作丸散剂 1～2 克即大泻，作汤剂则无此作用，等于不用。

陆士谔

我读过的第一本医话书，是陆士谔先生的《国医新话》。那是 60 年代初涉医学之时。陆先生的文字如"不系之舟"，且皆有感而发，而止于可以止者。印象最深者，是其中一篇《师训之回忆》，至今犹能记其大意。

陆先生在文中说，他在著此书时前 10 年、20 年，是写小说的，然后弃文习医（他这种经历，倒和恽铁樵相似，可惜没有机会读到他的小说，不知是不是也和恽先生一样的鸳鸯蝴蝶派）。他的老师叫唐纯斋，对他的要求很是严格，《内经》《伤寒》《金匮》之外医书，不许一字寓目，由此打下了坚实的基础（记得他有一篇文章驳斥吴鞠通，说你吴鞠通想跳出《伤寒》圈子，我雪窗萤火钻研多年，想跳进《伤寒》圈子还没跳进呢）。学成之后，老师赠言云："积勤可以精业，至诚可以前知"。并谓："治学，对古人宜严，不严则学无进镜；对时贤宜宽，不宽则妒于邻里"。这些话，真乃阅历有得，洞明世事之言。陆先生一向奉作座右铭，我也从中获得教益。

他在报纸上开辟了"通函论证"的专栏，分析病情，颇能切中肯綮，用药则落落清疏，不拘于成方。至今我还很少看见那么漂亮的医案。

一次，我与浙江潘澄濂老先生相晤于友谊宾馆，偶尔谈及陆士谔先生，潘老说：我知道这个人，很有学问，向来佩服。80年代，我因工作多次去上海，曾向姜春华老打听，姜老说：此人颇有才，可惜新中国成立前就去世了。他也托人打听过，其后人没有以医为业的了。闻之怅怅。

陆先生还有一部著作叫《医学南针》，石印本，曾借来看过，是为课徒而写的中医学启蒙读物。另有《分类王孟英医案》二卷，他对王孟英十分心折，记得《医话》中对王有"目光如炬，心细于发"之赞。此书中偶见他的眉批，语多中肯。可惜未见其系统的论述，盖"借他人酒杯，浇自己块垒"者也。

《扁鹊心书》

此书序文题作"宋绍兴十六年武翼郎前开州巡检窦材谨序"，则作者当系宋人。然世无传本，最先发现此书者为古月老人（胡念菴），已是清季。胡系钱江王琢崖的朋友，胡氏殁后，王氏始校刻此书，收在《医林指月》中，时在乾隆乙酉（公元1765年）。对于本书的作者及成书年代，王氏当时已有怀疑，说"窦氏生于宋之中叶而书中有'河间、丹溪遗讹后世'、'制法见时珍本草'云云，可知非是原本。"任应秋老《中医书籍提要》谓系窦材之作，而为"明以后人所乱"。从全书风格看，我看毋宁说是明末清初崇尚温补的无名医辈的托名之作。

在中医书里，公然指斥仲景者，以此书为仅见。作者以张仲景、王叔和、孙思邈、孙兆、初虞世、朱肱的著作为"六子之书"，批评他们"皆不师《内经》，唯采本草诸书，各以己见，自成一家之伎，治小病则可，治大病则不效"。认为治大病，扶危救脱，必以"灸法、丹附大药"，而仲景、思邀皆废弃之，尤其是"仲景立许多承气汤，使后人错用，致寒凉杀人于顷刻，误尽天下苍生。"这些话不仅"狂"，而且不讲道理。我不是说仲景、思邈不可以批评，但人家错在哪里，你对在哪里，总得讲清楚。仲景的几个承气汤立得并不错，即或"后人错用"，也不应该立方者负责。从书中大讲特讲的"伤寒"灸法看，其人于仲景之学，直是门外汉！他认为伤寒仅只太阳、阳明、太阴、少阴四经："太阳主皮毛，故寒邪先客此经；阳明主胃，凡形寒饮冷则伤之；太阴主脾，凡饮食失节，过食寒物则伤之；少阴主肾，寒水喜归本经也"。而"少阳、厥阴主肝胆"，"惟忧思喜怒方得伤之"。何其荒谬乃尔！尤可笑者，是这位托名"窦材"的人自称"三世扁鹊"，说第一扁鹊是黄帝时人，第二扁鹊为战国时的秦越人，第三扁鹊就是他。古书中这样子自吹自擂的例子，恐怕也以此书为仅见。

然而，平心而论，此书也不乏可取之处，这恐怕就是"古月老人"叹为"奇书"的地方吧：

1. 究其书大旨，一言以蔽之，无非偏重脾肾阳气，倡用温补扶阳，而禁绝寒凉而已。其温补之法，一曰艾灸，二曰服食丹药（如以硫磺炼制的"金液丹"），三曰大剂附子。其中尤以灸法为重，据广安门医院针灸科吴宝林医师代我作的统计，全书计135条，有灸法者即占93条，约占全部条文的84%之多。作者主张：大病宜用灸"以补接真气"，无病亦宜用灸"以驻命延年"。其用灸之法，自有特点，一是取穴少，大率以关元、命门、中脘三穴为多；二是灸治壮数多，一般少则数十壮，多则五百壮。这些主张，即在明清温补学派中，也当是独树一帜的。沉寒痼冷，久病虚弱，元气将脱，大灸之法固有专长，往往非寻常药饵所可及；灸气海、关元、丹田以"固其脾肾"，盖"脾为五脏之母，肾为一身之根"，其说也符合中医理法。

2. 作者长于针灸，故开宗明义即谓医者治病"当明经络所在"，说"昔人望而知之者，不过熟其经络故也"，斥前人所谓"出怀中药"，"饮上池水"而能"洞见脏腑"为虚谈。

3. 寒凉攻下药在临床上自有其一定的适应证，因此本书作者不问青红皂白，一概加以指斥，至少是偏激之辞。但是他所批评的有些问题，如"今之庸医，不问虚实，动辄便行转下……脾胃有伤，焉望其生"；"今人并无热证而亦概用寒凉转下，必欲尽去其热，吾不知其以何为生气"；"眼科只用凉剂，冰损元阳"。基本上还是正确的。医生不可偏执，补泻寒热，俱当因证而施。本书作者因是先有成见，以偏纠偏，但从上述话看，他也当是有所感而发的。

4. 本书作者有比较丰富的临床经验。如谓"内障"系脾肾两虚，阳光不振，法当补脾肾以壮阳光，误用寒凉，病必不治。又，一人患伤寒，神昏谵语，六脉均大，京师某名医以承气下之，四更即死。他批评说：不知六脉之大，非洪也，乃阳气将脱的先兆，下之则更虚其阴，致阳无所附，故促其夭亡。如此等等，足以见之。

5. 本书提到了关于虚证应分等级，不可以一"虚"字而尽概之。他将虚证分为五种：平气、微虚、甚虚、将脱、已脱。"平气"则邪正相等，正可敌邪，故以温平药缓调则愈；"微虚"则邪气旺，正气不能敌之，须用辛温补助元气，使邪气易伏乃愈；"甚虚"者元气大衰，须用大剂厚味温补以助元阳，不暇攻病也；"将脱"者元气将脱也，命若悬丝，生死立待，须大用艾灸以固其脾肾；"已脱"则真气已漓，脉无胃气，预后不佳。这样的分类未必尽妥，而且仅仅是就阳气而言，有其一定的局限性。但是这却第一次明确涉及了"虚证"的"定量"问题。值得我们再研究。

《心印绀珠经》

《心印绀珠经》一书，明代李汤卿著。李氏生平事迹不详，据卷首朱序云：其祖曾与李汤卿同学于东平王太医之门，其父既承祖业，又复问道于汤卿，"而得传心之书九篇"，即此书也。序中又称：金代刘河间之学，初传于刘荣甫，再传于刘吉甫，而东平王公则吉甫之门人。于是可知本书作者当为河间一派的传人，而其生活的时代，大致当在元末明初。由于本书尊奉刘（河间）、张（子和）之学，与丹溪之师罗太无渊源一致，同时因罗氏以"六散、三丸、十六汤总持万病"，与本书的"十八剂"相近，故《读书敏求记》径以《心印绀珠经》为罗之著作，恐非是。

本书共 4 卷 9 篇，其顺序是：原道统、推运气、明形气、评脉法、察病机、理伤寒、演治法、辨药性、十八剂。其中"推运气"系摘自《素问》；"察病机""理伤寒"分别出于河间《素问玄机原病式》和《伤寒直格》；"演治法"中的七方十剂以及首篇所附标本运气歌等，为子和之作；"辨药性"则录自东垣；始于中风而止于七疝的 15 种常见疾病的辨证和治疗，则折衷于河间、子和、东垣之间。"十八剂"分轻、清、暑、火、解、甘、淡、缓、寒、调、夺、湿、补、平、荣、涩、和、温，分载 19 方。

作者虽是河间一派的传人，但却能兼取当时北方三家医学之长。如其首篇"原道统"云："大哉，守真刘子乎！《要旨论》《原病式》二书既作，则《内经》之理昭如日月之明；《直格书》《宣明论》既作，则长沙之法约如枢机之要。如改桂枝麻黄各半汤为双解散，变十枣汤为三花神祐丸，其有功于圣门也不浅矣。同时有张子和者，明《内经》之大道，续河间之正源……乃曰吐中有汗，泻中有补，圣人止有三法无第四者，乃不易之确论，至理之格言，于是有刘张之派矣。"对东垣亦加以赞誉："若东垣老人，亦明《素问》之理，亦宗仲景之法……明脉取规矩权衡，用药体升降浮沉，知此则可入医道矣。"又以子和法为"霸道"，东垣法为"王道"，河间则"二者相兼，取其中道"者。并且认为："道本一源，派分三歧"，"学明三法，医归一理"，则其书旨在兼采三家之长也明矣。这对于我们如何正确理解和运用历代各家学说，提供了可贵的借鉴。

书中的"十八剂"，当是较早的方剂分类方法。《四库全书总目提要》即谓此书"融会诸家之说，议论极为纯正"，又指出"惟以十八剂为主"，"未免失之拘泥"。其实"十八剂"之外所附三家在临床常用的如三一承气汤、双解散、补中益气汤、白术调中汤、当归玉烛散、木香导气丸、禹功散等 39 个处方，也都不过是常用方的举例而已，未必为本书病也。

虽然本书"演治法"一篇仅有中风、风痫、七疝、风寒湿痹、霍乱、吐泻、外伤、内伤、疟、痢、三消、五泄、二阳、咳嗽、膈食留饮等 15 个病证，但论述简洁明畅，其治则折衷于刘、张、李三家之间。如谓留饮"下之则愈"；"六气皆能为嗽，不得执以为寒"；痢疾"当以三一承气汤或玄香丸下之，次以黄连解毒汤加当归芍药"；又谓霍乱"不得妄以为伤冷之疾，而用干姜、桂燥热之药"，盖其病原，"由七月之间，湿热大作"所致，都颇有见地，或可补前人著作之不足。特别是本书认为"饥饱劳役"当作"饥饱劳逸"，盖"劳者倦也，逸者闲逸也"，说明不仅劳倦可致内伤，闲逸亦可致内伤，实河间之后，开"逸病"说之先者。

《心印绀珠经》自明代嘉靖年间两度刊刻之后，向无传本，中医古籍出版社拟将珍藏之嘉靖二十六年（公元 1547 年）刻本影印，同学刘晖桢君要我替出版社写一篇关于本书的说明，因得先睹为快，爰就手眼所及，介绍如上。

关于张锐二三事

写完"《鸡峰普济方》医论选要"，偶检昔时读书札记，见有录自《夷坚乙志》的有关张锐的两页，颇有味。

蔡某之孙妇，产后大泄不止而咽喉肿痛不能入食，众医咸谓此病一实热一虚寒，又值产乳，不可救治。张锐以附子理中丸裹以紫雪丹，使吞之，咽喉即平，泄亦止。

慕容彦逢之母病重，远道请张锐诊治。他赶到时刚刚天亮，而闻说病人已死。他想看一看，而这位慕容大人却误解了他的意思，说：诊金，我会全部奉偿，不烦看了。但张锐坚持要看，不得已，只好请他进去。他揭开"死者"覆面的帛巾，见其面赤，口开，就说：这是伤寒厥证，并未真死。回头取了药来，叫煮好灌下去，并嘱守护的人注意观察，断言夜半大泻，就会活过来。到了半夜，守者果然听见有声响，一看，则遗屎满席，泻出秽臭之物甚多，而"死者"已醒，便奔告慕容，一家人非常高兴。于是赶快派人去外馆请张锐来。张不开门，说：我今日累了，不能起来，也不需要起来，明天再进药吧。第二天清早，慕容亲自去见张锐，张却已经走了，只见桌上留了一剂平胃散，带回去服了两天，其母也就完全好了。因为初见面时慕容"诊金"云云，使张锐生气了，所以不告而去。

咽喉肿痛，当用凉药泻火，腹泻不止，又当用热药温中，清上碍下，温下碍上，但究实也不过是寒温并用，上热可清，下寒可温，故同用不妨。用附子理中丸裹以紫雪丹，用意很巧，也很有胆识。第二个故事显然经文人大大修饰过，本来是为了表彰张锐的"神伎"，结果反而影响了故事的真实性，也损害了张锐的形象。但其学识胆量，于此也可略窥一斑了。

《夷坚乙志》还记载：有人问张锐：人家说你治病十全其九，是这样吗？他回答说："未也，仅能七八耳。"并且说：早年我的长子病了，从症状和色脉看都属热证，于是用了承气汤，但是总觉得不够恰当，服与不服，几次拿不准，这时孩子忽然颤抖起来，盖几床被子才稍好一些。然后周身大汗如洗，次日即虚脱而死。病虽不治，但是如果喝了我的承气汤，恐怕会死得更快。由此可见，任何医生都不可因为读了几本书，看过一些病就自以为满足，需要不断学习，不断提高啊！他的这些话，对于好几百年后的我们，仍然是有教益的。

《十药神书》

《十药神书》，元·葛可久（公元1306—1354年）著。可久，名乾孙，江苏吴县人。此书篇幅虽小，但影响颇大。如清人吴澄《不居集》谓虚劳一病，"历代治法，首宗秦越人，次张仲景，次葛真人，此二圣一仙乃治虚损之祖也，后之论治，无能脱此三法者"。又说"其治虚损之法，有非后世意想所能及者。其立十方也，方方玄奥；用药也，味味精奇，可为千百世法。"推崇如此。盖越人论述五脏虚损治法，而无治方；仲景重脾肾，大旨以甘温扶阳为主；葛氏则对阴虚劳损特别是肺痨独具心得，可补前人之未备。

葛可久与朱丹溪齐名，长丹溪25岁。其书虽为肺痨而设，但其滋阴降火，补土生金以及用血肉有情之品诸法，亦足可为阴虚证取法。如其保真汤用二地、二冬、五味、地骨皮滋阴为主，合四君子健脾益气，知母、黄柏泻火，真能超越前人。白凤膏之用白鸭，补髓丹用牛、羊脊髓、团（甲）鱼、乌鸡，填精血，补真阴，从食疗入手，亦具巧思。花蕊石散、十灰散治肺结核咯血也都是沿用至今的有效名方。

中医药治疗肺痨，在改善症状、增强体能等方面为西医所不及，但缺少针对病原的药物。古人在这方面早有认识，诸如獭肝散之类"杀虫"的处方便是为此而设的，不过疗效不确实。今人在大量筛选抗结核药的基础上，以黄芩、百部、丹参、桃仁组成的"芩部丹"，以铁包金、穿破石、阿胶、白及、百部、瓜蒌、川贝、紫菀、枇杷叶组成的"铁破汤"，以及由葎草、百部、白及、夏枯草组成的"葎草合剂"等新处方，遥续了古人的这种追求，并已初见成效。

可惜葛可久只活了49岁，设若天假以年，他是应该有更大成就的。

《不居集》

《不居集》是论述虚劳的专著。作者吴澄，字鉴泉，号师朗，清初安徽歙县人。其对外损及脾阴的阐述，能别开生面。

创外损之说，立解托补托二法

吴氏指出：虚损有内损、外损之分。内损即五脏气血阴阳之亏损；外损则由六淫外入，由浅及深而成。外损之起，往往正气先虚，或未病之初先有一内伤底子，或老人体质衰减，或小儿禀赋不足，或房劳、遗精后一时之虚，或妇人胎产精血未复等，正气虚弱，邪气乘虚袭人。或一见表证，便专以祛邪为务，不察患者一向之体质及形证不足之候，其邪不惟不肯外解，反随正气之亏败而内陷。或病邪入里之后，证见困惫、神思不安、咳嗽、吐血、遗精、泄泻，医者又概作虚怯痨瘵，大用滋阴降火，不知苦寒沉降，既闭其邪路，又损伤脾胃化源，终至邪气日盛，正气愈虚，形成虚损。

治疗外损，吴氏立解托、补托二法：

解托：以和解达邪为主，用于感受外邪后素体不足而不任疏散者。其解托方共6首，均以柴胡、葛根为主药。吴氏说："解托之妙，妙在葛根，味辛性凉。凉药遏表，惟葛根凉而能解；诸辛药皆燥，惟葛根之辛而能润"。"妙于横行托里"。而柴胡则"妙在升举拔陷"。二者合用，一提一托，可使外邪迅速达表而解。设风寒外束，则配荆芥、防风、秦艽；里热盛则伍黄芩、连翘；呕恶有痰加半夏、川贝；头痛稍加白芷、川芎；气逆咳嗽加杏仁；小便不利加茯苓、泽泻、车前仁；气滞、食滞加山楂、藿香；初起而邪陷不出者，加升麻、前胡；营虚者，加当归，等等。

补托：以扶正达邪为要旨，用于正虚邪陷，不能托邪外出者。其补托方共7首。营阴虚者用生地、熟地、当归、白芍、大枣；卫气虚者用人参、黄芪、白术、生姜，阳虚者加附子；劳心思虑、神志不宁者加丹参、远志、茯神；津液不足加玉竹、麦冬；肝脾两虚加首乌、桂圆肉；肾虚加枸杞子、续断；脾胃虚弱，食少，泄泻加山药、扁豆。在以上用药的基础上，兼用葛根、柴胡，则"补者自补，托者自托，而散者自散"。吴氏补托方中常用当归，认为其善解营中之表，是虚人外感要药。

发脾阴之论，倡调理脾阴之治

吴氏治疗已成之虚劳，主张以培补中宫为主。他说："人之一身，以胃气为主，胃气旺则五脏受荫，水精四布。"健全脾胃功能，使饮食渐增，津液渐旺，能充血生精，则虚者可以渐复，危者可望渐挽，舍此别无良法。他认为前人理脾健胃，多用参、苓、术、草之类甘温之味，"偏补胃中之阳而不及脾中之阴"，不知"虚损之人，多为阴火所烁，津液不足"。临床所见，低热缠绵，饮食减少或嘈杂中消，多食易饥，大便闭结，舌红苔剥，六脉数而不清，或滑而无力，皆为脾胃阴虚之象。此际用药，"略兼香燥，便发虚火，少加清润，则泄泻必增"，治疗宜理脾阴。理脾阴之药，当以芳香甘平，培补中宫而不燥津液之品，务期燥湿合宜，俾脾胃复健，饮食日增，生化不绝，则虚损可望恢复。

吴氏之理脾阴5方：①中和理阴汤（人参、燕窝、山药、扁豆、莲肉、老米）主治中虚气弱，脾胃大亏，痰咳失血，食少泄泻，不任芪、术、归、地者。②理脾阴正方（人参、紫河车、白芍、山药、扁豆、茯苓、橘红、甘草、莲肉、荷叶、老米）主治痰嗽失血，食少泄泻，遗精，不任参、芪者。③资成汤（人参、白芍、扁豆、山药、茯神、丹参、橘红、甘草、莲肉、檀香、猪肚）主治遗精，盗汗，自汗，血不归经，怔忡，惊悸。④升补和中汤（人参、谷芽、山药、茯神、甘草、陈皮、扁豆、钩藤、荷叶蒂、老米、红枣）主治寒热泄泻，食少，清阳不升，气虚下陷而力不胜升、柴者。⑤培土养阴汤（制首乌、丹参、扁豆、谷芽、白芍、车前子、莲肉、猪肾）主治食少痰多，阴分不足，自汗盗汗，遗精，而不胜熟地者。

吴氏处方用药，时时顾及脾阴。如阳气下陷本当用升麻，因脾阴不足，改用钩藤、荷叶蒂，升清阳而无升散劫津之弊；肺阴不足，恒多虚火之人需用人参者，常改投北沙参、玉竹，以防温阳助火。药物用量一般比较轻，常用量：人参 1.5～3 克，莲肉、茯苓、山药、扁豆等不超过 9 克，陈皮 2 克，檀香 0.5～0.9 克。此因病久脾胃困顿，用量太重反碍运化，且阴虚无骤复之理也。

张锡纯的温热观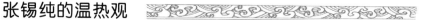

乾嘉以降，温热之学盛行，由南方而北方，论者颇不乏人。在其浪潮的冲击下，河北张锡纯却以其朴实果敢的医风独树一帜。其影响之最大，则是在 20 世纪 50 年代中期，他去世已经 30 多年以后，他的学生石家庄的郭可明大夫用大剂参白虎（即白虎汤加参）为主治疗乙型脑炎取得极大的成功，其时中西医界均为之震动，至今还为人津津乐道。因此，探讨张锡纯的温热观，乃是一件饶有兴味的事。

温病治法已详于《伤寒论》

张锡纯认为：温病治法已详于《伤寒论》。伤寒、温病同属于热病。寒温异气，是指初起治法有辛温辛凉之异；而由表入里之后，均不外清解热邪，就无何差异可言了。他指出：《伤寒论》一书实以伤寒统括中风、温病。如太阳篇之第一条，"详言太阳之为病，此'太阳'实总括中风、伤寒、温病在内"；"其第二节（条，以下同）论太阳中风，第三节论太阳伤寒（四节、五节亦论伤寒，当归于第三节中），第六节即论太阳温病。"由于太阳是首篇，所以其论颇详。以下诸篇，无论中风、伤寒、温病，"皆可浑统于六经"，以"纳简于繁"。他还认为，就是原文标明"伤寒"二字者，也"恒统中风、温病而言"，非专指寒邪。这样，仲景之方也就绝非只为寒邪而设，举凡麻杏石甘汤、大小青龙汤、大小柴胡汤、白虎及白虎加人参汤、三承气汤、大小陷胸汤、白头翁汤、黄芩汤以及"一切凉润清火育阴安神之剂"皆是。只不过仲景当时"用药无多",因此在运用上,有的药味需斟酌变通而已。

他认为《伤寒论》所论是广义的伤寒,盖冬令感寒,其重者即时成病,便是伤寒;其轻者不即病,潜伏于"三焦脂膜之中",积久而生内热,"至春回阳生,触发其热,或薄受外感以激发其热",使之从内暴发,便成温病。

至于"冬不藏精"而致之温病,他认为:系指素有阴虚者而言,其发与内蕴热者同,唯发动之后,早见阴虚征象,如渴,如潮热,如舌苔白而少津,或干黄,或渐黑皆是。治法上除"清热汗解"之外,必须"大补真阴"。

张锡纯还认为:伤寒、温病都是感受四时天地之常气,故"其中原无毒菌,不相传染";只有"疫"才是天地之戾气,"其中含有毒菌",故"遍境传染,如役使然",与伤寒、温病都不同。

按:张锡纯对"冬伤于寒","冬不藏精"而病温的解释,大体上与前人无异。其实这两种说法都是从甫病即见里热亢盛或阴亏见证者作出的推理。一般热病初起当先解表,但伏温动手即可清热;阴亏之人,初起即须用养阴,伏邪说便是理论根据。若拘于寒邪入里何以数月始发,入里之后又在于何处,虽言之凿凿,也缺乏说服力。

他说寒温为"天地常气""中无毒菌",疫为"天地戾气""中有毒菌",以及伤寒、温病均不传染,唯疫传染,是陆九芝的观点。须知,传染与流行是两个不同的概念。但是,把四时感冒时令之邪与急性热性传染病混论,只强调温病的一般规律性而忽视不同病种的特殊性,易于使不少大病在早期为轻描淡写之方所误,确实是一个大问题,至今也没有引起充分的重视。

温病不宜用温药

张锡纯认为:由于温病与伤寒性质不同,所以温病的治疗要诀就在于不可用热药。如其所谓"伤寒初起,宜用热药发其汗,麻黄桂枝诸汤是也;风温初得,宜用凉药发其汗,薄荷、连翘、蝉蜕诸药是也。"又谓:"少阴有寒有热,"寒证即"从太阳传来,为表里之相传",为伤寒之本病,故治以麻黄、附子、细辛等热药;热证则"多由伏气化热入少阴",为伏气化热之温病,故不可以热药治之,而宜用黄连、阿胶。在他心目中,寒温判然天渊,所以，他虽然称麻杏石甘汤"诚为治温病初得之的方"，但方中的麻黄，也嫌辛温，改用薄荷、蝉蜕；尤其甚者，方中的杏仁亦因"温病不宜用温药"，而以牛蒡子代之。他还批评吴又可达原饮不可以治温病，只能用于"瘟疫初得"，若误用于温病，则"厚朴、草果之辛温开散，大能耗阴助热"。又嫌方中知母、芍药、黄芩，用量太轻，故断言服之不仅不愈，而且可能陡然变为危险之证。是以他自拟的若干温病方，率皆石膏、连翘、薄荷、蝉蜕、滑石、山药、知母、玄参之属，绝不稍犯辛热。

张锡纯善用石膏，谓其"凉而能散，有透表解肌之力，为清阳明胃腑实热之要药……即他脏腑有实热者用之亦效"。说"外感实热，（石膏）直胜金丹"；"温病之实热，非石膏莫解"。其用量，轻则一两，重则三两，以其"微寒"，"质重"，其性又"平和"也。在用方上，他善用人参白虎，认为不仅实热脉虚者当用，即脉虽有力而不洪滑者也当用，"不必其人身体或有所伤损"始用人参。又谓白虎不仅清热，而又有凉润下达之力，故"凡遇有可下之证而可缓下者，恒以白虎汤以代承气，或以白虎加人参汤代承气……恒可使大便化其燥结，无事用承气而自然通，且下后又无不解之虞也。"欣然称此为"避难就易"之法。

按：伤寒宜热，温病宜凉，此就其大概而言。然伤寒入里，即与温病治法无多差异；而温病初起，表闭无汗，也可酌用辛温驱邪于表。不可过分执拘。至若以薄荷、蝉蜕以代麻杏石甘汤之麻黄，以牛蒡子代杏仁以"避其辛温"，更不足为训。

他对达原饮的批评欠妥。吴氏方既非可泛用于一切疫病，而仅仅是湿热疫。湿热之治，以苦降辛开为大法，故其方自有其一定适应证，未可全非。又，温邪多夹湿，不唯江南地卑为然，北方地土刚燥，岂必无湿热之病与素体湿盛之人乎？一概非之，说吴方不可以治温病，未免失究。

张氏精于石膏及人参白虎汤之用，但以白虎代承气之论则欠妥。用白虎必用人参，是其重要经验，因石膏所含之钙，对心力有抑制作用，因高热不得不用，此际用人参即有预护心力之作用。

张氏治温，坚持用六经分证，此六经即经脉脏腑，以仲景寓手经于足经之中，反对温热家"伤寒传足不传手，温病传手不传足"之说，都言之成理。对于卫气营血之说，虽未正面抨击，而实否弃之。对于三焦分治，则明确指出："非确当之论"。如论热病神昏，宁取西医"脑膜""神经"等术语，也决不言"热入心包"，此则不免门户之见。

仲景方固有不少可用于温病，但以此而无视温热家的新经验，不把温热之学看作是对《伤寒论》的发展和补充，这对于一位医学大家来说，是不无遗憾的事。

综观其所论，不以卫气营血、三焦辨证为然，独重阳明，显然受到陆九芝的影响；犀角引邪入心之说，亦来自陆九芝。但他不同于世补斋者，在于他是经验丰富的临床大家，尤其是他的治疗方药，不同于传世的叶吴之学，却在临床屡获良效，值得重视。

滋化源

"滋化源"之说，出自李东垣《脾胃论》清暑益气汤方后注文。不过东垣的意思是人参麦冬五味子，酸甘微寒，救天暑之伤于庚金（肺），取金能生水之意。明代薛立斋氏加以发挥，认为滋化源即是补脾胃："《内经》千言万语，旨在人有胃气则生，以及四时皆以胃气为本"。"治病必求其本，本于四时五脏之根也。""症属形气俱不足，脾胃虚弱，津血枯涸，法当滋补化源。""补脾土，滋化源，使金水自能相生。"后来，他又进一步把"滋化源"的概念拓宽为"补肾命"，正如《四库全书提要》指出的，"然己治病，务求本源，用八味丸、六味丸直补真阳真阴，以资化源，实自己发之"。私淑其学的黄承昊作《折肱漫录》一书，于此大加阐发。"经云气口独为五脏主，又曰胃为水谷之海，六腑之大源，故人生以胃气为本。善养生者，毋轻伤胃气，苦寒之药，不可多服，致损化源"。"化源者何？盖补脾土以生肺金，使金能生水，水足木自平，心火自降。""造化生物，唯此春温之气，阳春一转，草木甲坼，惟此温和故也"，"唯此甘温之品，熙之，育之，可使生机勃发，而满腔皆春。脾胃不伤，即有他病，犹可调治，若脾胃伤、饮食少，本根之既摇，杂证蜂起而难为力矣……每治他病，切须照顾脾胃，不可一意攻伐，忘其根本。"他认为薛氏之"滋化源，滋胃气"即"治病以脾胃为本，"为医杂病之龟鉴。但若补脾胃不应，则又当求之于肾，即"求端于其母"，或用八味丸补命门火，或用六味丸补真阴。在这里，"化源"的概念明确地延伸为火生土，火为土之源，而此火又非心火而是肾命。薛氏治脾胃方，多用补中益气汤以及四君、六君、异功、归脾等方。治肾命方，常用六味、八味。

"滋化源"之说，对后世影响极大，最著名的便是李中梓以脾为后天之本，肾为先天之本之说。徐灵胎攻击薛氏是"庸医之首，邪说之宗"，张山雷批评他"滥用成方"，均非持平之论。实际上，确有相当多的慢性病须从脾胃或脾肾入手者，如叶天士治久嗽气浮，食减泄泻，"培脾胃以资运纳，暖肾脏以助冬藏"；治虚损咳嗽失音，谓"夫精生于谷，中土纳运，则二气尚存，久病以寝食为安，不必汲汲论病"，"早进肾气，晚进归脾，平补藏真"。可见其受薛氏的影响。又如程文囿《杏轩医案》治遗精、滑精久不愈者，主张"须补脾胃化源"，用"脾肾分治之法"，亦可见薛氏遗风。"滋化源"是一个值得我们重视并加以深入研究的课题。

血不利则为水

《金匮要略·水气病篇》有"血分""水分"之说。其文云：

师曰：寸口脉沉而迟，沉则为水，迟则为寒，寒水相搏。趺阳脉浮，水谷不化，脾气衰则鹜溏，胃气衰则身肿。少阳脉卑，少阴脉细，男子则小便不利，妇人则经水不通，经为血，血不利则为水，名曰血分。

师曰：寸口脉沉而数，数则为出，沉则为入，出则为阳实，入则为阴结。趺阳脉微而弦，微则无胃气，弦则不得息。少阴脉沉而滑，沉则为在里，滑则为实。沉滑相搏，血结胞门，其瘕不泻，经络不通，名曰血分。

问曰：病有血分水分，何也？师曰：经水前断，后病水，名曰血分，此病难治。先病水后经水断，名曰水分，此病易治，何以故，去水，其经自下。

对于这三段文字，尤怡《金匮要略心典》的释文最为明畅，他说，第一段是血气衰少而行之不利，第二条是气血抑遏而欲行不能，第三条是明水分血分之异，"血分者，因血而病为水也，水分者，因水病而病及血也。"其他注家，则多泥于文中提到的"经水""血结胞门"，而忽略了仲景"水分""血分"说的普遍意义。

本篇水气病主要指水肿，也包括腹水在内。其中，有水分病，多由肺、脾、肾功能失调而致。在致病因素作用下，肺病则治节无权，不能通调水道，下输膀胱；脾病则堤防先溃，土不制水而泛滥无制；肾病则气化失司，关门不利，故聚水以从其类。也有血分病，这就是文中点出的"经络不通"，"血结胞门，其瘕不泻"，"血不利则为水"，则其病当责之于主疏泄而藏血的肝，此仲景言外之意也明矣。惜乎历来注家以至今日之教材、讲义，皆忽略于此，故其所谓"治水三大法"：发汗、利尿、逐水，仅水分病治法而已；血分之当用活血化瘀法（当然其间有虚实之分，尤氏已言之矣），必瘀去水始能消，岂徒用发汗利尿逐水所能建功者。

考古人于此有识见者，首推《千金方》的作者孙思邈，他虽未引用《金匮》水分、血分之文（其时孙氏尚不可能读到完整的仲景著作，因全书辑自宋人之手），但已有"活其血气，兼利风水"之治，用丹参、鬼箭羽为主药，配合五苓散，即血分病施治之南针也。下之以往，很少有人道及，唯宋人张锐指出：水气之病，有从支饮、黄疸、癥瘕或虚损大病瘥后而继发者，可谓特见，惜乎空谷足音而已。至近30年，始见多用活血化瘀药为主治疗水肿、心源性水肿、肝硬化腹水等疾病，取得良效，实则仲景已先言之矣。足以证明"血不利则为水"实在是仲景的一个卓越的临床见解。原文具在，可覆按也。

易水家法

金代张元素（洁古）以医名燕赵间，自成"家法"，后世以"补土派"的宗师目之。我们现在能看到的张氏的著作不多。世传之《医学启源》《珍珠囊》均皆启蒙读物而已。对其"家法"的具体内容，只有从其高弟李东垣及再传门人罗天益的著作中去寻找。

所谓"家法"，可理解为"一家之法"，"家传之法"。这要放在元素、东垣所生活的时代去看——其时，正值《局方》盛行。《局方》即《太平惠民和剂局方》，本来是当时统治者改革医药的产物，经陈承、陈师文、裴宗元校订，在全国各地设局推广之。于是，"官府守之以为法，医门传之以为业，病者恃之以立命，世人习之以为俗"（朱丹溪《局方发挥》）。当时的医家中，刘河间最先揭起"反叛"的旗帜，从刘氏再传弟子、丹溪之师罗太无直斥《局方》为"区区陈裴之学"这句话里便可看出来。刘氏当时则只能说"不遵仲景麻黄桂枝发表之药，非余自炫，理在其中矣。故此一时，彼一时，奈世态居民有所变，五运六气有所更，天以常火，人以常动，动则属阳，静则属阴，内外皆扰，故不可峻用辛温大热之剂。"（《素问病机气宜保命集》）其影响所及，便成了《局方》行于南，《宣明论方》（河间另一著作）盛于北的对峙局面。元素辈份低于河间，据说河间病伤寒八日，头痛呕逆不食，元素去看他，河间面壁不顾，既愈，河间乃大服，元素亦因此而成名。元素治学有自己的一套，但他和河间一样，学本《内经》《伤寒论》，私心里对《局方》是不满的，他在当时的时代环境下也只能说，"运气不齐，古今异轨，古方新病，不相能也。"（《医学启源·序》）和河间不同的是，河间研究的着重点放在外感热病方面，元素的着重点则放在脏腑内伤病方面，对于脾胃为病，尤三致意焉。如谓"胃气壮则五脏六腑皆壮"，"脾胃既损，是真气之气败坏，促人之寿"。（《兰室秘藏·脾胃虚损论》）该篇特别提到："易水张先生……当时说下一药（枳术丸）……是先补其虚，而后化其所伤"。《脾胃论》又说："白术散（人参、白术、茯苓、甘草、藿香、木香、干葛）……如不能食而渴，洁古先师倍加葛根。"这对于东垣无疑是有深刻的指导作用的，所以前人谓洁古"以养胃气为家法"。此其一也。

戒用峻利之剂。此说见罗天益《卫生宝鉴·卷十四》，罗氏治一元人军官暴饮暴食，用备急丸、无忧散而效。有人问："峻急之药汝家平日所戒，今反用之何也？"罗氏回答说："理有当然，不得不然……峻剂又何不可用之者"。这里的备急丸，系仲景方，元素也用，易名为"独行丸"，东垣则称之为"备急大黄丸"。说明体壮病实者，他们也因证而用。而问者云"汝家平日所戒"，"汝家"即"你们师徒相传之法"明矣。可见"家法"主张慎用峻利药，以免重伤胃气。此其二。

养正积自除。亦见《卫生宝鉴·卷十四》。"先师尝曰：洁古老人有云：养正积自除，犹之满座皆君子，纵有一小人，自无容地而出，今令真气实，胃气强，积自消矣。洁古之言，岂欺我哉？"此说可为慢性病治疗之龟鉴。此其三。

反对无病服药。见《卫生宝鉴·药误永鉴》。"洁古老人云，无病服药，乃无事生事。此诚不易之论"。主张谨于摄生，饮食男女，节之以限，风寒暑湿，御之以时，为"不药之药"。此其四。

讲究制方之法。洁古有云"古方新病不相能也"，东垣亦主张"临病制方"，也就是辨证组方。这与《局方》之立方以待病恰恰形成了对照。兹以洁古、东垣、天益三代处方为例：

当归拈痛汤。洁古说："经云'湿淫于内，治以苦温'，羌活苦辛，透关利节而胜湿，防风甘辛温，散经络中留湿，故以为君。水性润下，升麻、葛根苦辛平，味之薄者，阴中之阳，引而上行，以苦发之也。白术苦甘温，和中除湿，苍术体轻浮，气力雄壮，能去皮肤腠理之湿，故以为臣。血壅而不流则痛，当归身辛温以散之，使气血各有所归。人参、甘草甘温，补脾养正气，使苦药不能伤胃。仲景云'湿热相合，肢节烦痛'，苦参、黄芩、知母、茵陈者，乃苦以泄之也。治湿不利小便，非其治也，猪苓甘温平，泽泻咸平，淡以渗之，又能导其留饮，故以为佐。气味相合，上下分消，其湿气得宣通矣。"(《医学启源》)

清暑益气汤。东垣说："《内经》曰：'阳气者，卫外而为固也'，'炅则气泄'，今暑邪干卫，故身热自汗，以黄芪甘温补之以为君。人参、橘皮、当归、甘草，甘微温，补中益气为臣。苍术、白术、泽泻，渗利而除湿。升麻、葛根，甘苦平，善解肌热，又以风胜湿也。湿胜则食不消而作痞满，故炒曲甘辛，青皮辛温，消食快气。肾恶燥，急食辛以润之，故以黄柏苦辛寒，借甘味泻热补水。虚者滋其化源，以人参、五味子、麦冬，酸甘微寒，救天暑之伤于庚金为佐，名曰清暑益气汤。"(《脾胃论》)

人参益气汤。天益说："《内经》曰：'热淫所胜，治以甘寒，以酸收之。'人参、黄芪之甘温，补其不足之气，而缓其急搐，故以为君。肾恶燥，急食辛以润之，生甘草甘微寒，黄柏苦辛寒以救肾水而生津液，故以为臣。当归辛温和血脉，橘皮苦辛，白术苦甘，炙甘草甘温，益脾胃，进饮食。肺欲收，急食酸以收之，白芍之酸微寒，以收耗散之气而补肺金，故以为佐。升麻、柴胡苦平，上升生发不足之气，故以为使，乃从阴引阳之谓也。"（《卫生宝鉴》）

师徒代代相传，一点儿也不走样。由此可知其制方之法，一是处处引《内经》经文为理论依据。二是讲究君臣佐使的配方规律，丝毫不容假借。三是讲究性味、归经、升降浮沉（归经之说本是张元素的发明）。四是药物多用小剂量（如清暑益气汤，芪、术、升麻各3克，人参、泽泻、炒曲、橘皮、白术各1.5克，麦冬、当归、炙草各1克，青皮0.6克，黄柏0.6～0.9克，葛根0.6克，五味子9枚）。可为慢性病不任药力者取法。

补土伏火

火有虚实，虚火又有阴虚火炎与气（阳）虚火不安位之别，气（阳）虚火不安位之火，即是阴火，也就是补土伏火之"火"。

五脏皆寓有"火"，正常情况下，此"火"乃是五脏功能活动的动力，即《内经》所说的"少火"，"少火生气"，脾胃之少火，亦即脾胃纳化运布的动力。而脾胃易伤，或因寒温不适，或因劳倦，或因饮食，或因恚怒，或为湿困，脾胃既亏，则火不安位，这就是常见的气虚发热的病机。若循经上炎于口舌，则为口疮，吐血、衄血亦有由阴火所致者。其治即当补脾胃，俾土厚而火自敛。若误以为实火而投苦寒清热，则脾胃愈伤，阴火愈炽矣。

我于1982年治张婴一案（见本书下辑《临证得失篇》），发热10天，体温在37.5～38℃之间，自服感冒退热冲剂、银翘解毒片不效，我用竹叶石膏汤数剂，亦不效。遂改从西医诊治，每天注射青、链霉素，2周后热仍不退，又请我治疗。患者并无短气乏力、自汗、食少便溏等气虚症状，以其数月前耳部瘘管术后创口不敛，经我用大剂黄芪治愈，加之其人体瘦、面黄、好动，似可从劳倦、虚火浮越考虑，投以补中益气汤，调补脾胃，俾火安其位，而热自退。用之果效。

1984年在西苑医院门诊治疗一例从内蒙古来京求治的农民（亦载《临证得失篇》中），患口疮5年，长期服用清热泻火药，我以六脉沉弱，舌淡胖嫩见有齿痕，而断为脾肾阳虚，虚火上浮。径投以附子理中汤加味，3剂后其痛即减，溃疡亦开始愈合。10剂后，舌缘、咽腭弓部两处溃疡即完全愈合。以其人有寒象，较之气虚更深一层，故于益气健脾之外，还用了姜附，然补土伏火实为此案之基本原则焉。

30年前，我在病房曾收治一陶厂老工人，患胃溃疡吐血，其血色始则黯红有块，继则鲜红，量多，盈碗盈盆，面色萎黄，两颧独赤，舌淡，脉浮大中空，汗出，肢冷，手足心热，心烦，大便稀溏，色黑。此乃脾胃虚寒，阴火乘其土位，治当健脾温中，用《金匮》柏叶汤（艾叶、干姜、侧柏叶、马通），去马通，加炙甘草、山药、党参、伏龙肝，仅服1剂，其血即止。追忆至此，不禁想到近年有人以大黄黄芩黄连泻心汤作冲剂，用于各种出血，且声称无论寒热虚实，一概有效。不知可用于此例病人否？倒想请教请教。

王道与霸道

前人说医有王道、霸道。大旨"王道"用补，"霸道"主攻。"王道"，可以易水学派为代表，这一学派创始于张元素，谓："运气不齐，古今易轨，以养胃气为家法。"其弟子李东垣著《脾胃论》及《内外伤辨惑论》，阐发其学，独重脾胃，认为脾胃伤则元气不足，疾病蜂起，立补中益气汤诸方，益气升阳，被后世尊崇为"补土派"。迨至明季，薛立斋常用补中益气汤、六味丸、八味丸以及归脾、异功、十全、八珍、养营、独参等十余张补益方治内科杂病，以"王道"自许，为明清温补派的宗师。究竟什么是"王道"？从明清人对他的评价中可以看出。如沈启元在《疡疡机要·序》中说他"其治病不问大小，必以治本为第一要义，无急效，无近期，舒徐从容，不劳而病自愈。"沈谧在《薛注妇人良方·序》里说他："每为人治病，察色辨脉，用药立方，增除横出，优游从容，俟其自愈，不示功，不计程，期在必起。"《四库提要》亦谓"然己（立斋）治病，务求本源，用八味丸、六味丸直补真阴真阳，以资化源，实自己发之，其治病多用古方，而出入加减，具有自理，多在一两味加减间见神妙变化之巧"。不仅是评价薛立斋，对什么是医中"王道"，这几段话已经讲得很清楚了。

如果说，"王道"大体上是以补益为主的话，那么，"霸道"当然便是以攻邪为第一要义的了。与东垣同时代的刘河间、张子和，即所谓"河间学派""攻邪派"者，对此持有鲜明的主张。张子和认为：病乃是邪气强加于人的，揽而留之，虽愚夫愚妇亦知其不可。其名言便是："先论攻其邪，邪去则元气自复"，"陈莝去而肠胃洁，癥瘕尽而营卫昌"。吕元膺评子和"如老将对敌，济河焚舟，置之死地而后生。"王孟英评子和："亘古以来，善治病者，莫如子和。"孙一奎说张子和乃医林"奇杰"，就好比治世有赏有罚一样，明明该罚，反而赏之，不乱了套吗？治乱世还要用重典呢。知此，则"霸道"之义，也是极明白的了。

《内经》云："虚则补之，实则泻之。"张介宾云："虚实乃察病之纲要，补泻乃施治之大法。"说明"王道"与"霸道"俱各有所宜，当因证而施，不可执拘。就是薛立斋，也未尝不用攻邪之剂，例如其《外科心法》卷三说：痈疽，实热证，非泻以硝、黄猛剂不能除，投以王道之剂则非也，不可概以"王道"为万全。《薛氏医案》中，治锦衣卫杨某病痢，亦毅然投以大剂量大黄。而张子和亦非不知补者，如《儒门事亲·风门》云"凡病人虚劳多日无力，别无热证者宜补之，用无比山药丸"，卷五谓"小儿久泻不止，可用养脾丸"，皆其例也。

其实，有其长即有其偏，何况著书立说，无非各明一义而已。学者当于此用心领会，用其长而弃其偏，"王道"也好，"霸道"也好，便都能为我所用，因证立法，当用则用之，这样岂不很好吗？

慢病轻治

有许多慢性病，不是一下子可以好的，无论是医生还是病家，都须识得"耐心"二字，其治当从缓、从轻，非假以时日，不能见功，以"王道无近功"也。

我们看东垣的用药，便可知医生用心之良苦。众所周知的补中益气汤，是其生平得意之方，正如叶天士《临证指南医案》指出的："夫脾胃为病，最详东垣"，"历举益气法，无出东垣范围，俾清阳旋转，脾胃自强"。细绎其方之用量，参、芪、升、柴，都很轻，一帖药总量不过三钱三分，约合 10克左右。叶氏本人又何尝不是如此，他创立的养胃阴法，治"数年伤不复，不饥不纳"，麦冬仅用 3 克，大麻仁 5 克，水炙黑小甘草 3 克，生白芍 6 克，蔗汁一杯。所以徐灵胎叹曰："此篇（指《临证指南医案·卷三》"脾胃"）治法独得真传。"也无怪乎程门雪先生在读过《未刻本叶氏医案》后，要拍案击节曰："余决从天士入手，以几仲景之室"了。

岳美中老师把慢性病用小剂量的方法，称作"慢病轻治"。他认为："久病胃气本来就弱，又以旷日持久，辨证无误，用药无误，但如剂量太重，则不仅不能取效，还可能因重伤胃气，反添枝蔓。"很多医生，包括我自己在内，临床上急于见功，便加重药量，希图速效。处方药味愈来愈多，剂量越来越大，是现在普遍存在的一种现象。

蒲辅周先生常用玉屏风散治疗"频频伤风"，即三天两头感冒不断的患者，效果很好。有人学得此法，便用大剂量黄芪益气固卫实表为君，作汤剂，二三剂后，不唯依然如故，而且胸闷腹胀，惶惑不解。蒲老乃告以慢病轻治之理，并指出：脾为肺之母气，故玉屏风散是以术为君，黄芪用量太大，难免有壅塞之弊。建议改汤剂为煮散，即白术 120 克，炙黄芪 75 克，防风 35 克，研为粗末，1 日 2 次，每次仅用 5 克，小火煮 10 分钟去渣澄清顿服 100 毫升。结果不到 1 个月，即完全告愈。煮散是蒲老推崇的一种剂型，以其剂量小，服后易于吸收，不伤胃气，效果好，所以他喻之为轻舟速行。有一位医生朋友曾发一"高论"，说：你看人家西医，青霉素由新中国成立初期的几万、十几万单位，用到现在的几百万单位了，你还用几万、十几万能有效么？所以中药的用量也不得不大。我看不能这么说。

岳美中老师曾由周恩来总理指派去桂林南溪山医院为越南阮良朋治疗。其人曾患肝炎，已愈，但纳少，每餐吃一两，尚觉脘闷腹胀，嗳气，大便稀溏，虚弱无力。曾屡服大剂木香、槟榔、沉香、大腹皮等开破之药。岳老看过病人后，提出三条意见：①停用西药；②先不服药，糜谷自养，以观动静；③一周后，用资生丸（即参苓白术散去砂仁，加泽泻、山楂、麦芽、川黄连、藿香、白蔻、芡实），改为煮散，每用 6 克，煎二次合一处，在午饭、晚饭后分服。七天后，腹胀减轻，一月后腹已不胀，饮食增多，大便转调。阮回国后曾来信致谢，说完全好了。盖此病之胀满纳少，缘于脾胃虚弱，脾失健运，胃少受纳，大量克伐之品，虽可取快于一时，而理气必耗气，中气愈虚则胀满愈甚也。

当然，我不是说什么病都一概用小剂量，要区别对待。一般说，急性病，身体强壮，病程短，脾胃无恙而邪气实者，当攻则攻之，或汗，或下，或吐，或温，或清，用药剂量不妨大一些，俾"邪去而元气自复"。对于慢性病，病程长，体弱，脾胃纳化功能减弱，以正气虚为主者，就须识得慢病轻治的原则，惓惓以元气为怀，决不可孟浪。脾胃无恙，虽病犹可调治，脾胃一倒，则诸证蜂起，不可收拾矣。

时时轻扬法

"时时轻扬法"见《温病条辨·上焦篇》银翘散方后注。风温初起，多见发热、恶风、咳嗽、咽痒、咽痛、口干、头胀痛或头目如蒙，舌苔薄白或薄黄，舌边尖红，脉浮数，右寸脉大，其病位在手太阴肺经。吴鞠通说：盖肺位最高，药过重，则过病所，少用又有病重药轻之患，故从普济消毒饮"时时轻扬法"，即将银翘散研作粗末，每用 6 钱，"鲜苇根汤煎，待香气大出，即取服，勿过煮。病重者约二时一服，日三服，夜一服；轻者三时一服，日二服，夜一服。病不解者，作再服。"这实在是吴氏"治上焦如羽，非轻不举"一语的最好体现，足见他心思之灵巧过人。我多年来就采用这样的方法治疗上呼吸道感染，效果确实不错。用银翘散，或银翘解毒片、丸，没有这样的效果。蜜丸更大失用方之法。至于用药则不拘于银翘散原方，如恶寒无汗者，加葱白透达取汗，原方有淡豆豉，便合了葱豉汤；如怕冷，身痛，还可以略加少许苏叶、防风；咳嗽加马兜铃、枇杷叶、瓜蒌皮；内有伏热，或在表失治有化热入里趋势者，加生苡仁、黄芩、栀子；口干咽痛加天花粉、射干；胸闷加郁金；如表里同病，外证未解，气分热炽，石膏也可以用。小儿多因高热表闭而抽风，常加蝉衣、僵蚕、钩藤，以息风定惊。据朱良春先生的经验，加入一枝黄花，更有助于解表退热。

但"时时轻扬法"及银翘散一方，只适用于风温初起。吴氏已指出："温毒，暑温、湿温、温疟不在此例。"叶霖也说："须究温疫、湿温、伏气，不可徒恃银翘一方。"因此，现在一般都把银翘散、桑菊饮作为一切温病在卫分之代表之方是欠妥的，也是有失制方的原意的。吴鞠通自己就犯过这样的错误：

长氏，女，22岁。温病发疹，误用辛温发表，议辛凉达表，芳香透络：金银花、连翘、薄荷、桔梗、玄参、生甘草、牛蒡子、黄芩、桑叶。为粗末、分6包，一时许服1包，芦根同煎。

二诊：温毒脉象模糊，苔黄、喉痹、胸闷、渴甚，议"时时轻扬法"：银花、薄荷、玄参、射干、人中黄、黄连、牛蒡子、桔梗、石膏、郁金、杏仁、马勃，共为粗末，分12包，分一时服1包，芦根汤煎。

三诊：舌苔老黄，舌绛，脉沉，壮热，谵语，口干唇燥，喜冷饮。议急下存阴，用大承气减枳、朴辛药，加增液润法。

四诊：其势已杀，下后护阴为主，甘苦化阴，增液汤加黄连、黄芩、丹皮、甘草。

（《吴鞠通医案·温疫》）

既然自己说"温毒……不在此例"，为何这里"温毒"案又用之？火不郁不成斑疹，何况温毒之邪，又经前手误用辛温者？初诊，二诊，均不中病，也就是说，病重而药轻了！尤其二诊，苔黄、胸闷、渴甚，里热已炽，还用他的

"时时轻扬法"，显然贻误了病机，故三诊乃不得不用急下存阴之法。

从这则医案可以看出："时时轻扬法"固然"妙甚"（朱武曹评语），但有一定范围，即风温初起，病位在肺，里热未甚者。不是所有温病均可一概施之的。即风温初起在肺，情况也未必尽同，不可拘于银翘散的用药。此方对初起夹寒者，透达之力不足；初起就有里热的，清热之力亦不足。当然此非立方者之误，活用在人，对古今一切方，均当作如是观。

我曾考察过吴氏在编他的《医案》时，还不到 50 岁。长氏案的误治，说明其阅历当时尚不到火候，但比起我辈来说，已不知强到哪里去了。尤其是他实事求是的态度，老老实实写出来，不文过饰非，更使人肃然起敬。盖古今医案作品，大都夸夸其谈"过五关，斩六将"，而绝口不谈"兵败走麦城"也。

辛凉解表面面观

金代刘河间，不满于医人墨守仲景成规成法，倡用"辛凉、甘寒解表"之法以治热病。但刘氏之所谓"辛凉之剂"，不同于后来温热学家的桑菊、银翘之类处方，而是苦寒、甘寒药与辛温药配合，寒以胜热，辛以达表，俾阳之拂郁既除，而表自解、热自清。例如他创制的防风通圣散一方，就既有苦寒的栀子、黄芩、连翘、大黄，又有甘寒的石膏、滑石，辛温的防风、麻黄、荆芥、川芎等。此方的源头，可以追溯到晋唐方书。如冉雪峰先生在《八法效方举隅》中论及葳蕤汤一方时指出："葳蕤汤一方……乃麻杏石甘汤之变相，加白薇以清上，独活以清下，皆所以助麻黄解表，玉竹合石膏能清能润，川芎伍青木香则疏而能清……芳香则化浊，柔润则益阴。故寒温夹杂、热壅气郁、热中伏寒、寒中包火，悉可治之。其清凉已开后人银翘、桑菊之渐，其芳香已开后人香苏、神芎之渐，其方注一寒一热已开后人启毒、双解之渐。"不过晋唐时不以"辛凉"名之罢了。

明初王安道《医经溯洄集》有温暑当用辛凉，不当用辛温之论，论者以此说他始能"脱却伤寒"。"脱却伤寒"，也就是后来吴鞠通说的"跳出伤寒圈子"。陶华《伤寒六书》之说与王氏相近，谓伤寒为杀厉之气，其性凛烈，故初起者治宜辛温；温病则邪热自里发外，故首起便当用辛凉。惜乎仲景书非全书，温暑必别有方，他补了一首"辛凉解表"的方，即张洁古的"九味羌活汤"。此方亦以羌活、防风、白芷、苍术、川芎等辛温药与苦寒的黄芩、甘寒的生地相伍，而名之为"辛凉"者。大率清代叶天士之前的所谓"辛凉解表"者，皆此类也。

叶氏治风温初起，主张用"辛凉清上"，"微苦以清降，微辛以宣通"，即《外感温热篇》所谓"在卫汗之可也"，但他反对"医谓六经，辄投羌防，泄阳气，劫胃汁"。《临证指南医案》风温、温热诸案，轻清灵动，足以为后世法。无怪与之同时而稍晚的俞震赞誉他"真足超越前贤，且不蹈用重药者一匙偶误，覆水难收之弊也。此翁聪明诚不可及。"至吴鞠通《温病条辨》乃大倡辛凉解表之说，力辟"以温治温"之非，他大声疾呼"世人悉以羌、防、柴、葛治四时外感，竟谓天地有冬而无夏，不亦冤哉！"影响所及，医人皆以为温病不可用温药，如《温病四字诀》说："病以温称，顾名思义，热邪伤阴，与寒迥异，要之温病，忌用温药。"就连一代名医张锡纯也以为麻杏石甘汤的麻黄、杏仁皆温，犯了以温治温之忌，径以薄荷换麻黄，牛蒡子换杏仁。我们现在来看吴氏自创的银翘散，其用药显然是师法叶氏《临证指南》风温、温热医案，但也有他自己的经验，例如叶天士治风温初起，用连翘，却绝不用金银花。此方对表证明显而见身痛、恶寒、无汗者，解表之力不足，何廉臣《通俗伤寒论》按语及今人孙纯一《温病一得》于此都主张加少许麻黄。蒲辅周则赏用葱白，认为葱白辛温而不燥热，加之原方有豆豉，合葱白则为葱豉汤，正是"温病开手必用之剂"（王孟英语）。其实，吴鞠通也看到了此方存在解表之力不足的问题，但他惑于喻嘉言"微发于不发"之论，用了桂枝汤，甚至不惜捏造仲景原文。其方用得不好，其论则无中生有，所以颇遭非议。如里热明显而见口渴、壮热、心烦、咽痛者，银翘散清热之力也嫌不足。温病初起即见里热，便须早用凉剂直折其热，不必等到热邪深入才用苦寒，等到"舌黄、渴甚、大汗、面赤、恶热"悉具才用白虎汤。张菊人《菊人医话》正是有见于此，才主张去荆芥、桔梗，早加黄芩、瓜蒌。

近 20 年来，又涌现出一批新型的辛凉解表方，与前述金代、明代的辛凉方相近。如羌活板蓝根汤（羌活、板蓝根），羌活黄芩汤（羌活、黄芩），羌蒡蒲薄汤（羌活、牛蒡子、蒲公英、薄荷）等。这些方，无论解表、清热，两方面作用都很强，也不拘于伤寒、温病，剂量也不再是"治上焦如羽，非轻不举"，如羌活一般用 9～15 克，板蓝根用 15～30 克。笔者治外感初起，证见恶寒、身痛、高热不退、口渴、咽痛、无汗或汗出不畅者，尝取败毒散之荆芥、防风，竹叶石膏汤之竹叶、石膏，小柴胡汤之柴胡、黄芩，银翘散之金银花、连翘，差不多 1～2 剂即可退热，屡经运用，故敢为读者告。自谓此方虽杂凑而成，但亦得金元之余绪，名之为"辛凉解表方"，亦无不可。盖辛者，辛以解表；凉者，凉以泄热也。

伏邪

伏邪有广狭二义

伏邪，又称"伏气"。其名义由晋人王叔和首先提出，言温热病由冬寒内伏，至春夏乃变为温暑。清代温热学家进一步扩大了伏邪的范围，如周扬俊、叶天士、王孟英等提出"伏暑"说，谓伏寒犹是冬令固密之余，伏暑恰当夏月发泄之后，故伏暑多于伏寒，病情也更重；刘吉人、沈宗淦、邵新甫、何廉臣等，更提出"伏邪之病，四时皆有，凡外感六淫而不即病，过时方发者，总谓之伏邪"的观点。按笔者的认识，"伏邪"不限于六淫，不限于外感病，内伤杂病亦有"伏邪"的因素存在。这可以在《内经》《伤寒论》等经典著作中找到依据。如《素问·标本病传论》说："人有客气，有同气。"客气指新受之邪，同气即原在体内之邪。此就所有疾病而言，原不限于外感也。又如同书《痹论》说："（邪气）内舍于五脏六腑，其入脏者死，其留连筋骨者痛久"。舍，"邪入而居之也"（张介宾），入而居之，非"伏邪"而何？仲景《伤寒论》之蓄水、蓄血、瘀热在里、心下有水气……《金匮要略》之伏饮、留饮、里水、宿有癥病、蘗饪之邪……亦莫不属"伏邪"。盖无论外感内伤，诸如六淫、疫疠、瘀血、水、痰、滞气、食积、虫积以及内湿、内寒、内热，一切致病因素，总谓之"邪"。感邪之后，有当即发病者，但更多却是当时未能发病，凡此皆可以"伏邪"目之。不过，由于在一千多年里，"伏邪"一直是作为阐释温热病病因病机的专用名词，所以今天不妨把"伏邪"分作广狭二义：广义的"伏邪"是指包括温热邪气在内的一切内伏于人体之邪，除了中医学固有的外感、内伤诸邪之外，还可以包括用现代科学检查方法发现的诸如潜伏于人体的肿瘤、结石、寄生虫卵以及原虫、细菌、病毒等病原微生物以及停留于人体的诸多病理产物、代谢废物，等等。狭义的伏邪则专指温热伏邪。吴鞠通曾论"温病有九"，约之则无非轻重二类：轻者为新感，即感受时令之邪而即病者，其病位一般均较轻浅，病程短，病情单纯，绝少传变；重者则皆属"伏邪"或"新感引动伏邪"，各种急性热性传染病皆属之。其病初起即见里热炽盛、其热自里达外，或其病甫作或不久，即见阴伤阳脱；即便初起兼有卫分证表现，亦极为短暂，往往迅速出现气分大热或气血同病的症状。如俞根初云："病无伏气，虽感风寒暑湿之邪，病尚不重，重病皆新邪引发伏邪也。"（《通俗伤寒论》）何廉臣也说："温热，伏气病也，通称伏邪……其发于春者曰春温；发于夏者曰夏温（暑温）；发于秋者曰秋温或曰伏暑；伏于冬者曰冬温。"（《重订广温疫论》）伏气温病也包括疫疠，亦即传染性强、病情重、变化迅速，且往往引起大流行的一类温热病。如喻嘉言说："湿温一证，即藏疫疠在内，一人受之则为湿温，一方受之则为疫疠。"（转引自《温热经纬》）余师愚《疫病篇》亦谓疫病"因内有伏毒邪火"，足以为证。

伏邪致病的复杂性

如前所述，外感、内伤，皆多伏邪之病。邪伏于人体，即成为潜在的致病因素，其情况相当复杂。大体而论，或因其旷日持久而潜伤正气，因病致虚（如湿热之邪，久伏脾胃，则中气必伤；温热之邪，久伏不去，真阴渐渐为之销烁，故不少温病，甫作即显阴伤之象）。或因一定的条件转化为他邪（如寒化热，湿化燥），亦可数邪先后杂至，相合而成病（如风寒湿相合而成痹，痰、瘀、水互结）。或表现为较轻微的症状和体征（如痰饮病人多痰、气喘、背部冷感，结肠炎、直肠癌患者经常出现脓血、黏液便，热伏于内或寒邪郁久化热出现咽痛、口渴、龈肿、牙痛、鼻干，瘀血病人目眶黯黑、舌或指甲下出现瘀点、瘀斑，小儿肠蛔虫常出现阵发性腹痛）。或因疲劳、外感而诱发（如哮喘大发作）。也有身有邪而毫无所苦的（如乙型肝炎病人，不少是在体检时发现者，平时可无任何不正常的感觉）。当然也完全有可能因正气复振，而使所伏之邪潜消于无形。

至于邪伏何处，从前研究温热之学者，于此多有疑问。我认为：邪气不同，病种不同，加之人的体质差异，脏腑虚实不等，故邪伏之处，原无一定之所。即以温病而言，叶天士说"邪伏少阴"，乃就春温一病而言。从《未刻本叶氏医案》看"暑伏上焦"，"邪伏少阳为疟"，"温邪伏于肺卫"，"湿伏蒸热下利"，"秽气溷于募原"……何尝拘泥，又何可拘泥！内伤伏邪就更为复杂，如痰和瘀血，就可以伏于任何脏腑经络。

当然，复杂并不等于不可知：①根据"虚则受邪"的观点，至虚之处，便是容邪之处，如中虚之人，湿热之邪就多伏于脾胃和肠。②与不同邪气的不同特性有关，如温燥之邪，多伏于肺胃，湿热之邪，则往往直趋中道，或径入募原。③根据病史，特别是既病后所表现出来的症状、体征去加以推求。如温热病初起即见阴精亏损者，则邪伏于肾；如初起而咳嗽、胸痛，则邪伏于肺。当然，在继承前人经验、突出中医学特点的基础上，适当地利用现代科学的检查手段，不待出现典型症状，就可以及早察知病邪所在，可以在一定程度上有助于我们诊治疾病。

伏邪说的临床意义

伏邪广泛地存在于外感、内伤诸多疾病中，是不可忽视的潜在的致病因素。如果在临床上能识得所伏之邪为何，伏于何所，发于何处，就可以握象于机先，趁正气尚有力量抗邪之时，先发制病，取得早期治愈疾病的主动权。"上工救其萌芽，中工治其已成、已败"，此之谓也。一般病在早期者，多以邪实为主，正气虽然有伤，但还不至虚损的程度，就应以攻邪为主，所谓"客邪贵乎早逐"。如寒痰水饮所致的哮喘、咳嗽，有数十年不愈，贻患终身者，往往就是延误了早期攻邪，及待病邪久伏，正气大伤，攻之则恐伤正，用补又虑碍邪，于是只好"温药和之"了。即或因久病而体虚者，邪不去，则其虚亦难复。如痰热羁肺而见肺阴虚之久咳，湿热留恋而肾阴虚之淋证，如果见虚治虚，不问其余，往往愈补愈坏，永无宁日，邪势既长，其阴亦必随之更虚。笔者治慢性结肠炎，过去常虑及久泻伤脾，调来补去，往往似效非效或根本无效。后来恒以大黄为主药，通因通用，逐邪为主，寒湿则合白术、附子、干姜、甘草，湿热则合黄芩、黄连、木香、马齿苋，俟伏邪陈莝荡而去之，再议调补，其效大见。由此体会到既存在伏邪，见邪不攻，犹"借和平以藏拙"，则必致养痈贻患，及至病势已成，正气已败，投剂不免左支右绌，虽有良医，亦不能善图了。当然内伤病中也有不少因虚而致邪者，如虚劳日久，气血均不足，气失温煦，血失濡养，造成干血内著，即为因虚而致邪。虚劳用补固然是大法，但同时有实邪存在者，也不容忽视。所以仲景于建中、肾气法外，又有大黄䗪虫丸之设。

杂病如此，温热病尤其如此。在很长一段时间里，不少人把"温邪上受，首先犯肺"以及"凡病温者，始于上焦，在手太阴"等语，视之为一切温病的普遍规律。清代章虚谷早就指出："上受"云云，仅指风温一病。今天来看，风温大致似于上呼吸道感染、支气管肺炎一类感时令之邪所致的呼吸系病。而伏邪所致的病，则多为急性热性传染病，如果还是桑叶、菊花之属，就的确轻描淡写如儿戏。药不中病，在里之温邪必成燎原之势，于是化火、劫阴、动风、出血、斑疹、神昏、窍闭，种种险象环生。其错不在叶氏误人，而是人误叶氏。《临证指南》案中，春温伏邪，叶氏认为"当从里越之……有黄芩汤可用"，疫疠秽浊之邪，叶氏主张"大用解毒逐秽"，哪里都是"首先犯肺"，"到气才可清气"！由于温热伏邪是自里达表，一开始就是呈现邪热盛、郁火熏蒸之象，故其治"以清里热为主"，纵有表证，亦非表邪，乃里热出表，表卫拂郁，即或由新感引发，亦以伏邪为主。有人曾说："自从有了卫气营血辨证之后，新感伏邪之分，就已经失去了意义。审是卫、气、营、血何证而分别用药就行了。"照这样，则见表攻表，见里清里，腑已成实，当下而沉吟再三，阴已告竭，再焦头烂额地去养阴增液。其实，伏邪温病，哪有卫病气不病，气病血无恙之理！始终是被动地穷于应付，眼见病情由重转危而坐视之，辨证论治云乎哉！

近几十年来，中医在急性热性病的治疗上，积累了很多新经验。姜春华先生前些年提出的"扭转、截断"说，就是对这些新经验作出的时代性的总结。如肠伤寒，其治即以清热、解毒、攻下为主，不但可以防止肠出血，还可以缩短退热时间。有人治疗流行性出血热 168 例，概以清热解毒攻下为主，结果病死率在 5% 以下。乙型脑炎的治疗，近十余年来，湖北、北京等地，均用清热解毒为主，佐以芳香化湿，治愈率均在 95% 以上。可见伏邪温病的治疗，不能囿于"卫之后，方言气，营之后，方言血"的框框，而应早用清热、解毒、攻下，以驱邪为目标，使药先于病，以扭转其病势，截断其发展。上述经验，笔者认为，正是自觉或不自觉地运用了伏邪理论。

需要说明的是由于所伏之邪不一，邪伏于人体的量亦不等，受病之体质亦有强弱之异，所以其中又有轻重之分，虚实之别，故其治不能概同一例，局限于一方、一法、一药、一针。此外，按伏邪说，虽强调早期攻邪，但因为邪气久伏，潜伤正气，特别是温热疫疠之邪，伤阴最速，所以在疾病早期，还要注意顾护肺胃之阴，在疾病中晚期，则须及早考虑护肝肾之阴；也有阳气素弱，或汗下失当而伤阳者，亦可酌用温阳，虽属温热病的变证，亦不可忽视。昔贤祝味菊、章次公尝有热病不废附子之议，正指此等情况而言。温热伤津亦耗气，湿热伤阴也伤阳。把祛邪与扶正二者辩证地结合起来，就可以更全面地认识伏邪学说，对于进一步提高临床治疗水平，无疑是会有帮助的。

礞石滚痰丸

滚痰丸一方，出王隐君《泰定养生主论》。隐君名珪，字均章，号逸人，又号洞虚子、中阳老人。因其隐居于虞山，故后世以"隐君"称之，其名反鲜为人知。

此方由酒蒸大黄、黄芩、青礞石（硝煅）及沉香四味药组成，大黄、黄芩皆苦寒之品，既以清热，又具荡涤之功。沉香行气，是取"人之气道贵乎顺，故善治痰者，不治痰而治气"的意思。青礞石质坚而重，经火硝煅后，尤能攻逐顽痰。从原方剂量看，大黄、黄芩各八两，礞石一两，沉香五钱，可知其意在泻火逐痰，适用于热痰胶结所致的诸般病证，组方合理，用药简洁，洵为治痰名方。

　　我常用此丸治疗肺炎，早期与麻杏石甘汤同用，中晚期与竹叶石膏汤同用，可使发热顿挫，咯喘减轻，促进炎灶吸收。亦用以治疗某些"怪病"。如一人自诉舌冷如冰，屡用温热药无效；另一人自诉额头发热，如火烧汤灼，迭进寒凉无效；一人舌根发麻，用息风化痰药无效；一小孩抽搐、烦躁、秽语，用西药镇静剂无效，皆用此药在一二周内治愈。又常用此丸治疗用半夏厚朴汤治之无效的梅核气患者，盖半夏厚朴汤本为湿痰、郁痰而设，此为痰火，故非此清火涤痰之剂不可建功。亦可用于打鼾、睡中挫牙，此二者多由胃热引起，即《内经》所谓"胃不和而息有音者，是阳明之逆也"。此外，尚可用于肝阳上亢之高血压病，肝火夹痰所致之头痛，痰火所致之失眠或多寐、癫痫、眩晕、瘰疬、痰核等多种疾病。

　　滚痰丸的用量，成人体壮实者，可用 9～15 克，一日 2 次，饭后服，或每次 9 克临睡前一次顿服。小儿酌减。体虽弱而病属实证者也可酌用，可改为睡前一次顿服 6 克。此丸用后腹部会有轻微不适感，肠鸣，大便溏黏如胶酱，一日 2～3 次，别无其他副作用。空腹服之，则胃肠刺激会重一些。前人于此颇多畏忌，认为"气体虚弱者，决不可轻用"（虞抟）。实则此丸并不猛峻，审是痰火胶结，舌红，舌苔垢腻而厚，脉滑大者，有斯证而用斯药，尽可放胆用之。不过须中病即止，不可多服，更不可常服。

　　明代张介宾对王隐君提出过批评，大意是治痰当分虚实，不能一概攻之。而王氏以内外百病皆生于痰，悉用滚痰丸一方，是但知目前之利而不知日后之害者。并谓"善治痰者，唯能使之不生，方是补天之手"。此固明达之论，但正如何梦瑶《医碥》指出的：痰固然是标，致痰者才是本，治病固当求本，但要看病势缓急。如果痰势盛急，即虚人亦当先攻后补，如咽喉闭塞，不急去其痰，则立刻堵塞而死，如昧其虚而不敢用，独不畏其死耶？何况顽痰"停积既久，如沟渠壅遏，瘀浊臭秽，无所不有，若不疏通，而欲澄治已壅之水而使之清，决无是理。"痰病既多而变化颇繁，痰火尤多急证，何氏之言，可谓先得我心者。当然以一方而通治诸痰（隐君自云"余尝用一药，以愈诸痰，不可胜数矣"）则是欠妥的。虚实须分，寒热当断，虚痰、寒痰、湿痰，即非其所宜矣。

走马通圣散与苏陈九宝汤

《蒲辅周医疗经验》载"走马通圣散"一方，即用麻黄粉，加二分之一量的甘草，每服 6 克，开水送服，治疗冬季风寒感冒初起，恶寒、无汗头痛、身痛，效捷而价廉。吾蜀医生对小儿及体弱患咳喘者，多用炙麻绒，即将麻黄在药碾中碾过，然后分为纤维状物与粉状物两部分，纤维状物即麻绒，再用蜂蜜炙过，即蜜炙麻绒，长于宣肺平喘。粉状物即麻黄粉，则长于发汗解表，再佐以甘草，成为有制之师，汗而不伤。此方我曾见于《景岳全书·新方八阵·散阵》，唯麻、甘等量，且多雄黄一味，用黄酒下。雄黄似不宜用，也不必用，用酒下也不妥，吾乡俗谚云："风寒忌酒，兔子怕狗。"故仍以蒲老家传方为好。方名"走马通圣散"，"通圣"，无非说疗效好，如河间之"防风通圣散"；"走马"，既喻其效之快捷，又说明要看得及时，刚好又应了吾乡一句俗谚："走马看风寒，掉眼观痘疹。"感冒风寒，治疗须及时，初起一汗即解，如延宕失治，或误用凉药冰伏其邪，旋即化热，而成高热烦渴，咽痛、痰稠、口鼻生疮，或大便秘结等阳明热燥证矣。

九宝汤（一名苏陈九宝汤）为麻黄汤的变方，最早见于宋代王贶《全生指迷方》，亦蒲老常用方之一。由麻黄汤合桑白皮、大腹皮、陈皮、苏叶、薄荷、乌梅（或大枣）、生姜组成。主治感冒风寒，头痛身痛，微恶寒发热，咳嗽，鼻塞声重，胸闷。此虽用麻黄汤，但剂量小，全方除甘草外，每味皆只用 3 克，整张处方加起来仅 30 克左右，故老年人、体弱者、儿童也都可以用。痰多加半夏、茯苓，以苏子易苏叶；有里热，兼见痰黏、口苦，舌红，脉滑数加石膏、黄芩。吾乡薛中之老先生 20 余年前一个冬天从东北探亲回来，途经北京，趁便去广安门看望蒲老，老先生在车上受了点凉，微恶寒，咳嗽，痰清稀，蒲老即处以此方。老先生带回梓潼，仅服一帖即安，便将处方送给了我。我珍若拱璧，一直保存至今。此类病本轻浅小恙，小儿最多见，可是一般医生多用清热化痰凉药如桑叶、菊花、金银花、连翘、黄芩、川贝、杷叶之类，用量又偏大（成药亦以凉药为多），可能是受西医

"细菌""病毒"说的影响吧。以致其邪不从表解，反而冰伏，所以往往一咳便是几个月。

温胆汤

关于温胆汤名义的争议

温胆汤为何以温胆为名？各说不一，主要因为论者不知《千金方》的温胆汤，与《三因方》虚烦篇的温胆汤并不是一个完全相同的方。

《千金方》温胆汤	《三因方》温胆汤
半夏　枳实　生姜	半夏　枳实　生姜　茯苓
陈皮　竹茹　甘草	陈皮　竹茹　甘草　大枣

明·吴崐《医方考》说："胆，甲木也，为阳中少阳，其性以温为常候，故曰温胆。"

《医宗金鉴·删补名医方论》说："方以二陈治一切痰饮，加竹茹以清热，加生姜以止呕，加枳实以破逆，相济相须，虽不治胆而胆自和，盖所谓胆之痰热去故也。命名温者，乃温和之温，非温凉之温也。若谓胆家真畏寒而怯用之，不但方中无温胆之品，且更有凉胃之药也。"

罗东逸说："此方纯以二陈、竹茹、枳实、生姜，和胃豁痰，破气开郁之品，内中并无温胆之药，而以温胆名方者，亦以胆为甲木，常欲得其春气温和之意耳。和即温也，温之者，实凉之也。"

张山雷《中风斠诠》说："胆怯易惊，是痰涎内盛，而古人谓之痰涎沃胆者，以痰浊为浊阴所凝结，因谓寒者，非真寒也，是以方名温胆，而并无一味温药。"

最近上海编的《中医药临床大系·方剂》一书，竟谓"温胆"实为"壮胆"云云。一点依据也没有，胆子也真够大的。

吴崐所说的温胆汤，倒是《千金方》的温胆汤，即无茯苓无大枣的方。

为了要说明"温"乃是通过清热而达到的目的，他耍了一点滑头，把竹茹摆在前面：

竹茹　二两

枳实　二两

半夏　二两

甘草　二两

陈皮　四两

生姜　四两

他在方释中，也便从竹茹讲起："竹茹之清，所以去热，半夏之辛，所以散逆，枳实所以破实，陈皮所以消滞，生姜所以平呕，甘草所以缓逆。"至于何以生姜、陈皮用量独重，他没有讲。

《医宗金鉴》及罗东逸所论，则根本不是《千金方》的温胆汤，而是《三因方》之温胆汤，"方以二陈治一切痰饮，加竹茹……加生姜……加枳实"，开口便错，盖温胆在前，二陈在后也。且遗漏了大枣一味。

至于张山雷所说的温胆汤，亦是《三因方》方，遗漏了生姜、大枣两味。吴谦、张山雷两位显然都没有读过《千金方》。《千金》所载："治大病后虚烦不得眠，此胆寒故也"，方中生姜用量独重（四两），可见确实是针对"胆寒"，而方名"温胆"，也恰恰是"温凉之温"。如果他们读过《千金》，断然不会说"是以方名温胆，而并无一味温药"，"不但方中无温胆之品，且更有凉胃之药也"。

《三因方》改变了《千金方》温胆汤的药味与主治

《三因方》不仅有一个温胆汤，而是有三个同名的"温胆汤"。其中见于"虚烦篇"与"惊悸篇"的二方（我们姑且称作第一方、第二方）完全一样，即在《千金方》原方加进了茯苓、大枣，生姜减为五片。其作用则由温而归于平，其主治在"虚烦篇"仍袭《千金》之旧，在"惊悸篇"就大进一步，增加了"心胆虚怯，触事易惊，或梦寐不祥，或异象惑，遂致心惊胆慑，气郁生涎，涎与气搏，变生诸证。或短气悸乏，或复自汗，四肢浮肿，饮食无味，心虚烦闷，坐卧不安"。这一大段，都是《千金》没有的。不言"寒"，而言"气郁生涎（痰）"，也是新的认识，新的经验。另一温胆汤（第三方），则见于《三因方·肝胆经虚实寒热证治》，明确表示，不是治"胆寒"，而是"胆虚寒"，证见"眩厥，足痿，指不能摇，不能起，僵仆，目黄，失精，虚劳烦扰，因惊胆慑，奔气在胸，喘满，浮肿，不睡"等证。用药则与温胆汤大异，加进了人参、酸枣仁、麦冬、远志、黄芩、萆薢、桂心，去陈皮、枳壳、生姜，共十味，成为补泻兼施之方。王肯堂《证治准绳》之十味温胆汤，加酸枣仁、远志、熟地、五味、人参去竹茹之方，似即脱胎于此。《景岳全书》载此方时，加入"梦遗精滑"四字。清·沈金鳌《杂病源流犀烛》同名方用药又自不同，既无半夏、陈皮、枳实、竹茹，易茯苓为茯神，加进了枣仁、远志、柏子仁、石斛、生地、麦冬，虽仍以温胆为名，却已远非温胆旧貌，而是一首益气养阴、安神镇惊的补养方了。

试比较如下：

《杂病源流犀烛》 温胆汤	《三因方》 温胆汤（第三方）	《证治准绳》 十味温胆汤
茯神	半夏	半夏
人参	茯苓	茯苓
酸枣仁	人参	人参
远志	酸枣仁	酸枣仁
炙甘草	远志	远志
五味子	炙甘草	炙甘草
柏子仁	麦冬	枳实
石斛	桂心	陈皮
朱砂	黄芩	熟地
生地	萆薢	五味子
麦冬		生姜
		大枣

由温胆而清胆的变化

迨至明清，温胆汤又发生了一次大的变化，《医宗金鉴·中风门》清热化痰汤用温胆加芩连，《六因条辨》加黄连而名黄连温胆汤。俞根初《通俗伤寒论》之蒿芩清胆汤，即温胆汤去姜、枣，加青蒿脑、青子芩、碧玉散，而为清泄胆火，和胃化痰之方，治少阳为湿热所遏，三焦气机不畅，胆火内炽，而见寒热如疟，胸痞作呕者。这就大大改变了《千金方》《三因方》温胆汤的方向，方名也改为"清胆"了。

侯氏黑散

侯氏黑散，见《金匮要略·中风历节病脉证并治》篇。对于此方及其后注文，历来注家，大多随文衍义。至喻嘉言，乃在其《医门法律》中大发议论。他认为侯氏黑散乃"中风门第一方"，仲景对其他病皆匠心独创，唯独中风引用他人之方，是仲景深服此方之长的缘故。长在何处呢？他说：如果治中风仅仅是驱风补虚，谁都会的，此方在驱之补之之中，用矾石以固涩诸药，使之留积不散，以渐填空窍，服之日久，风便渐渐自熄，空窍既填，则旧风尽出，新风不入了。并且指出：初服 20 日，不得不温酒调下，以开其痹。以后则不能吃热食，只能吃冷食，这样再 40 日，药便积于腹中不下，而空窍填矣。"盖矾性得冷则止，得热即行，故嘱云热食即下矣。冷食自能助药力，抑何用意之微也。"陈修园《医学三字经》即取喻氏之论，云"填窍方，宗《金匮》"。高明如叶天士，亦引喻说，"考古人虚风，首推侯氏黑散，务以填实肠胃空隙，庶几内风可息"。（《临证指南医案·肝风》曹氏案）

俞东扶《古今医案按》最先对喻氏之论发难，他说："（喻西昌）谓用矾石以填空窍，堵截来风，此好奇之谈，最足误人。夫药之入胃，不过气味传布脏腑经络耳，岂能以矾嵌刷之耶。冷食四十日，药积腹中不下，肠胃诚填塞矣，谷不纳而粪不出，将如之何？"继之，张山雷在《中风诠》中更大加挞伐。他认为侯氏黑散立方"杂乱无章"，桂枝姜辛，归芎防风，仍是古人温散风寒之习，杂以矾石、牡蛎于疏散队中，亦古方恒有之例，不说中风，就是《外台》用以治风癫，也肯定无效。对于喻氏谓矾石能固涩诸药，使之留积不散，以渐填其空窍，则旧风不去，新风不入，简直"竟同梦呓"。至于古今读者于此方及方后注，明知不对，却不敢纠谬者，乃在后人妄附于《金匮》之中，遂易于误以为仲景手笔耳。

陆渊雷《金匮今释》则持审慎态度，他说：此方似为中风主方，但不用者久矣。未予置评。

我意《金匮》此篇，本来就残缺不全，仲景既分中络、中经、入腑、入脏，其证各异，岂有竟以一方统治之理乎？这与仲景因证立方的思想是相悖的，在《金匮》其他篇章中也是少见的。至于尤怡、程云来、张山雷、《医宗金鉴》都力主此方乃林亿、孙奇等所附，但早在隋代《诸病源候论》便曾提及"仲景经有侯氏黑散"，《外台秘要》亦载此方，云出《古今录验》，显然非是宋人辑理《金匮》时所附，而是早在林亿、孙奇之前，仲景著作在流传中为人所附。

但即使是后人附方，非仲景手笔，侯氏黑散仍不失为一首组合有度的古代的好方。这是尤怡《金匮要略心典》一书启发了我。他说："此方亦孙奇等所附（此说不对，已如上述），而去风、除热、补虚、下痰之法具备，以为中风之病，莫不由是数者所致云尔。"方药中老师对尤说亦颇为首肯，并说他治肝风常重用菊花至 30 克，就是从此方学来的。

此方用药大致可分为五组，细析之，乃见其规矩井然：

益气温中——人参、白术、茯苓、干姜

活血化瘀——当归、川芎

祛风通络——防风、细辛、桂枝

清热化痰——黄芩、矾石、桔梗

潜阳息风——牡蛎、菊花

至其用量，菊花最重，达四十分，除白术、防风各十分外，恰恰是黄芩、细辛、干姜、人参、当归、川芎、牡蛎、矾石、桂枝九味药量的总和。重用菊花，证明其主要作用是平肝息风。叶天士《临证指南医案》已知其意，但却未深究用量这一层，所以径将菊花炒炭，"从火炒变成苦味"，心思虽工，却不足取法。（徐灵胎批评说是"好奇"）其实菊花本略具苦味，用小剂量（为桑菊饮）则清散风热，凉肝明目，用大剂量则苦寒沉降，大具平肝息风之功。如李时珍论菊花云："春生夏茂，秋花冬实，备受四气，饱经露霜……味兼甘苦，性禀平和。昔人谓其能除风热，益肝补阴，盖不知其得金水之精英尤多，能益金水二脏也。补水所以制火，益金所以平木，木平则风息，火降则热除。"足以证之。

以菊花为君，合以归、芎活血，牡蛎潜阳，芩、桔、矾石化痰，桂、辛、防风通络，其义甚善。为什么又用参、苓、术、姜？很明白，因风木亢盛无度，脾胃未有不受戕害者也。我由此而悟出此方乃抑木扶土，即泻厥阴、和阳明之法。多年来，我以此方加减，或依此法而另拟处方，用于风阳夹痰上冒，而体质属气虚血瘀之中风前兆、脑血栓形成、脑梗死，证见眩晕、肢麻、肉睭、痰多、肢体笨重或缓纵不收、口㖞、纳少、便溏、心慌乏力、短气自汗者。

附子膏与 ABC

附子膏是吾乡四川江油独有的一种外用膏药。附子产江油、彰明，20世纪50年代彰明撤县，划归江油，此药即为江油一地之特产。附子膏就地取材，然其主要成分，却非是以附子熬膏，而是附子加工过程中之副产物——附子掘取后，洗净泥土，先以卤碱水浸泡至透，然后切片，置笼屉中大火蒸之，待熟取出，此际笼屉底层，有一层黏稠物云"附子油"，以此为主药，加赋形剂熬膏，遂成附子膏。用时置火上烤化，趁热摊于布上，置患处，隔日一换。附子大辛大热，通行十二经，有良好的止痛、散寒和抗炎作用。以其精华作膏外用，对于风寒湿痹、慢性腰腿痛、肩关节周围炎、跌打损伤未破皮者、痰核、肿块皮色不变者，均有显著疗效，且其价甚廉，故在吾乡流传颇广，附近十余县人，无不知"中坝（江油治所）附子膏"者。

1965年春，我从梓潼返江油为父亲、祖母迁坟，一下火车，即将踝关节扭伤，肿痛，步履艰难。乃去镇医院找旧识罗蓉珍女士要了一些松节油，用后痛益甚。次日路过一草药铺，草药医看后，淡淡一笑，说：易事，易事。先用火罐一拔，再用粗针放出紫黑瘀血，复拔一罐，即敷以附子膏，当即可以行路，不半日痛即全止，又二三日肿亦尽消。其时一张附子膏仅一二角钱而已。30余年过去矣，忆及往事，犹历历在目。

我在1996年回国度假，念及家乡此一良药，便托吾友岳攀汶君去市中医院代购之，不意竟空手而返。后来又承市中医院长彭鼎三兄函告，原来因此药售价便宜，赚不到钱，废用已久矣。

返欧后不久，得暇去德国旅游，在科隆大教堂附近一家药店买到一种名为 ABC 的膏药，售价十余马克（时合人民币 100 多元），每张约 32 开书大小，可依病处大小任意剪下贴之。据该店药师介绍，对风湿病有捷效。其成分为 HOT PEPPER（辣椒），药力可深入皮下 2～3 毫米，起抗炎止痛的作用。当年春节我回国度假，适一亲戚之小儿面部跌伤后起一硬结，历二三月不消，我赠以 ABC 膏半张，配合内服活血散血中药，不到一个月即获痊愈。我想，吾乡之附子膏其疗效当不在 ABC 之下，希望不久能恢复生产，以造福人民，不使良药之功就此泯灭，则幸甚焉。

半夏治疗恶阻

《北京中医学院学报》1981 年第 4 期《中日伤寒论研究专辑》译载了日本胜田正泰氏题作《东洞到希哲》的文章，该文在"对《药征·半夏辨误》的批判"一节中，强调"半夏对妊妇仍以慎用为宜。"我想谈谈对这一问题的看法。

以半夏治疗恶阻，最早见于《金匮要略·妇人妊娠病脉证并治第二十》："妊娠呕吐不止，干姜人参半夏丸主之"（干姜、人参、半夏）。此后唐代孙思邈《千金要方·卷二》所载治疗恶阻的半夏茯苓汤（半夏、生姜、干地黄、茯苓、橘皮、细辛、旋覆花、人参、芍药、川芎、桔梗、甘草），茯苓丸（茯苓、半夏、桂心、干姜、白术、橘皮、人参、葛根、甘草、枳实），青竹茹汤（竹茹、橘皮、生姜、茯苓、半夏），也都用了半夏。王焘《外台秘要》的青竹茹汤较《千金》同名方多人参、麦冬，宋代《局方》的半夏茯苓汤（与《千金》同名方药物组成大致相同，仅少细辛一味），《圣惠方》的陈橘皮散（半夏、陈皮、茯苓、甘草、人参、生姜、竹茹），《妇人大全良方》的半夏茯苓汤（半夏、陈皮、茯苓、砂仁、甘草、乌梅、生姜）亦皆以半夏为主药。迨至明清，《大生要旨》的竹茹汤（半夏、苏梗、广藿香、陈皮、黄芩、枳壳、白芍、茯苓、竹茹），《医宗金鉴》的六君汤加味方（六君加枇杷叶、藿香、旋覆花、缩砂、枳壳），加味温胆汤（半夏、陈皮、茯苓、甘草、枳实、竹茹、黄芩、黄连、芦根、麦冬、生姜），《医学衷中参西录》的安胃饮（清半夏、青黛、赤石脂）以及近世妇科名家上海朱小南家传方（姜半夏、焦白术、姜竹茹、陈皮、砂仁、子芩、乌梅、左金丸），吾师朱良春老中医以生半夏、决明子、赭石、旋覆花、陈皮、生姜组成的基本方亦都用半夏。可见，无论古今，治疗妊娠恶阻皆用半夏。

"半夏动胎，妊妇忌之，用生姜则无害"之说，始于金元时期之张元素。李时珍《本草纲目》引用过这句话。李时珍引用它，并非是完全肯定它，不过是记上"有此一说"而已。我们看《本草纲目》的附方中，就有仲景的干姜人参半夏丸，主治妊娠呕吐。而且李氏不同意世俗以半夏、南星为性燥之说，指出："湿去则土燥，痰涎不生，非二物之性燥也"，惟证属"阴虚劳损"，非"湿热之邪"者忌用，盖此时用"利窍行湿之药是重竭其津液，医之罪也，岂药之咎哉！"历代医家对张元素"半夏动胎"之说多持否定态度。如王肯堂《女科准绳》所载治恶阻方中，除仲景的干姜人参半夏丸之外，还有八方用了半夏。他说："诸方并用半夏者，以其辛以散结气，泻逆气，故呕恶自止。"楼全善指出："余治妊娠病，屡用半夏，未尝动胎，亦有故无殒之义也。"陈修园说："半夏得人参，不惟不动胎，且能固胎。"林佩琴《类证治裁》亦云："今人以半夏堕胎鲜用，然半夏实未动胎也"。由此可见，半夏动胎之说不能成立。半夏既无碍于胎，也就不存在所谓的"以慎用为宜"的问题了。

姜能制半夏之毒，同时，生姜、干姜本身皆有止呕的作用，所以对于恶阻（也包括其他疾病的呕吐）之由寒饮、痰湿所致者，常姜、夏同时用之。但不能说半夏非与生姜相伍不可，胃热、痰热一般不用姜，但半夏仍可单独使用，前面引用过的张锡纯的安胃饮就是例证。

我的临床体会，对于妊娠恶阻的治疗，应以辨证为依据而选用适当的方药。如寒则温之，用生姜、砂仁、干姜、丁香之类；虚则补之，用人参、茯苓、白术、山药之类；热则清之，用黄芩、黄连、栀子、芦根、竹茹之类；气郁则疏理之，用紫苏、枳壳、藿香、木香之类；气血不和则调之，用当归、白芍、柴胡、枳壳之类。不一定每方都用半夏，但半夏止呕，确有殊功，所以对于妊娠恶阻，使用的机会很多。

大凡半夏所治之呕，多为水湿痰饮阻于中焦，使胃失和降而致者。因为半夏既能燥湿祛痰，又长于和胃降逆，而恶阻之由中虚停痰积饮而致者颇为多见。如《妇人良方》说："妊娠恶阻，由胃怯弱，中脘停痰。"《女科指要》说："妊娠脾胃虚弱，夹气而痰涎内滞，致病恶阻。"所以我治恶阻，常用《金匮要略·痰饮咳嗽病脉证并治》篇之小半夏汤（半夏10～15克，茯苓20～30克，生姜15～20克）为基本方，随病之寒热虚实而加味，药煎好后，晾温，每10～15分钟呷下半口，半日服完，疗效比较满意，一般1～2剂即可见效。

惟我治恶阻及神经性呕吐所用之半夏，多系生半夏，即采集后撞去粗皮，阴干后即可，不再用其他方法加工炮制。我之所以用生半夏，是由于现在半夏的加工方法，系用白矾水浸泡，或以半夏与白矾同煮透晾干切片，白矾的化学成分为硫酸铝钾，与半夏同制，有助于治痰，而不利于止呕。张锡纯曾经指出："特是呕者，最忌矾味"，所以他的安胃饮、薯蓣半夏粥等方用半夏，都"淘至无丝毫矾味"才用，名之为"清半夏"。曹颖甫《金匮发微》亦指出：半夏的加工方法太繁，且久经浸泡，去其药味而留其渣滓，欲以止呕，岂能有效。生半夏有毒，是指用它生嚼，或用丸、散、粉剂，其临床表现为口腔及咽喉黏膜烧灼感或麻辣感，胃部不适，恶心、胸闷、舌、咽、口腔麻木肿痛，有的可出现腹泻。但以生半夏作煎剂，无论加用生姜与否，只要煎足一小时，其有毒成分可被破坏，而止呕作用不受影响。如经过久煮服后咽喉舌根仍有不适感者，可嚼生姜一二片，或含咽一匙白糖，即可消除。

半夏动胎之说不能成立，妊娠恶阻是可以服用半夏的。

肾着汤

肾着汤，原作甘草干姜茯苓白术汤，见于仲景《金匮要略·五脏风寒积聚病脉证并治》篇。唐代孙思邈《千金要方·卷十九·腰痛》收入此方，始根据肾着的病名更名为"肾着汤"。

"肾着"，是仲景订立的一个病名：

肾着之病，其人身体重，腰中冷，如坐水中，形如水状，反不渴，小便自利，饮食如故，病属下焦，身劳汗出，衣里冷湿，久久得之。腰以下冷痛，腹重如带五千钱，甘姜苓术汤主之。

甘草干姜茯苓白术汤方：

甘草、白术各二两，干姜、茯苓各四两。

上四味，以水五升，煮取三升，分温三服，腰中即温。

湿为阴邪，湿邪留聚之处，便是阳气不到之处，即所谓"湿胜则阳微"。而湿邪留着，又会阻遏阳气的流通，所以出现"身体重，腰中冷，如坐水中"，"腰以下冷痛，腹重如带五千钱"的症状。至于"形如水状"，是说近于水气病之浮肿，但不是水气病。水气病因水气不能蒸腾上达，津不上承，故虽烦渴而不能饮，或仅喜热饮，喝多了反而会不舒服；又，水停于内，小便必然不利，今"反不渴"，"小便自利，"足证非是水气病。"饮食如故"，说明中焦无病，病在何处？"病属下焦"。病邪为湿，本乎地者亲乎下，如《灵枢·邪气脏腑病形篇》说"身半以下者，湿中之也。""腹重"，当作"腰重"，《脉经》《三因方》均作"腰重"。以上是讲肾着的症状和病位。

肾着的"身劳汗出，衣里冷湿，久久得之"句，则是讲"肾着"病的病因病机，是在劳作后汗出腠理开，衣湿而未换，因而受湿。"衣里"一作"衣裹"，繁体字之"裏"与"裹"易于混淆，作"衣裹"也通，"衣裹"者，裹身之衣也，即内衣。此外，还有的版本作"表里冷湿"，"腰里冷湿"，都欠妥帖。而且，这不过是举例而已，如冒雨践露，坐卧湿地，水中作业，等等，皆可受湿，不必死于句下。"久久得之"这一句很重要，如果是新感湿邪，其病尚浅在皮毛、肌腠，那么就是《金匮要略·痉湿暍病脉证治》篇的麻黄加术汤证，而非"肾着"了。

至其治法用甘姜苓术，是求因从本之治，甘草、白术，崇土以去湿，而湿邪非温不化，非渗不利，故又用了干姜、茯苓，合为暖土燥湿利湿之方。

《千金要方》于本方加桂心、泽泻、牛膝、杜仲，名"肾着散"，治疗寒湿腰疼。张璐说这是孙思邈"曲突徙薪，从权适俗之法"，实际上是增强了本方的力量，即孙氏云："药必重复，药乃有力"。干姜与桂心相合，温阳之力益著，桂心与茯苓、泽泻同用，又善通阳利水，病在下，则不妨用牛膝引之下趋，因势利导，且牛膝、杜仲又有补肾强腰之功也。

宋人《直指方》又在《千金》的基础上去桂心、泽泻，加生附子、苍术、厚朴、生姜、大枣，名"生附汤"，是兼取姜附、术附、平胃散之意，用于阳气衰惫，其温阳散寒燥湿之力愈著。

《太平圣惠方》甘草汤，即肾着汤加当归，则是因寒湿阻遏，影响气血流通，故以血中气药的当归兼理血气；且当归质润，可制白术、干姜之燥，适用于肾着汤证需较长时间服药者，有温而不燥之功。

《方函口诀》用肾着汤加红花，治妇人腰冷带下。《千金方》还用肾着汤加杏仁，治妊妇浮肿，小便自利，腰体冷痛，咳嗽痰多气喘，以及老人小便失禁，以上皆为肾着汤的变方，经历代医者加减变化，更扩大了本方的使用范围。

附注：此20年前我读研究生时作的一篇笔记。我的指导老师岳美中教授、方药中教授都已去世多年，检阅旧稿，不胜唏嘘，爰录此文，以为纪念。

清暑益气汤

清暑益气汤系东垣方，见于《内外伤辨惑论·暑伤胃气论》。东垣以《素问》"气虚身热，得之伤暑"立论，并进一步指出"时当长夏，湿热大胜。"虚人而感暑之气，证见四肢困倦，精神短少，懒于动作，胸满气促，身热而烦，大便溏而频，小便黄而少，不思饮食，自汗，体重，舌淡，齿痕，苔腻口黏，脉虚大或洪缓。故其立方，以补中益气汤去柴胡易葛根，合生脉散，两补气阴；复用二妙散加泽泻、青皮、神曲治其湿热，堪称药证相符，无懈可击。张路玉谓《金匮》太阳中暍，"发热恶寒，身重疼痛"条，本无方治，故"东垣特立清暑益气汤，足补仲景之未逮"。吴鞠通《温病条辨》亦认为"细按此证，恰可与清暑益气汤"，但他作了一点保留："曰可者，仅可而有所未尽之词，尚望遇是证者，临时斟酌尽善。"王孟英《温热经纬》则批评此方"有清暑之名，而无清暑之实"，而另立清暑益气汤（西洋参、石斛、麦冬、黄连、竹叶、荷杆、知母、甘草、西瓜翠衣、粳米），"清暑热而益元气"。其实，这两个同名方，立方用意不同，各有不同的适应证，完全可以并行不悖，汪氏按语所谓孟英此方"较东垣之方为妥"，非是见道之言。

东垣方适用于元气不足之体，感受暑湿（尤在泾说）；或脾肺气虚湿盛之人兼感微暑（王孟英说）；或体虚因避暑而袭凉饮冷，内伤脾胃，酿生湿热（王晋三说）。其脉证应以前面所列举者为准，因为东垣本非为《金匮》条文补方，所以不应以之与条文硬套。尤怡《医学读书记》谓津涸火炽，体实，脉盛者此方不可与之，诚是。盖津涸有火之质，甘温、升阳、燥湿之品皆非所宜也。

孟英方适用于阴虚之体，感受暑热，热伤气阴，而证见脉虚、气短、倦怠、烦渴、多汗、舌红者。方用西洋参、麦冬、石斛养阴益元，甘草、粳米养胃和中，荷杆、知母、黄连清暑泄热，竹叶、西瓜翠衣清心利尿。王氏自谓"今人体质类多阴虚不足，十居八九，故投以此方，无不应手取效"；但气虚湿热内盛而感受暑热者，又自当以东垣之方为妥。

桂枝汤与玉屏风散

据有人撰文称：桂枝汤与玉屏风散的主要区别在于桂枝汤适用于"有邪"，玉屏风散适用于"无邪"。反复吟咏，似觉得欠妥。

桂枝汤固属太阳中风之正方，功用在于解肌调营卫，而营卫不调，多由外邪侵犯人体而引起，这样，"有邪"之说是可以成立的。但是否有不因外邪而致的营卫不和呢？《伤寒论》53条云"病常自汗出者，此为荣气和，荣气和者，外不谐，以卫气不共荣气和谐故尔。以荣行脉中，卫行脉外，复发其汗，荣卫和则愈。"54条云"病人脏无他病，时发热，自汗出，而不愈者，此卫气不和也，先其时发汗则愈，宜桂枝汤。"两条均是讲自汗，均由营卫不调引起，均用桂枝汤调和营卫，便是有力的例证。《金匮要略·妇人妊娠病脉证并治第二十》亦有"妇人得平脉，阴脉小弱，其人渴，不能食，无寒热，名妊娠，桂枝汤主之"的记载。很清楚，"无寒热"，即说不是表证；"平脉""阴脉小弱"，亦非是表证的脉象。《伤寒论译释》曾引用过前人这样一个案例："一商人患自汗证半年之久，延医服止涩收敛药约数十帖无效，乃请名医王子政诊治。王询知病者无发热恶风，汗出欠温，精神疲惫，脉弱，乃予桂枝汤五帖而愈"。《经方实验录》亦载："王某，无表证，脉缓，月事后期而少，时时微恶寒，背部为甚，纳谷减，此为血运迟滞，胃肠虚弱故也，宜桂枝汤以和之。"由是观之，"有邪"二字，不能尽括桂枝汤。

玉屏风散本用于表虚不固之自汗，从这个意义上说，要说"无邪"也是可以的。但后世既用此方治自汗，又用以治疗脾肺气虚、表卫空疏的频频感冒。由于肺主皮毛，表虚则皮毛不固，故用黄芪补肺气以实卫；又因脾为肺之母气，虚则补其母，故用白术补中实土以生金；防风一药，无邪者，与芪、术相合，能升健脾阳（叶天士就嫌补中益气汤之升麻升阳太过而每每以防风代之），若表虚感风者，则防风诚风药之润剂，更兼芪、术相配，有补中寓散，发而不伤之妙。近贤蒲辅周、岳美中于此方都极为赏用，如蒲老治何某，汗出恶风，不断感冒，虽处密室亦不能免，脉弦大，舌有齿痕而胖。断为表卫不固，投以本方，一月而效。由是观之，"无邪"二字亦不能尽括玉屏风散。

要之，二方均可用于表疏而易于感冒之证。审是营卫不和者，即是桂枝汤的适应证；审是脾肺气虚，皮毛不固者，即是玉屏风散的适应证。如二者病机相兼，则不妨二方合用，其成例早见于《临证指南医案》中矣。

越鞠丸的命名

越鞠丸为丹溪治诸郁的名方，又名六郁丸、芎术丸。丹溪为何以越鞠为名？明·吴崑《医方考》云："越鞠者，发越鞠郁之谓也。香附理气郁，苍术开湿郁，抚芎调血郁，栀子治火郁，神曲疗食郁……"今人巫君玉先生《瓣杏医谈·越鞠丸义解》亦谓："'越'发越也，'鞠'弯曲也，用以况阳运气不伸，亦即所以况郁也。发越阳运之不伸，而使舒达，所以名'越鞠'。"

应该说，这些说法都是有一定道理的，但是却不免望文生义之嫌。李时珍《本草纲目》芎䓖条中指出："丹溪朱氏治六郁。越鞠丸中用越桃鞠䓖，故以命名。""越桃"为栀子之别名。芎䓖又名"山鞠䓖"，至于产于四川者为川芎，出天台者为台芎，出江南者为抚芎，出关中者呼为京芎，亦曰西芎，则以产地命名者，其说皆出李氏。如此，则丹溪不过是以方中栀子、川芎各取一字作为方名而已。《脉因证治》即有越桃散，治下血及血痢，第一味药就是栀子，可为佐证。

温病三宝

"温病三宝"系指紫雪丹、至宝丹、安宫牛黄丸三方。"三宝"的使用，大大地提高了温病治疗水平，不少重危病人因正确地使用"三宝"而转危为安。但是，应该说"温病三宝"的提法不是很妥当的。①这三方不仅用于温病，也用于杂病，例如至宝丹和安宫牛黄丸可用于中风昏迷，厥证（热厥），肝昏迷，小儿急惊风等；紫雪丹可用于实证热证出血，中风闭证（阳闭），癫狂，头痛等。②温病用于开窍退热之方，并不限于这三方，例如叶天士的神犀丹（犀角、石菖蒲、黄芩、鲜生地、金银花、连翘、金汁、板蓝根、豆豉、玄参、花粉、甘草），何廉臣的犀珀至宝丹（犀角、琥珀、穿山甲、连翘心、菖蒲、蟾蜍、辰砂、玳瑁、麝香、血竭、红花、桂枝尖、丹皮、猪心血）。前者长于解毒透斑，后者用于热毒深入血分，瘀血内结，即叶天士所谓"外邪一陷，里络即闭"。其作用都是"三宝"所不能替代的。因此，不能因为有了"三宝"就放弃对其他有效处方的发掘和研究。"三宝"之说出自今人，究其原因，无非是吴鞠通《温病条辨》大力倡用，而今人之学习、研究温病者又大多拘执于吴氏一书的缘故。

紫雪出自唐代，孙思邈《千金方》、王焘《外台秘要》均载录之。此方原为服食"五石散"后出现燥热烦闷等中毒症状而设，这就是方中为什么重用硝石、朴硝的缘故（《神农本草经》载：硝石"推陈致新"，朴硝"能化七十二种石"）。当然，唐人也用此方治脚气及天行热病。宋代《太平惠民和剂局方》考较《千金》《外台》用药的出入，把紫雪的药味确定为17味，并推广其用。值得注意的是《局方》在主治条中，把《外台》的"及解诸石草药毒发"改作"解诸热毒发"，很显然是因为那时没有多少人服用"五石散"一类药物了，所以作了删改。顺便提及，吴鞠通在引用此方时，云"从《本事方》去黄金"，又误将"青木香"作"木香"。

至宝丹为宋人方，是《局方》297方的第一首处方。吴氏引用的至宝丹，较原方少雄黄、龙脑、金银箔。安宫牛黄丸则当为吴鞠通手定之方。据笔者查考，吴氏定方的依据是万氏牛黄清心丸和至宝丹，采取了"移花接木"的方法。兹将三方用药比较如下（见附表）：

万氏牛黄清心丸	局方至宝丹	安宫牛黄丸
牛黄	牛黄	牛黄
栀子		栀子
黄连		黄连
黄芩		黄芩
郁金		郁金
辰砂		朱砂
	犀角	犀角
	麝香	麝香
	金箔	金箔
	银箔	
	琥珀	珍珠
	玳瑁	
	雄黄	雄黄
	龙脑	冰片
	安息香	

也就是说，吴氏是以《局方》至宝丹为基础，去掉琥珀、玳瑁、安息香，易以珍珠，再加万氏的栀、芩、连、郁。是以《温病条辨》虽将三方并列，但实际上至宝丹在他的书中罕用。

吴鞠通说：（这三方）"主治略同，而各有所长，临证对证斟酌可也。"如前所述，至宝丹被"吃掉"后，安宫牛黄丸则集清热、解毒、开窍、化浊于一方了。紫雪用犀、羚、三石（石膏、滑石、寒水石）清热，四香（丁香、沉香、麝香、青木香）化浊开窍，玄参、升麻解毒，磁石、朱砂重镇安神，其用药虽与安宫牛黄丸有异，但立方之义则基本一致，不可忽略的是方中的朴硝、芒硝（硝石），具咸寒软坚之效，用量又大，故对于高热、窍闭、神昏谵语而腹满腑实者，尤为适合。

"温病三宝"是不同时代的产物，它们的出现，提高了温病的治疗水平，至今仍沿用于临床。不过传统的丸散膏丹，对于危重病人的抢救，仍属缓不济急，而三方中犀角、牛黄、羚羊角、麝香等，又货紧价昂。有鉴于此，近十余年来，北京、上海相继推出了安宫牛黄丸的改进制剂——针剂"清开灵"和"醒脑静"，并比较广泛地用于临床。这些新制剂与传统制剂在疗效上有无明显的比较？（这里指的是大面积的观察比较）能不能胆子更大一点，在新中国成立近50年中医药治疗急性热性传染病经验的基础上，不为所谓"三宝""四宝"所囿，发掘、研制出疗效更佳、针对性更强的新方来？这不仅是我个人的愿望，而且正是时代的呼唤，时代的要求。

雪羹

雪羹（海蜇、荸荠）一方，出王晋三《绛雪园古方选注》，谓海蜇味咸，荸荠味甘酸咸，皆性寒而质滑，有清凉内沁之妙。凡肝经热厥，少腹攻冲作痛，诸药不效者，用以泄热止痛，捷如影响。因其为寻常食物，人多忽视，王孟英乃激赏之。《归砚录》谓：海蜇宣气化瘀，清痰行食，软坚开结，而不伤正气，哮喘、胸痞、腹痛、癥瘕、胀满、便秘、滞下、疳、疸等病，均可量用。至宜下之症而体弱不能率投硝黄者，辄重用，而随机佐以枳、朴之类，无不默收敏效云云。

其用量用法如次：海蜇120克，清水漂尽，以无盐矾味为度；荸荠120克，洗净泥沙，切开，同煮至海蜇化尽（约须2小时左右，如用高压锅煮则不须如此费时）。取煎出液400毫升，一日3次分服。如无荸荠，可以白萝卜代之。

我常用此方治疗呼吸系疾患之属痰热，痰色或黄或白，但黏稠而难以咯出者，用后1~2日痰即转清易出。腹满、大便燥结者，用之即通。又尝用于多囊肝、多囊肾、乳腺增生、脂肪瘤、甲状腺肿及肿瘤、颈淋巴结核（均加猫草 120 克、夏枯草 30 克）。配合汤药、丸药使用，唯须坚持使用 3 个月以上，始可见其潜移默化之功。

海蜇、荸荠皆性寒之物，用于虚寒体质者皆不相宜。十余年前邓铁涛老来京讲学时告诉我，曾在病房会诊一位十二指肠溃疡患者，证属虚寒，数投黄芪建中、香砂六君竟尔不效，反复询诘始知是每餐皆进荸荠粉作流质饮食之故，嘱改食烂面条、稀粥后，其痛即止。故在上述疾病使用雪羹时，当以有阴虚、燥热见证者为宜也。

读宋人方书札记

宋代方书盛行，得力于统治者及士大夫阶层的提倡。官修方书有《圣惠方》《局方》《圣济总录》，加上《证类本草》，合称"四大医书"。个人集方，《苏沈良方》《三因方》《济生方》《易简方》，皆其著者。我在 20 世纪 80 年代初，曾对宋人方书下过一番功夫，笔记盈箧。不过撷其精要，以广闻见，为讲学、临床之一助而已。此次欧游归来，乃于鼠啮之余，录其部分，以见宋代医学之丰富多彩，似非一部《局方》便可概之者。

《博济方》

作者王衮，太原人。《博济方》刊于北宋庆历 7 年（公元 1047 年），是宋人医方中较早的一本。卷首有郎简的一篇序文。郎为真宗（公元 998—1022 年）时人，曾知江宁、扬州，好医术，人有疾，多自处方以疗之（《宋志本传》）。据郎称王衮当时任钱塘酒官，为"好奇博闻之士"，云云。王氏自序则谓其父在滑台任上得病，误于庸医之手，母又多病，乃于"公暇潜心医术，博采禁方"，逾 20 年，得 7000 余方，复精选 500 余首而为是书。"既使昧于医者，可审读而修制之，工于医者，可消息而变用之。"他又说："今之人有得一妙方，获一奇术，乃缄而秘之，惕惕然惟恐人之知也，是欲独善其身，而非仁人泛爱之心也"，所以编集此书，"亦博济之一端也"，因以

"博济"作为书名。

本书刊行后毁于兵火，久已失传，惟北宋诸家书目皆著录之。清乾隆间，《四库全书》撰修者从明《永乐大典》中辑出 350 余方，编定为 5 卷，仅原书十之七，但"其中方药，多他书所未备"，"足为医家触类旁通之助"（《博济方提要》）。

《博济方》中有不少闻名于世之方，如金沸草散（一般作《南阳活人书》，然朱肱之作晚于本书几十年），华盖散，五积散，三拗汤（在本书名华盖散，本书有三个不同的华盖散同名方，此其一也），平胃散（原方多人参、茯苓二味，好事君子加之），返魂神白散（即花蕊石散）皆《局方》名方，实则更先见于本书。王衮本非专业医生，而是医方的爱好者，由此而见，在他之前及他生活的时代里，医疗经验是相当丰富的，历代方书的作者们不断地加以搜集整理、验证总结的过程，在一定意义上就是对处方进行筛选的过程，许多配方精当合理、行之有效的方剂因此便代代相传而被保留下来了。《博济方》就是经过王氏精心筛选过的一部方书。

除上述名方外，还有许多为后世采用、并沿用至今的好方，如卷二救生丹（鸡内金、甜葶苈、黑牵牛子、信砒、半夏、黄丹，煮枣捣和为丸），治"远近日肺气喘急，坐卧不能"。这个处方经过加减即为后来许叔微《本事方》中著名的紫金丹（只用信砒、豆豉二味）。许氏并记其方之来历云：有一亲表妇人，患肺气喘息，咳嗽，晨夕不得眠十年，遍求医者皆不效，忽有一道人货此药，漫赠一服，是夜减半，数服顿愈，遂多金丐得此方，予屡用以救人，恃为神异。同卷还载有蛤蚧散（蛤蚧、人参、茯苓、知母、贝母、桑白皮、甘草、杏仁），为治肺痿、咳嗽、气喘名方，近人或取人参、蛤蚧二味，名参蛤散，对肺肾气虚的喘息有著效。卷一治暴吐血不止，用人参一味为末，每服一大钱，以鸡子清投新水半盏调下，殆即血脱益气用独参汤之雏形。此外，本书收载的草还丹、神效龙脑丸、赚气散、溧牙散，在古方中也是较著名的。本书有三点，可以代表宋人医书的特点：

1. 多用动物药。如治劳用鳗鲡（延龄膏），明目用鱼子（决明散），痹证顽麻用蝎、地龙（牛膝、海桐皮煎丸），虚喘用蛤蚧，小儿惊风用熊胆、蝎梢、麝香（安神丸），痫证用乌鸦、牛黄、狐肝、乌蛇、羚羊角（双丸子），小儿疳证用蟾酥、疥蝦蟆（至圣青金丹、蚵黄连丸），等等。

2.多用金石重镇之品。小儿惊风、痫证，常用珍珠、朱砂、雄黄、水银、龙脑、白矾、腻粉、铁粉、金箔、银箔等，配合清热通窍之牛黄、麝香、熊胆、芦荟、黄连（如至圣青金丹、神效雄黄丸）。这些用药，至今仍有用于治疗癫痫获得良效者，如中医研究院已故儿科专家赵心波先生常用的验方医痫无双丸方，即用全蝎10克，蜈蚣2条，天南星30克，白矾30克，生白附子15克，法半夏60克，猪牙皂60克，僵蚕15克，乌梢蛇30克，麝香1.8克，雄黄5克，共为细末，凉开水为丸，每次服1.5～3克，日2次。对于癫痫小发作效果较好。大发作者，亦可在辨证方药里酌加上述药物以开窍豁痰，息风定惊。

3.多用辛香行气。胃肠冷积，气滞不舒，而见不思饮食、腹胁刺痛或胀满，吐逆腹泻。本书多用辛温香燥温中行气，药如丁香、沉香、木香、茴香、乌药、荜澄茄、吴萸、官桂、砂仁、豆蔻、藿香之类，积重加阿魏、莪术、槟榔、三棱、巴豆，寒重加良姜、干姜、附子、肉桂，虚者合人参、茯苓、白术、甘草、当归。这类大同小异的处方在本书卷二中有好几十个。其实临床滥用辛温香燥固有其弊病，而辛温香燥方药，亦自有其一定的适应证，随证酌宜，"顾在用之者如何耳。"（张介宾语）

本书也有一些糟粕，如第五卷所载"丹药"中服杏仁法，谓服20、30年可成仙，还瞎编出他自己服杏仁20年，80岁时就被神人引入仙宫的事，连《四库全书提要》也斥之为"妄诞不足信"。又服椒法，谓辣椒叶青应于甲乙，皮赤应于丙丁，花黄应于戊己，膜白应于庚辛，子又应乎坎方，因而说椒"性禀五行，情通六义"，可以服食以却病长生，云云，俱属无稽之谈。

《史载之方》

史载之，名堪，北宋政和时蜀郡成都人。曾以一味紫菀研末，治愈众医屡治无功的便秘，由于患者是权臣蔡京，故尔名动京师（《北窗炙輠录》）。《宋稗类钞》亦载他曾治愈朱师古的异疾。宋·洪遵《集验方》、王贶《全生指迷方》亦载其治验及方药。王璆《百一选方》、陈振孙《书录解题》均谓史有《指南方》2卷，共31门，而世无传本。清嘉庆时吴县黄丕烈购得北宋版《史载之方》，其后，陆心源、王振声始分别刊行之，一般认为此书即《指南方》。商务印书馆于1955年据陆本加以校刊，与《全生指迷方》《洪氏集验方》合为一册，题为《宋人医书三种》。

《史载之方》是作者临证心得的记录。史虽为名医，而文理欠佳，其书门类不清，体例不一，处方又无方名。由于这些不足，大大影响了本书的学术价值，而致流传不广，这是很可惜的。兹述其要者。

临事制宜，随机应变

是书虽以方名书，而不同于一般方书者，在颇多议论：

世之善医者，不患治病之难，患识病之难，患使药之难……故善为医者，一病之生，必先考其根源，定其传受，审其刑克，分其冷热寒湿，辨其上下内外，有真有邪，有虚有实……而不可差之分毫也。

他特别指出医者应当"临事制宜，随机应变"。他临床几乎完全不用前人成方，自拟处方，亦无方名，务求药证相合。如其书喘证门，他批评医者仅知其病在肺，用肺药不效，遂谓"肺不受药为难治"。指出：喘不尽属肺，至于五脏之多寡，六气之胜复，则喘之所生，可指其状而明，药之所投，亦可随其证而效。他所讲的"五脏之多寡"，即是说喘病关于五脏，应当通过辨证以明何脏之病为主，为内伤病；"六气之胜复"，则是说六淫皆可犯人而喘，为外感病。惜乎语焉未详。前人有谓"载之治病用药，初不求异，炮炙制度，自依本法……盖其审证精切，不过三四服立愈。"从他治喘几个方看：

1. 胸中烦热，嗌干，右胠满，咳喘唾血，肺膨膨然，腹大膨膨而喘，六脉疾大有力（脉从方后注补入），此火之刑金，肺伤而喘也，宜用此方。

麦冬半两去心，桔梗、麻黄去节，紫菀、杏仁、柴胡、前胡、甘草、贝母以上各一分，羌活三铢，黄芪十铢。

上为粗散，每服三钱，水一盏，生姜二片，煎至七分，去滓温服。

2. 腹大胫肿，喘咳，寝汗出，憎风，胸中满，食不消化，食减，体重，六脉沉重而浊，浑浑革革，如物制之，此为肾寒太过，宜暖其肾。

续断、牛膝、细辛、五味子、巴戟、附子、当归、菟丝子、补骨脂、川芎、萆薢各半两，木香三铢。

蜜丸如梧子大，空心、盐末汤服50～70丸。

3. 肝脏风壅，积涎所聚伏膈间，口干而胶，食即恶心，全恶肉味，心躁不安，夜卧不得开（疑安之误），咽喉隔塞，如物抵筑，多喘，诊其脉，六脉皆大而沉伏，重手取之，隐隐然骨间乃得，再再寻，来疾去迟，宜用治涎（痰）药。

荆芥穗、天南星、防风、独活、羌活、白僵蚕、连翘、麻黄、干荷叶、干蝎、天麻、半夏。

为细末，每服三钱，入半夏末一两豆许，水一盏，生姜三片，煎七分，去滓，饭后服。

4. 久患咳嗽，虚萎气乏，胸中气微，不能报息，六脉虚微而数，此之一候，并带劳疾证，即为难治……当用此方。

人参半两、五味子、茯苓各半两，鳖甲酥炙、山药、麦门冬去心、甘草、枇杷叶去毛各一分，黄芪、紫菀各十铢，半夏、阿胶炙透各四铢。

为粗散，每服三钱，每服入半夏一两豆许，生姜三片，水一盏，煎至七分，饭前服，或非时服之，又宜服补肾气药，以归其元气。

一方宣肺清金保肺，二方温补肾气，三方祛风化痰，四方补肺气、养肺阴，都是根据辨证而立之方。又载之处方多自出机杼，大约得之于个人经验体会者为多，如赤痢、疫毒痢之重用桑寄生，便秘之用紫菀，治脾胃用风药，补肺的同时兼补肾气，剂型多用煮散，等等，都是可贵的经验，为当时一般方书所不能及之处。

论痰涎病理及治法

史氏对于痰证有比较精辟的认识，治疗上也有特见。《史载之方》有《涎论》专篇。

他认为痰证之成，是由于"气之不顺"，不惟风气生痰证，脏腑冷亦生涎，热亦生涎，涎痰既成，即"随人脏腑虚实之不同"，而"千变万化"，"非特一端"，医者"见之而不能识，或识之不能治，以致伤残横夭者，不可胜数"。故强调指出痰"为人之大患"。

他把痰涎分成风、热、冷、虚、病、毒六种，对于风涎论述尤详。

他对治痰有以下几条经验：

1. 治痰须先顺气，而后治痰，盖"人身无倒上之涎，天下无逆流之水"

（严用和《济生方》说是庞安时这样讲的，安时与史氏为同时人，其书除《伤寒总病论》外不传，孰先孰后，无从查考。又《济生方》有治痰顺气之说，严氏亦宋人，生卒年无考，《四库提要》引吴澄语，论其为陈无择以后人，则其为南宋时人矣），"苟能以药先顺其风气，兼发其腠理，使风气得以发泄于外，顺行于内，则胸中之痰涎，自随气而下，未吃涎药，而痰涎顺矣，此治涎之大约也"。若仅用南星、半夏之类，"是不知病之源流，去荆棘而不除根者也。"他治痰多用风药，如荆芥、防风、羌活、独活、天麻、僵蚕、干蝎之类。理气药则多用木香、枇杷叶，体实便秘，则兼用牵牛、大黄。

2. 先顺气后治痰，此言其常，如"风痰炎盛，胶涎并起"，其势难以卒顺之者，则制之以急，非吐之不可。

3. 治痰须治其本，病急者量其轻重，急取其涎，而后复审其脏气虚实，随其所病而调和之。或清或补，务使脏气和平，以杜生痰之源。

4. 病势未盛而虚者，当"先服补药以助元气，徐徐投以治痰方药"（"坏涎药"）。正虚痰盛须用利药者，临发仅取其半，"以其胃气不足，不可十分利吐也"。并可在气海行灸法，可收引痰涎下行之效。

《全生指迷方》

作者王贶，字子亨，考城人。其生活的时代，大约在北宋末、南宋初。贶为南京名医宋毅叔之婿，《挥麈余话》载：王贶学医于乃岳，后游于京师，其术尚未精。当时有一巨商因惊恐而吐舌于外不能复入，医不能疗，乃张榜求医。贶当时年轻，一见其状，就忍不住笑起来，人家问他为什么笑，贶只得托辞掩饰说：想不到京城如许之大，连这么个小病都没有人会医。既而思用针刺之法，结果在舌下一针，顷刻其舌即伸缩如常，贶于是而知名，后来更发愤精研医书而成为名医。

《全生指迷方》计 4 卷，分 21 门。除首卷论脉外，余三卷皆为病证处方。《四库全书提要》谓"此书于每证之前，非惟评其病状，且一论其病源，使读者有所据依，易于运用"，"明白晓畅"，"剖析微茫"。原书有丞相吴敏序，说"知方者读之智思横生，不知者犹可按图而愈疾"，可见本书有一定的临床实用价值。

《全生指迷方》载方 150 多首，既引古方，亦采当时名医如史载之、孙仁存方，也有个人经验方，大都切于实用，而且分门别类，先论后方，比较明晰。如"卷三黄疸门"云：

黄疸之病，皆属于脾，脾属土而色黄，恶湿，湿胜则土气不行而郁，故发则真色见，盖黄疸本得之湿，瘀热在里，湿热相搏，身必发黄。若先有留热，而后为湿气所加，则热多湿少，治之先导其热；若先为湿气所乘，而后有热，则湿多而热少，治之先去其湿，去其湿，则热从而去；亦有因冷痞结，阴加于阳，上下气不通，而脾气不行，则阴气郁而生湿，其状胸中痞，呕逆，时恶寒，当先除痞，利其小便，则湿自去。

热重于湿，用柏皮汤（黄柏、黄连、黄芩）；湿重于热者，用茵陈五苓散；湿加于热，心下懊痛，尿黄者，用茯苓半夏汤（茯苓、半夏、旋覆花、甘遂）。辨证用方，清清楚楚，虽无多发明，而不失常度。这可以说是本书的一个特点。

书中有不少小方，用药不多，却十分灵巧精确。如卷四小便门治小便淋涩之蒻叶散（裹茶蒻叶一两烧灰、滑石半两为末，沸汤浸服），石韦汤（石韦、车前子），卷三喘证门治火热熏肺气喘之天门冬汤（天门冬、马兜铃、百部），消证门治肾虚渴饮之菟丝子丸（一味菟丝子酒浸二宿后捣为散，蜜丸），不饮不渴而小便数之苁蓉丸（苁蓉、五味子、山茱萸、干山药），诸痛门瘀血腰痛之当归丸（当归、水蛭、桃仁），肾虚腰痛之补肾散（杜仲、桂心、丹皮、猪肾），菟丝子丸（菟丝子、牛膝、杜仲、干地黄、萆薢），心腹寒痛之良姜散（良姜、厚朴、当归、桂心），都是疗效不错的精巧小方。

《鸡峰普济方》

《鸡峰普济方》，南宋太医局教授张锐作。锐字子刚，河南郑州人，精通医术，时人有"十全者九"之誉。

《鸡峰普济方》，亦名《鸡峰备急方》（见《宋史·艺文志·子类》），原作 30 卷。笔者在上海中医学院图书馆所见道光戊子艺芸书社刊本，仅存 20 余卷，且间有脱页。此书是宋代大量经验方书中之一种，由于作者是当时名医，故偶有所论，即不同凡响，殊堪珍视。

治伤寒以安养胃气为要

张锐指出：治伤寒须重胃气，"若胃气不败，不问强弱老幼，病重病轻，无缘死得……切在安养胃气，不得妄乱攻取，必无夭枉之人"。一再强调"不损脾胃，保护真元，的不误人"，"保真气，调谷气，邪必自退也"（卷五）。这是张氏的一个卓见，当为后世"保胃气"说之滥觞。

虚劳不可滥用燥热

"虚者补之"，"劳者温之"，"温"是"温养"之温，而非燥热之谓。张锐在临床中体会到："今人才见虚弱疾证，悉用燥热之药，如伏火（硫磺）、金石、附子、姜、桂之类，致五脏焦枯，气血干涸，而致危困"，所以对于精血内亏，水涸火炽之证，他认为当用"滋润黏腻之物"，即养阴填精药及血肉有情之品，非此则无以润沃枯朽。此论可补仲景虚劳证治之未逮。

治病必求于本

方是死方，活用在人。故本书作者每于方论中具体地阐述认证投药的经验，虽只寥寥数语，却往往切中肯綮，颇能启人心思，治病求本的思想在他的论述中尤为突出。如谓喘疾："因他疾而发喘，当只从本病治之，则喘证自已，不必专用治喘之药"；"久利通滑必当先去其疾，中满实塞必当峻补于下"；"脾虚饮食迟化者，宜助养脾胃，自能消磨，不须用克化药，反伤脾胃之气"，等等，都是他的阅历有得之论。

张锐于医学理论造诣颇深，论证问题，往往三言两语，即切中要害。如他在分析泄泻的病机时指出："诸方论泄利，止言是脾胃病……而不知肝肾气虚亦能为泄利。"既援用《素问·至真要大论》"诸厥固泄，皆属于下"加以阐发："下谓下焦肝肾之气也，门户束要，肝之气也；守司于下，肾之气也。肝气厥而上行，故下焦不能禁固而为泄利；肾为胃关，门户不要，故仓廪不藏也"。又复引用仲景《伤寒论》"理中者理中焦，此利在下焦"为证。最后再以自己的经验方药来证实补肝肾实为治疗泄利，特别是久利久泄的重要法门。如其所论，既然本在肝肾，而治疗却仅仅局限于调理脾胃，疗效自然就不会高了。

120

《洪氏集验方》

洪遵，字景严，宋宣和、淳熙时人，曾任资政殿学士。洪氏虽非医人，却喜搜集验方，他在乾道庚寅（公元 1170 年）编成《集验方》5 卷，共载 167 方。此书由清人黄丕烈于嘉庆年间从宋本录出刊行，黄谓宋版外绝无流传之本。

父皓、兄迈皆入仕。由于宋代统治者差不多都喜欢搜集医方，士大夫亦群起而效仿之，因此本书多系上层人士相互传抄的验方秘方。如卷三苁蓉茸附丸，注云："督府王翰林传，丞相兄（即洪迈）旧苦脚气，自服此药，十余年不作"。卷一铁瓮申先生交感丹，注云："俞居易侍郎传"，等等。其中有许多方，是先见于本书而为后世录用的，如治遗精白浊的水陆二仙丹（芡实、金樱子），治风寒入肺、远年喘嗽的九宝饮（紫苏、薄荷、麻黄、大腹皮、肉桂、甘草、杏仁、桑白皮、陈皮），滋阴填精的琼玉膏（人参、生地、茯苓、白蜜），补精血、安心神的混元胎丹（紫河车、人参、茯苓、乳香、朱砂、山药），消积杀虫的肥儿圆（黄连、芜荑、芦荟、神曲、大麦芽、猪胆为丸）。所载补肾益脾的还少丹（熟干地黄、山药、山茱萸、茯苓、五味子、石菖蒲、远志、牛膝、杜仲、肉苁蓉、巴戟、小茴香、楮实、枸杞子），一般说是杨氏家藏方，而该书成书于淳熙五年（公元 1178 年），晚于洪书 8 年。又本书有许多记载单验方疗效的传闻，如卷四茅花治衄条载：林次中御史在楚州，访一故人，主人久之不出，或问之，说：儿媳衄血垂危，顾不上迎客。这时有位客人说：我刚好带有治衄药。急令采茅花一大把，煎浓汁一碗，然后从囊中取小红丸二粒，令用茅花汤送下，一服即愈。后问其人是什么灵丹妙药？结果是常备的含香朱砂丸（大约如今之人丹一类），因恐人不信茅花之功，所以以此为记耳。又治舌衄用槐花炒末掺之，治舌肿用蒲黄末掺之，治汤火疮（烧烫伤）用大黄末调好醋敷之，治小肠气（疝气）用茴香、青盐为丸内服，都是有效单方，亦都载有类似这样的故事。又记治痈疽发背，用活水蛭置脓头，令咂尽脓血，其痛立止，而水蛭则血满自脱云云。书中其他处方，可资临床参考运用者亦复不少，如卷一补肾、乌须发、壮筋骨、通心气的六逸圆（石菖蒲、菟丝子、地骨皮、远志、干地黄、牛膝）；

卷四治偏正头痛的茶芽汤（细茶芽、生川乌、细辛），治寒湿腰痛的附牛丸（附子、牵牛）；卷五治痰嗽之坠涎圆（生南星、生半夏、白附子、生川乌、白僵蚕、枯矾、姜汁，其方即局方青州白丸子的加味方），治脾虚停食泄泻之四君子圆（砂仁、陈皮、乌梅、诃子，煮大枣肉为丸）。这些处方，其立方用药都精当不繁，足资取法。

叶学鳞爪

淡以通阳

叶天士《外感温热篇》有云："热病救阴犹易，通阳最难……通阳不在温，而在利小便，较之杂症则有不同也。"

首先，为什么要"通阳"？当然是阳气不通。至于阳气不通的原因，则由于湿热壅遏，气机不得通达。清人陈光淞认为"盖此词专属湿温，热处湿中，湿蕴热外，湿热交混，遂成蒙蔽。""专属湿温"倒不一定，实际也见于温邪夹湿。为什么说"通阳最难"？就因为湿热混处，不通阳不行，但常用的通阳药如桂枝、肉桂之类，又不免于辛温助热而不能用，所以说"通阳最难"。

不同的意见主要产生在"通阳不在温"这一句话上。或云：通阳，用药则不免于温，但因为这是阳郁而非是阳虚，所以温药虽是温药，目的却在通阳气以利小便，而不是温阳。有人说：温药范围很大，用肉桂之类大辛大热固有助热之弊，如用微辛微温之品以通阳行水，却是可以的。这些意见，都有一定道理，但细绎原义，通阳"不在温"之"温"，非是指大辛大温或微辛微温的药，而是从更大的方面说"温法"都不可用。要不，为什么下面还有一句"较之杂病则有不同"呢？大辛大温也好，微辛微温也好，总不免于温，杂症用这些药通阳，是顺理成章的。如果说湿热或湿邪夹湿也可以这么用药，那和杂症就没有什么不同，也就不存在什么"通阳最难"的问题了。

1968 年，笔者曾就这个问题请教过蒲辅周先生。蒲老精辟地指出：这里有个讲究，我把它概括为"淡以通阳"。病属湿热，不能用温药，只能用药味淡薄者，如芦根、茯苓皮、滑石、通草、苡米之类渗利小便，湿去热孤，阳气自通。在蒲老医案中，治疗乙型脑炎之暑湿并重或湿甚阳郁者，以及腺病毒肺炎之痰热蒙蔽者，常可见到"淡以通阳"法的运用。

"淡以通阳"，可以说是蒲老对叶天士"通阳不在温，而在利小便"这句话的极好解释。

叶天士用虫药

虫类药物的临床运用，仲景鳖甲煎丸、下瘀血汤诸方实开其端。至《千金》《本事》，更为广泛地用于内妇科杂病，叶天士治癥瘕、积聚、久痹、久痛、单腹胀，亦善用虫类药。

可贵的是，叶氏通过大量临床实践，第一次把虫类药的运用提高到理论认识的高度。这些内容虽然仅仅是片言只语，散见于其医案中者，但却更真实，更亲切，因而也更珍贵。

1. 倡言络病。叶氏说："初病在经在气，久则入络入血"；"新病为气结在经，久则血伤入络。"络病说曾被徐灵胎斥为"杜撰"，周学海予以驳斥，依据便是《素问·调经论》说的"病在血，取之络"。金寿山老师则认为此说实本《难经》气主煦之，血主濡之，气留不行气先病，血壅不濡血后病也。究之实际，久病入络，则气血呆钝，瘀血痰浊，溷处其间，草木不能建功，故必借虫蚁入络搜剔络内久踞之邪，使"血无凝著，气可宣通"。

2. 飞者升，走者降；有血者入血，无血者走气。此言虫类药的不同功用，既从实践中观察，又聪明善悟。飞者如虻虫，走者如水蛭，无血者如山甲、九香虫，有血者如蜈蚣、地鳖虫。

3. 多用丸剂。叶氏谓"新邪宜速散，宿疾宜缓攻"，"凡虫蚁皆攻"，缓攻既为久病正气不足着想，又因邪在络中，与瘀血痰浊混杂，不可能一下子廓清，因此只能用丸剂慢慢来。

4. 随见证之虚实寒热润燥不同而配伍。

徐批叶案小议

对于《临证指南医案》，从来都有褒有贬。爱之者珍若拱璧，自命"叶派"。据赵晴初《存存斋医话》说，浙绍名医任凤波案头就只一册《临证指南》。我读过陆晋笙一本《香岩径》，把《指南》的案语分门别类，集为一册，说照这么读下去，就找到了学习叶天士的路子，而且这条路子可以一直通到"香岩顶"。吴鞠通虽未明言，而《温病条辨》一书的许多处方显然从《指南》中来，所以叶子雨骂他"剽窃叶案，杂凑成方"。非之者亦大有其人，而将《临证指南》通盘予以评按的，唯徐灵胎一人。叶、徐同时，叶长徐11岁，其时亦知有个吴江来的徐秀才。（见《临证指南·眩晕》："忆余初至郡中治病，是时喜用唐人方，先生见之，谓人曰：'有吴江秀才徐某，在外治病，颇有心思，但药味甚杂，此乃无师传授之故'，以后先生见宋版《外台秘要》读之，复谓人曰：'我前谓徐生立方无本，谁知俱出《外台》，可知学问无穷，读书不可轻量也。'先生之服善如此，犹见古风。"）徐批叶案，有中肯处，如哮喘门徐案，徐谓："二语（喘病之因，在肺为实，在肾为虚）道尽治喘之法，此论无遗蕴矣。"咳嗽门徐案，徐谓"五味与干姜同用，止嗽之圣药，但于热证有碍。"吐血门姜案，徐谓："五味同河车、熟地服胃气必倒"；同门某案徐谓"海参如何熬膏……不可学也"。又如寒门仅收载六案，徐氏大加指摘："伤寒乃病中之第一症，而学医者之第一功夫也……此老数十年医道大行，岂无数千百大症经手！只录此数方以了局，此非此老之过，乃编书之人胸中茫无定见耳。"这都批评得对。至如按语中说："此老议论有时极明确，而立方往往相犯，此非知之艰，行之维艰，人人如此。"更是有心肝的话。对叶案"脾胃门"则评价甚高，说"此篇治法，独得心传"。对幼科卷更是推崇备至，说"此老幼科痘症，不仅名家，可称大家矣，敬服敬服"。又说："此卷论幼科及看痘之法，和平精切，字字金玉，可法可传，得古人之真诠而融化之，不愧名家"。可见其服善之古风。在辨证用药上，难免仁者见仁、智者见智，但有的话确属偏见。如：

"张，十九，食加便溏，胃醒脾不运也，方药当以太阴阳明是调。异功

散加甘松益智。"(《临证指南医案·脾胃》)

脾为湿困，便溏，用异功散自是正着，方中原有陈皮行滞，复加甘松、益智，辛香温运，使其补中有通，庶免守中呆滞，徐批谓甘松"奇"，试问"奇"在何处？

又如："风温客邪化热，劫烁胃津，喉间燥痒，呛咳，用清养胃阴，是土旺生金意。金匮麦门冬汤。"(《临证指南医案·咳嗽》)

徐批谓"咳呛用麦冬是毒药也"。不仅不知叶氏，亦不知仲景矣。

叶氏治热结大便不通，常用芦荟，他一再非之，说"通便润燥，总宜以脾约丸为主"。叶案云"肝为刚脏，非柔润不能调和"，本是一个创见，他斥之为"杜撰"。叶氏治热入血室，未用小柴胡汤，他说："柴胡为主方，此千古不易之定法"，"舍此俱为邪说"。

叶氏从《金匮》治肝着之旋覆花汤悟出络病治法，如"胁痛门"汪案，叶谓"此非脏腑之病，乃由经脉，继及络脉，大凡经主气，络主血，久病血瘀，瘀从便下……议通少阳阳明之络"；又谓"初病在经在气，久病入络入血"，他斥之为"杜撰语欺人"。惹得周学海竟生起气来，说《素问·调经论》"病在血，取之络"，未之见耶？徐灵胎、陈修园辈未曾熟读《内经》，情同言马肿背（见周氏评按本《叶案存真》）。以上徐氏批评叶氏之失误，倒不在他对叶氏有什么恶意，关键在于复古卫道之一念耳。很多地方他认为好的，说是"不失前人法度"；他认为不对的，却不少正是叶氏在实践中的创获。前人法度，前人法度，如果不管什么都是"前人法度"，"卒与古合"，医学还有什么进步发展可言！

劫胃水法

"劫胃水法"，见于叶天士《临证指南医案》及《叶案存真》，谓其法出自罗谦甫氏（天益，东垣高弟）。如《指南》便血门沈案（P150，上海科学技术出版社，1974，下同）有云："谦甫治此症，立法以平胃散作主，加桂、附、干姜、归、芍，重加炒地榆以收下湿，用之神效，即此意也。"叶案用此法者，计《指南》5案，《存真》4案，《未刻本叶氏医案》2案，共11案。

适应证如下：主证为便血，血色红紫；兼证有面黄，或青黄不泽，精神委顿，洞泄，或溏滑，饮酒厚味即泻，心下痞，腹满，食入不化，饮食喜热恶凉，脉弦细微迟。绎其病机，则为脾阳素虚，健运失职，复为酒食所伤，湿聚阳微，脾失所统。

"劫胃水法"的用药，最具代表性的是《临证指南医案》便血门某案（P504）所用方，计16味，经笔者查考，即罗谦甫治真定总管史侯男案所拟之"平胃地榆散"原方：苍术、升麻、熟附子、地榆、陈皮、厚朴、白术、干姜、茯苓、葛根、甘草、益智仁、人参、当归、神曲、炒白芍。有几个问题值得注意：

1. 众所周知，叶氏用药极其精简，一般都是寥寥六味，多者八味，鲜有超过九味者。像这样的汤方，在叶案中绝无仅有。径用原方，一味也未变动，这种情况也不多。只能说明叶氏对罗氏此法十分心仪。

2. 从《指南》便血门用"劫胃水法"的另几则医案，可见其加减变化之妙。如某案（P506）仅用人参、茅术、厚朴、地榆、附子、炮姜、升麻、柴胡，即用理中汤（去白术换茅术）合平胃散，加附子、地榆、升麻、柴胡；俞案（P503）仅用理中换茅术、生厚朴、附子炭，则为阳虚湿盛而设；程案（P504）先用平胃加炮姜、地榆、柴胡，用人参、茯苓、生茅术、新会皮、炮附子、炮姜炭、地榆炭，温中摄血；沈案（P510）则用黑地黄丸（苍术、熟地、五味、干姜），苍术、干姜与熟地、五味相伍，盖大便溏滑不禁，不唯阳明胃脉，但开无合，少阴肾脏亦固摄失司。

从这些医案的用药，可以看出"劫胃水法"之用药是以温通刚燥为主。人参、附子、炮姜、炙甘草与苍术、厚朴、陈皮、柴胡等相配，就成温通之剂，这是因为"从来治腑，以通为补，与治脏补法迥异"（P503，程案）。苍术、厚朴、陈皮、人参、附子、炮姜，尽属刚燥之味，则因为"凡脾肾为柔脏，可受刚药，心肝为刚脏，可受柔药"（P510，沈案）；"脾乃柔脏，非刚不能苏阳"（P505，程案）。在大队温通刚燥剂中，只有一味炒地榆，显然是为止便血而设者。

3. 叶氏医案中，经常批评医生"见血投凉"之误，我以为"劫胃水法"

就是最好的例子。主证为便血，且血色红紫有块，易于被误认为血热。殊不知病属脾阳久虚，湿邪内困，这种失血的机理是阳虚阴无所附，若误用凉血止血，则阳气愈虚，血愈不得止。

4. 或云：此证为什么不用仲景的黄土汤？黄土汤用白术、附子、炙甘草都与"劫胃水法"用药相同，也可以说，罗氏原方用术、附源于仲景此方。伏龙肝温中止血，也完全可用。但黄土汤还有阿胶、地黄、黄芩阴柔苦寒之品，则显然与阳虚湿盛的病机不合。

5. 或云：脾不统血，何不用归脾汤？归脾原方为心脾两虚而设，脾不统血，原可借用之，因为方中有人参、白术、黄芪、炙甘草、茯苓益气，当归、桂圆肉养营，气虚而血失统摄者，用之可效。但此证却是阳虚中寒，比起气虚来就深了一层；同时还存在着腹胀、痞满等湿胜之证，显然也不是归脾汤所能治疗的了。

多年来，笔者循叶氏之教，治疗阳虚湿盛之上、下消化道出血，误进凉血止血而血愈不止者，即用附子理中汤合平胃散为基础，屡屡获效，可知其言不诬。转思徐灵胎在《指南》便血门按语中于此多所指摘，硬说此乃"痔血"，而非"肠红"，要用金银花、槐花、栀子、黄芩、生地这些药，才对路子，这一点"不特此老不知，天下名医无一知者，我见以百计，可为一噱"。真是狂言如呓（程门雪先生语），叫人不知该说什么好了。

最后需要说明："劫胃水法"之说不见于罗谦甫原书，似出自叶氏。为何称作"劫胃水法"？大约是因为病由湿起，而患此证者又由口腹不节，多饮酒或过食厚味生冷的缘故。

柴胡不劫肝阴

"柴胡劫肝阴"之说，出周扬俊《温热暑疫全书》。说是他的老师林北海说的。至叶天士援引此说，王孟英大肆渲染，影响乃钜。柴胡性味苦平，何以能劫肝阴？大概是因为柴胡的升提，但今人实验研究：单用柴胡、升麻，并无"升提"作用；单用参、芪，有一定的"升提"作用；参、芪、升、柴同用，始具明显的升提作用。章次公先生曾根据《本经》柴胡"推陈致新"

"去肠胃中结气"等记载，并考证《千金》用柴胡 65 方，《翼方》35 方，《外台》54 方，《本事方》11 方，结合自己的用药经验，认为柴胡功用有三，除解热外，还有祛瘀和泄下作用。《章次公医案》曾用大剂量（30～60 克）柴胡治热病，谓其"退热通便，稳当无比"。且常与葛根同用，颇不以"柴胡劫肝阴，葛根耗胃汁"为然。姜春华老师说他常用柴胡治外感高热，肝病、胆道疾病及妇女月经不调，即使大量长期使用，也未发现柴胡劫伤肝阴的副作用。相反，柴胡有保护肝脏的作用，且能降低转氨酶，已为药物实验及临床实践证明。应该说柴胡劫肝阴之说，是前人对于柴胡的一种误会。

附：南北柴胡俱用根，浙江、江苏、上海则用带叶的茎。吾蜀亦用柴胡茎叶，唐容川《本草问答》谓四川梓潼所产柴胡最佳。这种柴胡我采集过，茎深绿色，高一二尺，叶狭如竹叶，故又名竹叶柴胡，春天开小黄花，根极细小，不入药。

肝为刚脏

"肝为刚脏"这个问题曾经在我的两位老师之间引起过争论。学术问题，难免见仁见智，章次公先生有句名言："人要团结，学要斗争。"争鸣实在是好事。这场争论引发了我的思考。

"肝为刚脏"之语，数见于叶天士《临证指南医案》，如：

"肝为刚脏，非柔润不能调和也。"（《中风门·卢案》）

"滋液熄风，温柔药滋养肝肾。经言肝为刚脏，而肾脏恶燥，攻风去痰，舍本逐末矣。"（《中风门·钱案》）

"夫肝为刚脏，胃居阳土，姑议柔缓之法，冀有阳和风熄之理。"（《头风门·朱案》）

徐灵胎对此颇有疑问，他说《难经》云肝者乙角也，庚之柔，明指肺金为刚而木为柔，今云"刚脏"未知何出？（乙角指肝，辛商指肺。居阴的乙木与居阳的庚金相会，乙即庚之柔）叶案谓是"经言"，而《内经》实无此说，有人说《内经》"肝为将军之官"（《素问》），"肝为将，使之候外"（《灵枢》）是否能成为"刚脏"的理由？将军未必皆刚，何况"谋虑出焉"，乃运筹帷幄之谓也。

自叶氏提出此说之后，其响应者多为叶派中人。如林佩琴说："肝为刚脏，职司疏泄，用药不宜刚而宜柔，不宜伐而宜和。"华岫云说："肝为风木之脏，因有相火内寄，体阴用阳，其性刚，主动、主升。全赖肾水以涵之，血液以濡之，肺金清肃下降之令以平之，中宫敦阜之土气以培之，则刚劲之质，得为柔和之体，遂其条达畅茂之性。"王孟英详明地阐释了"肝为刚脏"的道理，同时也是对徐灵胎上述评语的回答："肺禀坚金之性，而体反轻浮，肝秉柔木之性，而体反沉实，故肺养其娇，易遭侵克，肝凭其悍，每肆欺凌，是以肺称娇脏，肝为刚脏。"他也说肝本身是刚柔相济的，因为肝藏血，"血以濡之"，故在正常生理状态下，肝"气柔德和"，发育万物，为诸脏之生化。

我通过学习叶案，结合临床，体会到叶氏之所以称"肝为刚脏"，从生理上讲，是因为肝主升，主动，主躁；从病理上讲，是因为肝藏血，主疏泄，内寄相火，而七情之病，多从肝起，肝血肝阴易亏，相火易炽，肝阳易亢，五脏之火又以肝火为最横的缘故。故于肝风、肝阳之治，叶氏强调当用柔剂润之、滋之、养之、涵之，熄风潜阳，犹在其次，无苦寒直折之理，更不能与外受风邪混同而用辛温升散。

要说"肝为刚脏"的文献依据，其实也是有的。《千金要方·胆腑脉论》说："胆腑者，主肝也，肝合气于胆，胆者中清之腑也，号将军……能怒能喜，能刚能柔。"胆为甲木，肝为乙木，"木曰曲直"，曲则为柔，直则为刚，于理不悖。思邈善述，林亿说他"上至文字之初，下迄有隋之世，或经或方，莫不采摭"，可惜无从查考《千金》从哪部古书"采摭"而来？然《千金》成书至今亦千余年矣。

"血肉有情"考略

血肉有情之品，是指动物药中具有补益精气的作用者。《素问·脏气法时论篇》说："毒药攻邪，五谷为养，五果为助，五畜为益，五菜为充，气味合而服之，以补益精气。"其中的"五畜"，即牛羊豕犬鸡。仲景《金匮要略》有当归生姜羊肉汤，治血虚寒疝及妇女产后血虚阴寒之腹痛及"虚劳不足"，是为处方中最早采用血肉有情之品者。唐代孙思邈《千金要方》既在大量处方中采用羊肉、羊骨、羊肝、羊肾、猪肾、麋角（茸）、蚕蛾、牛乳、酥酪、牛髓（其中，肾脏方中用羊肾、鹿茸者即有27方之多），还在"虎骨酒"（卷七·风毒脚气）条下提出："《易》云：虎啸风生，龙吟云起，此亦有情与无情相感，治风之效，故亦无疑。"这当是有关论述中最早涉及"血肉有情"者。明人韩飞霞《韩氏医通》亦多用牛、犬、鹿等动物药，制"异类有情丸"（鹿茸、鹿角霜、龟板、虎胫骨、猪脊髓），并作释云："人至中年，觉体衰弱便可以此丸服饵。此方药仅三品，而补性极峻。盖鹿乃阳兽，食山中之灵草，故多寿，夏至一阴生，而角便解，角得纯阳之气，故补人身之阳。龟者，灵物也，属阴，能养息，上可补心，下可补肾，故补人身之阴。虎，西方之兽也，属金而能抑木，故虎啸而风生也。三者皆多寿，皆有生育，皆有灵性，殊非草木金石可比也，服饵宁无补益乎"。迨至清代叶天士，更广泛采用鱼鳔胶、黄鳝、海参、淡菜、坎炁（即婴儿的脐带）、紫河车、鳖甲胶、龟板胶入药以"栽培生气"，明确提出"血肉有情，皆充养身中形质"，不比草木无情之品，"声气必不相应"也。

这就是我所知道的"血肉有情"源流的大略。

《外感温热篇》有蓝本

袁体庵，名班，明末江苏高邮人，生卒年不详，著《证治心传》1卷，史可法于崇祯癸未曾为之作序。我于1986年在姜春华师处得见此书，姜老说：袁氏亦非泛泛医流，其时乃名噪大江南北者。此书对温病论述颇详，可能就是叶天士《外感温热篇》的蓝本。叶氏因忙于诊务，无暇著述，《外感温热篇》是在苏州洞庭山泛舟时门人顾景文据其口授记录而成，后经唐大烈收入《吴医汇讲》中，乃得广为流传，而袁氏之作，却鲜为人知矣。《证治心传》明确指出：温为阳邪，故"必须跳出伤寒之范围"。又认为"温疫"应与"温热"相区分，"不可与四时温热混同"。温热受病途径，则直指"缘此病邪由口鼻吸入者多"。在辨证上，强调舌诊，认为比脉诊更可靠。论风温，则曰"初春严寒将退，风木司权，其气善升而近燥，多犯上焦，故多身热、咳嗽、微恶寒者，以黄芩汤为主方，随证加减，如薄荷、桔梗、荆芥、防风、杏仁、苏叶、连翘、贝母、桑叶、菊花、牛蒡子、蝉衣等类，取轻清之味，清肃肺卫。如株守仲景成法，辄投辛温表散，耗液伤阴，而致衄血、咯血、神昏谵狂痉搐等证，热极（结）旁流，名为顺传胃腑，法宜急下以存阴液。入营血则为逆传，莫救者多矣。"论秋燥，则有"寒燥""温燥"之分，用药有温润、甘润之别。论冬温，主张用葱豉加黄芩、连翘、金银花、贝母、牛蒡子、桔梗、甘草。论温疫，则提出攻邪为主，必须大剂清下，为釜底抽薪之法，"每多获效"。叶氏《三时伏气外感篇》曾说"春温一证，由冬令收藏未固，昔人以冬寒内伏，藏于少阴，入春发于少阳，以春木内应肝胆也。寒邪深伏，已经化热，昔贤以黄芩汤为主方，苦寒直清里热，热伏于阴，苦味坚阴，乃正治也。知温邪忌散，不与暴感同法。"叶氏这里所说的"昔贤"者，岂非袁体庵乎？

痰病的病机与诊断要点

　　痰是病理产物之一。诸如外感六淫，内伤七情，饮食劳倦，皆可以成为生痰之因。由于脾主运化，如其健运失常，津液不得正常流通，则留聚为湿，湿积而成痰。此种情况在临床上较为多见，故前人有"脾为生痰之源"的说法。但五脏中，肾主水，司膀胱之开合，肾虚水泛为痰者，亦不少见；肺主治节，有通调水道、下输膀胱之功能，亦与痰的生成有关。故前人论痰证之成，责之于脾、肺、肾三脏。如陈修园说："痰之本，水也，原于肾；痰之动，湿也，主于脾；余又从而续之曰：痰之成，气也，贮于肺。此六语堪为痰病纲领。大抵脾肺辨其虚实，肾脏辨其水火。肺实者肺有邪也，若非寒邪，即是火耳；肺虚者本脏自虚，制节不行而痰聚之。脾土太过，气滞郁热而生痰；脾土不及，食入化迟而生痰。肾虚不能制水，则水不归源，上泛溢而为痰；阴虚火动，则水随波涌而为痰。"但究之实际，不止与上述三脏有关：肝气郁滞，不仅因气滞津凝而为痰，肝气横逆，则脾胃受病，运化不行，焉不生痰；心阳不足，阳气痹阻，不能推动津血运行，津凝血败，亦聚而生痰。故痰之生，实关乎五脏，责在五脏之伤。

痰在病机上有以下特点：

1. 痰多兼夹。痰多与其他病邪相兼为病，如痰与寒合，则为寒痰；痰与湿合，则为湿痰；痰与热合，则为痰热、痰火，等等。一般地说，单纯的热邪易清，寒邪易散，一旦与痰相合，则外邪必以痰为盘踞之所，胶结缠绵，清之不应，温之无功。如寒痰相合，经年累月，每致根深难拔之势，前人因之称为"宿根"，一遇风寒外袭，或情志不畅，或疲劳汗出，或饮食失当，则发为哮喘呛咳，就是一个明显的例子。

2. 痰性胶黏。在正常情况下，人体气血津液，本是循常道而运行不已，痰性胶黏，即易于阻滞气血津液的流通，且因气为之滞，津为之凝，血为之败，还会导致新的痰浊产生。

3. 痰性隐匿，聚散无常，来去无定。痰之为物，随人体气机升降，无所不至。咯吐之痰，人所易知；隐匿之痰，则处处皆在而不易觉察。如癫痫，即以痰为主因，其未发时往往与常人无异，发作时则昏仆倒地，口作鸡羊叫声，呕吐痰涎，移时方醒，一如常人。又如突然的、强烈的精神刺激，引动久伏之痰，神去舍空，而痰涎归之，遂有谵狂妄笑妄哭等情志之变。再如躯体某一部分突如其来疼痛不已，不能活动，投以理气活血诸药，百无一效。或舌根麻木，或口不知味，或阳强不倒，或阳痿不举，或大便秘结，数日一行，或并无饮食不洁或过量等原因，突然腹痛肠鸣，窘迫不已，泻出稀水黏涎，等等。由于上述病情复杂多变，使人难得要领，所以前人乃有"怪病多痰"之说。

4. 多见本虚标实之证。痰乃人身津液之变，痰涎愈多，则津液愈伤，脾胃愈虚，同时，痰为有形之邪，久伏人体，亦致气血呆滞。故凡痰证皆多虚实兼见、本虚标实之证。由于如此，临床常为之棘手：虚不受补，实不任攻。这也就是历来医家在痰证主攻、主补问题上产生不同见解的主要原因所在。

痰病的诊断要点：

1. **体征**　面色萎黄，或浮肿光亮，目胞暗黑，皮下可见颗粒或绵软包块，素体肥胖，脉滑，苔腻。

2. **自觉症状**　头痛而重，时作时止、咳嗽、气喘、痰多、眩晕、呕吐、恶心、心悸、失眠、麻木、肠鸣以及舌麻、舌冷、局部冰冷或灼热等感觉异常症状。

3. 病程较长，他药不效。

4. 久病而形体不至大衰。或素盛今瘦，或素瘦今肥，或其形如肿。

以上诊断要点，参考了彭履祥老大夫的《痰饮学说及其临床运用》一文。原文见全国中医研究班编《中医专题讲座资料汇编》（1997 年）。

老年病及其诊治特点

人到中老年，生理功能逐渐减退，疾病也随之增多，而且疾病的种类几乎遍及各个系统，例如心脑血管系统的动脉硬化、脑血栓形成、脑栓塞、脑出血、高血压病、冠心病等；呼吸系统常见病如慢性支气管炎、肺气肿、肺心病、肺炎、肺癌等；消化系统常见病有肝炎、慢性胆囊炎、胆石症、胃及十二指肠溃疡、胃癌、肝癌、胰腺癌等；血液系统常见病有各种原因的贫血等；新陈代谢方面的常见疾病有糖尿病、肥胖病等；运动系统的常见疾病有骨质增生、骨质疏松、类风湿关节炎等；神经系统的常见病有痴呆、震颤（帕金森病）、内耳眩晕症（梅尼埃病）；泌尿系统的常见病有肾炎、肾盂肾炎、前列腺肥大等；中老年人眼科常见病有视神经萎缩、白内障、青光眼，妇科则多见子宫肌瘤、子宫颈癌，等等。

老年人患病的特点，大致有以下几个方面：

1. 多为慢性病。上述许多疾病，有一小部分是指老年人所特有的，更多的病，虽然青、中年也会有，但以老人发病率为高，而且常为其死因之一。例如肺炎，就可以发生在任何年龄，但据报道，年龄超过 70 岁的肺炎患者的死亡率较之 70 岁以下者高出 25％。如果把老年年龄的下限放宽到 60 岁，那么死亡率将会更高。又如慢性气管炎，这个病有气管炎—肺气肿—肺源性心脏病的过程，通常是一个很缓慢的过程，大多数患者咳嗽、气喘、多痰几十年，到了老年阶段才渐次演变为肺源性心脏病，最后以呼吸衰竭、心力衰竭或其他并发症而死亡。由此也可以看出：老年疾病的特点，是以慢性病居多，而且这些慢性病，往往是从青年时期"带来"的。

2. 症状往往不典型。老年患病后，症状往往不典型。例如冠心病，在中年和老年前期（约 40～55 岁）发病者，心绞痛的表现十分剧烈，而高龄老人，却很少有厉害的胸痛，有的人直到去世后尸体解剖才发现是由于心肌梗死致死。老人肺炎也是如此，很少有发热、咳嗽、胸痛、呼吸窘迫，即使有症状，也表现为精神萎靡，不想吃饭，或心跳加快、血压下降。不仅肺炎，就是阑尾炎、肾盂肾炎，甚至败血症这些严重的感染性疾患，老人也不一定发热。笔者认识的一老年孤寡农妇，死亡前的黄昏还下地灌园。第二天上午，邻居发现有异，推开门，见其已死去多时，经尸体解剖才证实死因为阑尾穿孔。

3. 多系统相兼为病。当老年人患某一疾病时，其他疾病也可能抬头。通常有两种情况：一是某一系统病影响或波及其他系统；一是本来就存在或潜在其他病，因此病而引发。我曾在西苑医院急诊室会诊过一肖姓老太太，因呕吐、呕吐物呈咖啡色、不能食、腹痛来诊，其病史及检查结果计有 11 种病：肺炎、糖尿病（酮体阳性）、食道癌（未分化癌）、慢性支气管炎、肺气肿、多发性胆囊结石、慢性肾炎、慢性胃炎、高血压、冠心病，等等。

4. 正虚邪实夹杂。一方面正气不足或正气虚损，甚至阴阳两竭。另一方面又存在着病邪，如外感风寒、风热、燥邪；内伤于情志拂逆，或瘀血阻络，或湿痰内盛，或水饮停聚。就像单纯性肥胖病这样能吃能喝，形体丰盛的病人，也多为正虚邪实二者夹杂为病，故治疗上往往需要加以兼顾。

由于如此，所以老年疾病的治疗一般要注意以下几个问题：

1. 尽可能明确诊断。由于老年疾病较为复杂，往往一下子涉及多个系统，而症状表现又不一定典型等因素，使诊断较为困难，弄得不好就会误诊并带来错误的处理方法，使医生追悔莫及。例如冠心病心肌梗死，典型症状应当见到两乳之间的胸骨柄这个地方出现压榨性疼痛，疼痛剧烈，四肢发凉，冷汗淋漓，等等。但不少老年患者却不一定出现剧烈疼痛，有的表现为不明原因的剧烈的牙痛，有的则表现为胃痛，此际若照牙痛或胃痛去处理，就可能铸成大错。明确诊断的方法，首先要有高度责任心，不仅重视当前症状，而且一定要对病史有全面了解，并尽可能地借助现代医学的理化检查方法，明确诊断，避免失误。

2. 用药不要过偏。老年人正气不足，生理功能减退，虽有外邪，却不任峻汗；腹痛便秘，如用苦寒下夺之剂，随即不能食，泄泻不止，如此等等。故用药上应该非常慎重。否则，虽然诊断辨证无误，却仍治不好病，或者此病未愈，节外又生新枝。例如，笔者曾治一患冠心病心绞痛的老人，照说心绞痛属瘀血阻络者，用活血破血剂原本不错，但长期服用后，疼痛反而频繁发作，心慌疲乏，以致卧床不起。笔者认为证属心气虚，因气虚推送无力而致瘀，仅知一味攻逐，舍本逐末，愈攻则心气愈虚。改用保元汤（桂枝、炙甘草、红人参、黄芪）合生脉散（人参、麦冬、五味子）。十余剂病情始稳定，疼痛减轻，可下床活动，精神、饮食、睡眠亦渐次好转。一般来说，老年疾病的治法，要注意掌握"汗而毋伤，下而毋损，温而毋燥，清而毋凝，消而毋峻，补而毋滞"的原则。

3. 用药剂量不要太重。老年人脾胃一般较弱，用药不能像年轻人的剂量一样，量大则脾胃负担不了。不要说克伐药了，就是滋补剂，也要徐徐用药，期以时日，缓图疗效，不可莽撞地投以大剂。著名老中医蒲辅周曾经指出：对于老弱人，在用药上"宁可再剂，不可过剂"，就是可贵的经验之谈。

4. 中病即止。老年疾病，特别是外感、伤食这些病，用药要中病即止。外感用解表散寒，伤食用消导和中，一般一二剂即效，得效后就需转方，不能一用就是数剂。汗多既伤元气，又耗阴液；消导药多克伐，香燥的药多用也会损伤脾胃的气阴。否则，卫气不固，藩篱空疏，更易招致外邪；脾胃受伤，百病蜂起。比较起来，内伤杂病用药可能所需时间较长，也要注意根据具体情况随时调整处方，不要一张方子一竿子用到底。例如慢性支气管炎患者多痰，治痰之法，一般不外消痰、降气，结果往往旋消旋生，这是只知治痰之标，不知治痰之本的缘故。故脾虚生痰，补脾助运即所以杜生痰之源；肾虚水泛为痰，调补肾中水火即所以治痰之本，如此等等。

5. 食疗、锻炼和药疗结合。老年疾病，如能结合食疗和力所能及的体育锻炼，往往可以收到事半功倍之效，不可仅仅依赖药物。例如，老年人多有便秘，饮食上如能少进肥甘厚味，适当增加蔬菜、水果、蜂蜜等，则大便自可调畅。又如习惯性感冒，曾见有人长期服益气固表药无效，后听人劝告，坚持晨起慢跑，半年后即不药而愈，至今十数年仍坚持不辍。当然，老年人的身体锻炼要根据各人不同的情况量力而行，须知体力毕竟和年轻时期不同了。

养生长寿方的初步研究

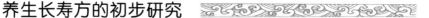

健康和长寿是古往今来人类的美好愿望。

据说，我国宋朝时，有人在终南山下看见一个年轻姑娘责打一位白发老人，路人大为不平，纷纷出手拦阻。大家斥责那位姑娘，说她虐待老人，不料那姑娘委屈地流着泪说："我管教我的儿子，有什么错呀！"路人十分惊讶。姑娘接着说："由于我服了家传秘方，所以容颜不老。我的儿子不到一百岁，就老态龙钟了。让他服药，他还不肯，我当然生气了。"这张秘方后来流传开来，方名就叫"打老儿丸"。

这当然只能作为故事来谈，但是，从这里我们不是可以看到健康和长寿这一人们所普遍关心和追求的美好事物么？

那么，人到底可以活到多少岁呢？就是说正常人的年龄应该是多少呢？这在中国古代文献中，称作"天年""天寿"，现代生物学称作"生命系数"。

"上古之人，其知道（道路，引申义为"法规"或"规律"，这里是指养生的法则或规律）者，法于阴阳，和于术数，食饮有节，起居有常，不妄作劳，故能形与神俱，而尽终其天年，度百岁乃去。"（王冰注："度百岁，谓

至一百二十岁也")（《黄帝内经·素问》）

"人之生，百岁之中，有疾病焉，有老幼焉。"（《大戴礼》）

"百年，寿之大齐。"（齐，即"期限"的意思）（《吕氏春秋·尽已篇》）

"善养性（即养生）者，治未病之先，是其义也，能知此者，可得一二百年。"（《千金翼方》）

"人之寿，天元六十，地元六十，人元六十，共一百八十岁。"（《三元参赞延寿书》）

据生理学家研究，哺乳动物的生命系数为其生长期的 5～10 倍，或其性成熟期的 8～12 倍。依此推算，则分别为 150～175 岁。近年来还有人提出，人的生命系数大致为 98＋5 岁，这些与我国古代文献所记载的数字都是很接近的。

但是，能够"尽终其天年，度百岁乃去"的人毕竟很少很少。俗话说："山中不少千年树，世上难逢百岁人"，杜甫诗有云："人生七十古来稀"，可见绝大多数人是没有活够应该活到的年龄的。如果说两千多年以前的秦始皇到处派人寻找"不死之药"是可笑的事，那么，采取积极的一些方法，以避免早衰，减少疾病，达到健康长寿的目的，却是完全有可能的。这样的方法在我国古代称作"养生之道"，这是中医药宝库中的一朵奇葩。

"养生之道"的"道"，如前所述，其引申义当为"规律"和"法则"，因此，"道"实际上是并不神秘的。养生之道主要包括两个方面的内容：①养生术。即关于精神、饮食、起居、体育等方面的调摄方法。②服药。即有选择性地服用一些药物，以调和阴阳，通畅气血，预防疾病，延缓衰老。我们经多年努力，从大量的养生却病、延年益寿古方中精心筛选出来的 100 首处方，基本上反映了几千年来这一类处方的概貌。

我们在研究中发现，延年益寿方具有以下几个特点：

1. 以扶正为主。扶正与祛邪是中医学的两大治疗原则，临床见症十分复杂，病机千头万绪，但约略而言之，无非虚实两纲而已。诚如明代大医学家张介宾说："虚实为察病之纲要，补泻为施治之大法。"为什么养生长寿方要以扶正的方法（也就是补法）为主呢？这是因为，人在中年以前，身体一般都比较壮实，而一到中年之后，就会渐渐显露出若干虚损的苗头出来。例如，视力差了，许多人一到四十来岁就出现"老花"，头发也逐渐变白或脱落，牙齿也松动了，有的人听力开始减退，面部的色泽不再像年轻时那么有神采，而是发黄、变黯，失去光泽，甚至浮肿，松弛。记忆力也不如从前了，或者性欲开始淡漠起来，或者饮食减少一些，吃饭也不像先前那么香了。有的人则感到明显的疲乏，懒于动作，干什么事都觉得力不从心，如此等等。这些衰老的表现，都属于中医学"虚证"的范围。因此，除了讲究养生术（如适寒温、节饮食、避外邪、远房帏、勤锻炼等）之外，也有必要根据具体情况适当地服用一些药物来扶助人体的正气。明代有个医生叫韩飞霞，他在《韩氏医通》里拟有一首名叫"异类有情丸"的方子。他认为人到中年，刚觉得身体有些衰减的时候，就需要服用了，不要等到年事很高，虚象毕呈了才去求助于药物。这类处方的立法用药，都是以补为主，补者补其不足。不足不补，那么要什么时候才补呢？

但是，事物总是十分复杂的，不少人既有正气不足当补的一面，又同时存在着实邪的一面，如瘀血、痰饮、水湿、滞气等，还因为身体适应能力差了，常常招致风、寒、暑、湿、燥等外邪。所以，既要看到虚损，又要兼顾到邪气。像突然发生的伤风、感冒、腹泻、咳嗽等病证，可以停下补药，暂用祛邪的方法，使新病迅速痊愈后再继续服用。至于夹一点瘀，夹一点湿或痰这样的情况，老年人也很常见，因为气虚者血必凝，阴虚者血必滞，也就是说，无论是阳气虚还是阴血虚，都可是形成瘀血的基础。又由于老年人脾运大都不健，故易生痰、湿，这都要在处方用药时加以兼顾，使扶正不致助邪，祛邪而不伤正。也有些人虽然明明见虚象，却用不得补药，即所谓"虚不受补"，其中最常见的原因，就是因为虚损之外，还存在着邪气。这种以补虚为主，兼顾祛邪的养生长寿方，多见于唐宋时期的方书。如唐代《千金方》所载"华佗云母丸"，一共有53味药，其中既有人参、黄芪、山药、茯苓、地黄、山萸肉、鹿茸、紫芝、枸杞子、五味子、酸枣仁、柏子仁、石斛、麦冬等补益药；又兼用地黄花、茜草活血，萆薢、泽泻、车前子利湿，远志、菖蒲、冬瓜仁化痰，细辛、秦艽、赤箭（天麻）祛风。又如宋·陈直

《寿亲养老新书》所载著名的"打老儿丸",在补肝肾的药物之外,加一味祛风胜湿的藁本,皆其例也。

2. 以脾肾为重点。汉代张仲景《金匮要略》对虚劳一病的证治,确立了温补脾肾的大法。用小建中汤、黄芪建中汤补脾,用肾气丸补肾。宋人在此启迪下,既有"补肾不如补脾"的说法,也有持相反意见,提出"补脾不如补肾"的观点。明人则用"先天""后天"的说法加以折衷,认为:人的精气来自饮食,而脾主饮食物的运化,脾虚则饮食衰少,五脏俱皆失养,故为后天之本;肾藏精,而此精既来源于父母,又赖饮食物之精以涵育,精亏则气血衰少,脏腑失荣,故为先天之本。事实上以脾虚为主者则补脾,以肾虚为主者则补肾,脾肾两亏者则脾肾双补,先后天并调。例如《韩氏医通》的"异类有情丸"(鹿角霜、鹿茸、龟甲、虎胫骨、猪脊髓)就是专用血肉有情之品来峻补肾精之方;缪仲淳《先醒斋医学广笔记》的资生丸(人参、白术、茯苓、扁豆、橘红、山药、莲子、苡仁、白蔻、砂仁、建曲、麦芽、山楂、广藿香、黄连、炙甘草、大枣、泽泻、桔梗、芡实、陈皮)就是专门用来健脾和胃之剂。但更多的处方为脾肾并补之方。大约宋以后的养生长寿方,多以脾肾兼补为特点。

3. 调补气血,兼安五脏。"气主煦之,血主濡之",煦是温煦的意思。人体正常之气,因来源与其作用的不同,而有不同的名称:由先天之精所化,与生以来便存在着,又赖饮食物的精华而补充涵育者谓之"真气",又称"元气";循行于脉外,以抵御外邪为其主要功能者,谓之"卫气";行于脉中,营养周身者,谓之"营气";与饮食物的受纳与消化功能直接相关者谓之"胃气",等等。血即血液,除了由先天之精所化者外,血液的生成来源于饮食物的精华。气血之间,相互依存,故又有"气为血之帅,血为气之母","气以运血,血以载气"的说法。

老人多见气血衰少之证,大概年近知命之年,种种气血不足的表现便逐渐显露。例如:眼花、白发、脱发,就多属血虚失荣;经常感到疲乏,饮食减少,容易感冒,卫外失职,就多属气虚。故调补气血既是老年病常用治法之一,又是未雨绸缪,防止早衰的重要途径。

当然，气血与脏腑的关系密不可分，因为气和血都是脏腑功能活动所产生的，而所有的脏腑功能活动又离不开气血作为物质基础。在一定意义上说，补气也就是补肺脾，补血也就是补肝肾和心。但气血是一个整体，五脏也是一个整体，所以，气血不足当补养气血者，需要注意到调整五脏，五脏安和，气血斯调。这部分方子，可以清代王学权燮理十全膏（人参、黄芪、白术、熟地、当归、白芍、川芎、炙甘草）为代表，虽是气血兼补之方，但五脏也都兼顾到了。

4. 配方合度，便于长期服用。药物有刚柔、宽猛、寒热、燥润之别。刚指药物性味的温燥升散；柔指药物性味的凉润降敛；宽指药物性味是平和或比较平和的；猛则指药物有较强的发汗、通下、催吐、温经、清热、破气、破血的作用。一般说老年人用药，当用热药者，不要过热；当用凉药者，也不要过凉；当燥者不致助热伤阴；当润者不要滋腻难化；发中有收，攻中有止，在养生长寿方中尤须注意。以温阳与养阴而言，沉寒久羁，或下元虚寒者，需用温散温补，阴精不足者又必用阴柔凉润。如何才能温阳而不燥热，凉润而不滋腻？就需要刚柔相济、宽猛协调、寒热燥润互补。例如油灯里没有多少油了，火焰当然不会光亮，把灯芯往上拨一拨，虽然会亮一些，但因耗油太多，必然灭得更快；如果不是这样，而是不断往灯里添油，火焰就会逐渐亮起来，而且亮的时间可以很长。这就提示我们，阳虚用刚药补阳固然是对的，但要注意到兼用柔药养阴，使刚柔相济。古人说"寓补阳于养阴之中，则无炎烧之祸"，就是这个意思。老年人阳虚者不少，要是只知道补阳助阳，温热竞进，徒快一时，那就和灯里无油，却徒知拨焰的笨办法没有什么两样了。又如阴虚精血不足的老人，用填补精血药，当然是对的，但这类药多系阴柔之品，用得不当，就会影响脾胃的消化和转输，因此处方中往往须佐一些刚药。这些都是方子配伍上的技巧。在剂型上，也以膏、丸为多，盖膏、丸用药量较小，不至于过多的增加脾胃负担，这对长期服药者是比较合适的。

对于养生长寿方，历来都持有不同意见。宋代王安石就说过："余平生不用紫团参亦活到今日。"金元时著名医学家张洁古说："无病服药，乃无事生事。"他的再传门人罗天益还专门写过一篇《无病服药辨》，亟道其害。与洁古同时而稍晚，以善用汗吐下攻邪著称的医学家张子和《儒门事亲》一书，有《推原补法利害非轻》《原补》两文，指出："补者人所喜，攻者人所恶，"而"世俗庸工"之辈，"与其逆病人之心而不见用，不若顺病人之心而获利"，故滥施补剂之风，乃相沿成习。清代陆定圃在《冷庐医话·慎药》中亦谓："世俗喜服热补药，如桂、附、鹿胶等，老人尤甚，以其能壮阳也。不知高年大半阴亏，服之必液耗水竭，反促寿命，余见因此致害多矣。"徐灵胎《慎疾刍言》更直斥医者以"补药媚人"，病者"不怕病死，只怕虚死"的风气。的确，喜欢吃补药而怕吃泻药，确实是一般人的心理。正如俗话说："大黄治病无功，人参杀人无罪"也。上述这些意见，无非是告诫人们，不可滥用药。事实上，古代许多文献记载中，也确有因不加选择地胡乱服药而引起疾病甚至死亡的例子：晋代名医皇甫谧就因误服"五石散"而身罹痼疾；唐代宪宗、穆宗等亦以药误，而致夭折。近几十年亦屡见误用或过用人参而出现目盲、呃逆、烦躁、皮肤红斑；误用何首乌引起药物热；以及用鹿茸精而发生过敏性休克的报道。笔者就曾见过一例痰湿素盛的患者，因误进人参、黄芪、地黄补药"补补身子"，八剂之后即感胸闷、腹胀，同时还见呃逆、不食等症状，经笔者用攻里、行气、化痰药三剂，泻下黏滞胶冻之物盈盆，始愈。这就真成了"无事生事"了。这样生出来的病，既非外感，也非内伤，所以张子和就称之为"药邪"。

由上述可见，药是不能乱吃的。但"不乱吃药"，并不等于不吃药。有病吃药，这是尽人都懂得的道理，无病吃不吃药？回答应该是"不"。问题在于，是否真的无病？前面谈过真正的生理性死亡极少，许多人虽然没有明显的症状反映出来，但实际上已经存在着问题。例如：动脉硬化的形成是一个渐进的过程，大致上从青年时期就开始出现了；而肥胖的患者，大部分在青年时期就打下了基础。据北京医院 1979 年对 617 例老年人的调查，心电图有明显异常变化者 372 人，占 60.3%（其中包括陈旧性心肌梗死、冠状动脉供血不足、各种类型的房室传导阻滞与心律失常等）；血脂增高者 258 人，占 51%；血压高于正常者 273 人，占 44.3%。他们在报告中指出：几乎没有无疾病的老人，每人至少有 2～3 种病。这还不说，人体不可避免地要出现种种衰老现象了。有病须医病，已经有病但暂时没有表现出症状来的，也需治疗。现时通过体检才发现有病的，临床颇不少见。因此，当疾病还处在萌芽状态时就及时治疗，或在表面上健康无病时，在医生指导下有针对性地服药，抗老防衰，延年益寿，显然和滥用补药不能混为一谈。

早在 20 世纪 50 年代，中国科学院和卫生部中医研究院（今中国中医研究院）就着手对历代养生长寿方进行过筛选，并进行了初步的研究工作。30 余年来，又有很大进展。例如在单味药的研究方面，传统的延年益寿药的药效，不断地得到证实。如人参，对内分泌、神经、血液等多个系统有显著疗效，主要是所含"人参苷"具有"适应原"样作用；黄芪为治疗气虚、自汗、易感冒的主要药物，是因为黄芪能增强机体的免疫功能，而其抗癌作用，则与其所含微量元素硒有关；当归补血，是因为当归含有钴物质维生素 B_{12}；高血脂可导致许多疾病，而何首乌能对抗胆固醇在肝内的沉积，为极佳的降脂药；壮元阳、益精血的鹿茸，除了较强的雄激素作用外，还能促进造血功能，等等。这些药物多能影响机体免疫功能，调整自主神经系统或内分泌系统的功能，促进核糖核酸（RNA）及脱氧核糖核酸（DNA）的生物合成，增强人体蛋白质合成等多方面的作用。在对中药复方的研究方面，实验研究证明：生脉散有扩张血管、增加冠脉流量，加强耐缺氧的能力及强心、升压的作用；六味地黄丸除了降压、改善肾功能的作用外，还可改善神经系统及性腺功能障碍，可使红细胞及糖代谢恢复，能增强单核吞噬活性，可促使食管上皮细胞重度增生好转和防止癌变。这些研究，使我们看到了养生长寿方药令人鼓舞的前景。中医学必将为人类保健作出更大的贡献。

附记：《中老年祛病养生长寿良方精选》是我和宋乃光、余方合作编写的，1993 年学苑出版社出版。这里节录的是我为此书撰写的"导言"。

中风各家学说述评

中风一病，两千多年来，一直是为医家所关注并不断地进行论争的题目。争论的焦点，主要是有关中风的病因病机以及直接与之相关的治疗方药等问题。

各家对中风的论述，我拟分为"三论"，即"内虚邪中论""真中类中论"和"非风论"述评之。

内虚邪中论

"内虚"，泛指人体正气不足；"邪中"，指风邪乘虚而中伤于人。这是中风各家学说中最早出现的一种学说，有关论述始于汉末张仲景氏而完成于明清。

"中风"之名，最先见于《内经》，但《内经》之"中风"，非是病名，"中"是作动词来使用的，"中风"也就是"中于风邪"，"伤于风邪"的意思。如：

以春甲乙日伤于风者为肝风。（《素问·风论》）

风中五脏六腑之俞，亦为脏腑之风，各入其门户所中，则为偏风；风气循风府而上，则为脑风；风入系头，则为目风，眼寒；饮酒中风，则为漏风；入房汗出中风，则为内风；新沐中风，则为首风。（《素问·风论》）

所谓"肝风""内风""偏风"……都是由于外感风邪所引起的病证，但与后世所称的以猝然昏仆、喎僻不遂为特点的"中风"完全是不同的。后世的"中风"，倒与《内经》所谓"击仆""偏枯""大厥"等病证接近。

至仲景《金匮要略》始以"中风"作为一个病名，从篇中所述"半身不遂""喎僻""肌肤不仁""重不胜""不识人""舌即难言、口吐涎"（《脉经》作"口吐瘀涎"）等临床表现看，显然与《内经》之"中风"不同，也与《伤寒论》太阳病篇桂枝证之"中风"不是一回事。至其病因，仲景明确指为"风之为病"，"中风使然"，又有"邪在于络""邪在于经""邪入于腑""邪入于脏"之分。同时又在条文中多处提到"浮者血虚，络脉空虚"；"缓则为虚"；"营缓则为亡血，卫缓则为中风"。以脉象论病机，是仲景的常用手法，这里的论述，表明仲景对于中风的认识，还是着眼于正气不足。也就是说，他认为中风病是在正虚的基础上为风邪所中。至其治法，由于原书脱失，林亿、孙奇等补入了侯氏黑散、风引汤、防己地黄汤等方。兹以黑散方为例，其药物作用大致如下：菊花、牡蛎（平肝），细辛、防风、桂枝（疏风通络），当归、川芎（养血活血），人参、白术、茯苓、干姜（益气健中），黄芩（清热），矾石、桔梗（祛痰）。可见这是一首补虚泻邪的通调方，正如尤在泾《金匮要略心典》说"此方除热、补虚、下痰之法具备，以为中风之病，莫不由数者所致云尔。"至于防己地黄汤，重用生地黄，祛风通经药桂枝、防己、防风等用量极小，皆足以说明这些处方扶正祛邪的立方要旨。《金匮要略》有关中风的认识和方药，遂为后来持中风"内虚邪中论"者之所本。如隋·巢元方《诸病源候论卷一·风病》就更明确地提出：

中风者，风气中于人也。

手足不随者，由体虚腠理开，风气伤于脾胃之经故也。

偏风者，风邪偏客于身一边也。人体有偏虚者，风邪乘虚而伤之，故为偏风也。

唐代孙思邈在中风治疗上，倡用诸续命汤。由于《千金》只说大小续命二汤是"古法"，所列方很少注明出处，我们现在从《外台秘要·卷十四·中风及诸风方》来查对，可知续命汤的应用，大致是在仲景之后就开始了。如小续命汤方谓"方出小品"，《小品方》即晋人陈延之的方书；又有"深师大续命汤"，深师即释门僧深，为六朝时宋齐之间人；此外还有一个《古今录验》续汤，作者甄权亦略早于孙思邈。诸续命汤的组成，大致是以麻黄汤、桂枝汤二方为其骨干，配合益气（人参、白术），温阳（附子、干姜），活血（川芎、当归），祛风（独活、防风），清热（黄芩、石膏）等药组合而成，绎其立方之义，无非祛邪扶正并进的意思，可以认为续命汤一类方剂，就是"内虚邪中论"的产物。所以宋人在辑理《金匮要略》时，便将《古今录验》续命汤作为附方，放在仲景原文之后。总的来说，从仲景开始，一直到宋金时期刘河间之前，在中风的认识和治方上，所有医家基本上都是以"内虚邪中"为其指导思想的。不少文章以至于中医院校教材在谈到中风病因学认识的发展时，却认为《内经》《金匮》是"外风论"，其实从来就没有什么"外风论"。

随着时代发展，医疗经验更加丰富，对于疾病的认识必然也要有所前进。至迟在唐宋时期，就有不少著作对中风提出了一些新见解。如王焘《外台秘要》引许仁则云："此病多途……寻其源也，俱失于养生，本气既羸，偏有所损，或以男女，或以饮食，或以思虑，或以劳役，既极于事，能无败乎！"（《外台秘要·卷十四·许仁则疗诸风方》）虽然许氏是就"诸风"而言，但从其中所载看："有失音不得语，精神如醉人，手足俱不得运用者"；"有不能言语，手足废弛，精神昏乱者"。其说包括了中风一病，毫无疑问。"俱失于养生"是总括其因，"本气既羸，偏有所损"是总括其果。由此可见，他对于中风的内因是有所强调的。《千金要方》也有"凡此风之发也，必由热盛"，"凡中风人多热"的新认识，治疗上也曾用"冷药"（生地、犀角、羚羊、石膏、磁石、二冬、石斛、葛根汁）和化痰药（竹沥、荆沥、姜汁），惜未详论。到了宋代，方书如林，对于中风也有了不少新见解、新治法。如《局方》至宝丹条下，已有"暗风"的记载；《易简方》谓"大抵肥人多得中风"；《圣济总录》引《集验方》云："凡风生于涎毒（宋人多称痰为涎），多起于肾脏，肾恶燥，燥则生热，热气上乘则成风病，入室多则肾干"；严用和《济生方》云："大抵人之有生，以元气为根，营卫为本，根本强壮，营卫和平，腠理致密，外有邪气，焉能为害，或因喜怒忧思惊恐，或饮食不节，或劳役过伤，遂至真气先虚，营卫失度，腠理空疏，邪气乘虚而入。"《和剂局方·和剂指南》也说："夫中风者，皆因阴阳不调，脏腑气偏，营卫失度，血气错乱，喜怒过伤，饮食无度，嗜欲姿情，致于经道，或虚或塞，体虚而腠理不密，风邪之气中于人也。"虽然还是归咎于"风邪中人"，但是对于中风之由内因致虚的病机可以说囊括无遗了，视之前人之论，显然是有进步的。可惜其时偏重方药的搜集整理，上述论述，也都零散地见于方论之中，缺少较为系统的论述。宋人对中风的治疗，也在前人基础之上大大为之丰富，中风闭证与脱证之分，亦始于宋代陈自明氏。综合宋人方书所论，其治大体上分作两步。一是急救，对痰涎上涌，窍闭神昏者，有急救稀涎散、白矾散（《圣济》《本事方》《局方》），巴豆丸、胜金丸（《本事方》），三生饮（《局方》），导痰汤、涤痰汤（《济生方》）以及凉开的至宝丹、灵宝丹、牛黄丸（膏），温开的苏合香丸等方。其中至宝、灵宝二方，大得刘河间的欣赏，称"诸方之中，最为妙药"。"今详本草言，至宝丹之药味合而为一，乃寒药耳；灵宝丹虽温热之味，而复用寒物制之而为一，亦平药也。况皆能散风壅，开结滞而使气血宣通，怫热坠而愈矣。"这些治法方药的出现，大大提高了中风的急救水平。二是恢复调理，调补气血、活络通经之方亦众，如著名的十全饮（即十全大补汤）、铁弹丸、四斤丸、大小活络丹、豨莶丸等，也都是至今仍然沿用的处方。同样可惜的是，这些丰富经验未能加以系统的总结，使之上升为指导实践的理论。后来，金元医家，既从中汲取了"养分"，结合自己实践，各倡新说，又批评徒恃方药，以至"立方待病"的医风。明人继之而起，赞同"内虚邪中"论者，纷纷立说，遂使此论得以完成为较为系统的理论。其中，尤以虞抟、孙文胤二家的论述最有代表性。

"夫中风之证，盖因先伤于内，而后感于外之候也，但有轻重标本之不同耳……故古人所论外感风邪，未必不由气体虚弱，营卫失调，然后感于外邪也。其所论因火、因气（虚）、因湿（痰）者，未必绝无外邪侵侮而作也。"（《医学正传》）

虞氏此论，从其基本精神来说，还是可取的，他的意思无非是想把昔人"外感风邪"与金元之因火、因气、因痰统一起来。但是，他在中风一症的关系上，采取了"对半开"的办法，是不是所有中风都一定要有外感因素，"先伤于内，后感于外"，"内外合邪"才发病？所以后之论者乃于此大加攻讦。

"夫人似乎无恙，而卒然中风者，岂一朝一夕之故焉，其受病久矣。盖肉必先腐也而后虫生之，土必先溃也而后水决之，木必先枯也而后风摧之。《经》云'邪之所凑，其气必虚'，风岂能以自中于人，亦人之自受风耳。使其内气充足，精神完固，则营卫和调，腠理缄密，虽有风邪，将安入乎？惟其不戒暴露，不节淫欲……以致元真耗亡，气血消尽，大经细络，积虚弥年……一旦为贼风所袭，如剧寇操刃，直入无人之境……则举杯谈笑之间，举步转移之顷，卒然颠倒，顿为废人……由是观之，虽由外风之中，实由内气之虚也。"（《丹台玉案》）

孙文胤比虞天民进了一步，他对于"内虚"已经有了更充分的认识，基本上把握住了中风一病的实质。较之前人把病因归重于外邪，所谓"正虚"，也仅仅是泛泛地谈"正气不足"，"腠理空疏"，显然已经产生了质的飞跃。清代何梦瑶《医碥》就谈得更清楚了："此证有纯是内伤者，有内伤而兼外风者，从无纯只外风者"；"内伤而兼外风者，盖内伤气血亏败日久，有所触而发，故一遇外感风寒，而卒然倒仆，显示如许危证，知非一朝夕之故矣"；"内伤亏败日久，极则必发，不必有所感触也。"何氏此论，实际上就是"内虚邪中论"与金元以降的"非风论"的统一论。中风病因学上的"内虚邪中论"，到了何氏，可以说已经比较完善了。

真中类中论

"真中风"和"类中风"的名义，是元末医家王安道提出来的。为什么会有这样的提法呢？这就要从王安道以前的金元时期谈起。

如前所述，自从《金匮》以前，一直到宋代，论中风者基本上都是持"内虚邪中"的观点。至金元时期的著名医家刘河间始，对中风病因病机才明确地有了新的见解。刘氏在《素问玄机原病式》中指出：

"凡人风病，多因热甚，而风燥为其兼化（按：火热同气，火盛则生风；火热易伤津液，所以又出现燥象，这就是所谓"兼化"的实质），以热为其主也。俗言风者，言末而忘其本也。所以中风瘫痪者，非谓肝木之风实甚而卒中之也，亦非外中于风尔。"

刘氏大胆地否定了前人的旧说，强调了"火热"为中风之本，而"火热"的起因，他认为"多因喜怒思悲之五志有所过极"而致。至其病机，刘氏则云：

"由于将息失宜，而心火暴甚，肾水虚衰，不能制之，则阴虚（肾水虚衰）阳实（心火暴甚），而热气怫郁，心神昏冒，筋骨不用，而卒倒无所知也。"

河间此论，实开后世中风"阴虚阳亢"说的先声，也是最早的"非风论"。在治疗上，他提出用防风通圣散、三化汤一类方剂，以泻其"阳实"，并推崇《局方》至宝丹、灵宝丹二方，认为其作用也在于坠其怫热，开窍宣通。而他拟定的地黄饮子，则系一通调之方，重点在治肾虚之本，今日用于急性脑血管病恢复期，确有良效；他还主张用十全大补汤、加减四物用于中风后遗症期，以调补气血。可见河间还不完全是张介宾所批评的"专治其实"，"以治外风法治内风"。

继后，张子和在《儒门事亲》一书中，赞同刘氏"中风属热"的观点，认为其病确由"风火素盛"而致。他还进一步阐明，之所以把本病称之为中风，是由于既病之后出现了风象，因此"不可纯归其病于窗隙之间（指风邪）而得"。他说：

"夫风之为状，善行而数变，《内经》曰'诸风掉眩，皆属肝木'，掉摇眩运，非风木之象乎？手足掣颤，斜目㖞口，筋急挛缩，瘛疭惊痫，发作无时，角弓反张，甚则吐沫，或泣或歌，喜怒失常，顿僵暴仆，昏不知人，兹又风木之象乎？故善行而数变者，皆是厥阴肝木之用也。"

子和既肯定河间之说，又有所发展："中风属热"，"热"即"阳实"，这是没有问题的，但河间只言"心火暴甚"，子和则归重于肝。在治法上，他也主张重点治其火热，"莫治风，莫治燥，治得火时风燥了"，善用苦寒攻下之法。并且声明他不用"世俗治风之方"，若"以金石大热之药以治风"，便是"以热助热"，只有在火热平靖之后，用铁弹丸一类方以调理气血，宣通经隧，有利肢体运动恢复而已。

李东垣从另一角度，认为中风之因皆属气虚，他也否定外风之说，认为"乃本气病也"，"非外来风邪"。特别指出：

"凡人年逾四旬，气衰之际，或因忧喜忿怒伤其气者，多有此疾，壮岁之时无有也；若肥盛者间亦有之，亦是形盛气衰而如此。"

在他之前，还未有人明确地提到中风的好发年龄的问题。东垣自拟的中风方，有清阳汤（《医学发明》），该方由黄芪、升麻、白术、当归、葛根、苏木、红花、黄柏、甘草组成，治口眼㖞斜，颊腮紧急。上承仲景的黄芪桂枝五物汤，下启后世王清任等的益气活血法，值得重视。可惜没有见到他有关本病更多的论述。

丹溪在四大家中为后起之秀，在对中风的认识和治疗上，他既指出："中风以治痰为先，补养次之。"又认为中风的病因不会是单一的，"东南气温而地多湿，有风病者，非风也"；"多是湿土生痰，痰生热，热生风也"。但与"血虚""气虚""挟火与湿"也有关。并进一步结合中风病的体质，加以阐述：肥人气虚多痰，瘦人阴虚多火，病久瘫痪则多属痰夹死血。他治中风由痰盛而致者，习用半夏、瓜蒌、南星、橘红、苍白术、贝母，热加黄芩、黄连、黄柏、花粉，风邪外袭加荆芥、防风、羌活、桂枝、威灵仙，加附子一片煎，入竹沥、姜汁，更加少量酒引经。但"气虚卒倒，参芪补之"，即从东垣法；"初中……子和法亦可用"，即从子和法；"方书皆谓外中风邪，惟刘河间作将息失宜，水不制火，极是"，又是从刘河间法。

四大家有关中风的论述一出来，把汉唐以来一直相沿的"内虚邪中论"给打乱了。但是，四大家对于中风是否由风邪所致，一方面否定，另一方面，又都谈到"六经形证"，即有关外风的记述。特别是朱丹溪，他之"非风"，仅是从东南而言，他说"西北二方，亦有真为风所中者"。王安道是他的弟子，大概也就是受丹溪的影响，企图以"真中""类中"来合古今异说于一统。他认为在刘李朱三子未出之前，中风病当然有从《内经》《金匮》治之而愈者，三子既出，也有按三子之说治之而愈者，如此，则"昔人、三子皆不可偏废"。因为"三子所论者，自是因火、气、湿（痰）而为暴死之证，与风何相干哉"？这样，在他心目中，昔人谓因于风者，便是真中风；三子谓因于火、气、湿（痰）者，便是"类中风"而非中风。

王氏自认这样一分，便"理法明而用药当"了，殊不知其关键即在于有没有真为风邪所中者？丹溪虽谓西北二方有之，终系推理之词。所以明代薛立斋、缪希雍也说，真中风可能有，但我们所见者"多是类中风而非真中风"。明初刘宗厚在《玉机微义》中说，他在凉州时曾亲见大风时路死数人，可是他未能说明死者有无喝僻不遂的中风特征。所以后来张介宾就反复质难，说就是你亲见，也失于考究，西北冬令大风降温，明是中寒冻馁而死，误以为中风了。而且，"虚邪贼风之伤人，则岁岁有之，而忽晕倒，昏仆偏废"，又从哪里说是病由外邪而起呢？可见王安道的"真中""类中"论确实有可商榷之处，既然不存在什么"真中风"，那么与之相类的"类中风"也就无法成立。但是，"真中风""类中风"之名还是流传下来了，一直到今天。目前，竟然还有人以"真中风"即指颜面神经麻痹；"类中风"即指脑血管意外。不仅"真""类"之说非王安道本意，而且，颜面神经麻痹病较轻浅，脑血管意外病变复杂，病情重笃，常可危及生命，怎么能把二者相提并论呢？中风古称"第一大症"，"人百病，首中风"，如果真中风真是颜面神经麻痹，岂非笑话？何况脑血管意外无论从病因病机、临床主要表现、病程和预后看，都和颜面神经麻痹大异，如何与之相类？

非风论

继金元医家之后，明代许多人又起来大论中风"非风"。薛立斋已经表示，前人中风之论，"亦未尝必指于风"；后来赵养葵更以"气虚""阴虚"为中风辨证论治的纲要，谓气虚便当补气，阴虚便当补阴，既都是正气不足之证，故"只补正气，不必祛邪"。到了张介宾，更是反复论辨，在他看来，金元医家虽然皆有"非风"之论，但是都未能彻底否定风邪中人而为卒仆偏枯的问题。什么是"真中风"？他认为无非是外感表证而已，与杂病的中风病毫无关系。杂病的中风，是内伤里证，其因"多以素不能慎，或七情内伤，酒色过度，先伤五脏之阴……阴亏于前而阳损于后，阴陷于下而阳浮于上，以至阴阳相失，精气不交，所以忽尔昏愦，卒然倒仆"。叫做"中风"，就已经不妥，王安道称作"类中风"，也不合适。只能说是"属风"。为什么说"属风"？他说因为五运之气，各有归属，如"诸风掉眩，皆属于肝"。但"属风"决不等于就是风，如人的十二生肖，属鼠属牛，岂即为鼠、为牛乎？前人正是在这个问题上弄不清楚，所以"方论混传，表里误治"，害人不浅。

但是，王安道的"类风"也好，"属风"也好，仍离不开一个"风"字，所以他干脆就以"非风"为名，"使人易晓而知其本非风证矣"。至其病机，张氏明确写道："本皆内伤，积损颓败而然。"又说："'非风'无邪，病出乎脏"，"精虚则气去，所以为眩运卒倒，气去则神去，所以为昏愦无知"。而诸脏之中，他又推重肝、脾、肾三脏："以其病为强直掉眩之类，皆肝邪风木之化也"，而肝病之本又在脾肾阴阳之虚。是以他治中风的方案，火虚者用大补元煎、右归丸、右归饮、八味地黄丸之类益火之源；水虚者左归饮、左归丸、六味地黄丸之类壮水之主。基本上还是薛立斋、赵养葵的一套，不过用方多自制方就是了。张介宾比薛、赵高明一点的是：他虽强调阴虚阳虚为其病之本，但对初病卒倒者，如是痰涎壅盛，也用通关开窍涌吐；如因外邪郁闭者，宜散而通之，如麻黄、桂枝、柴胡、细辛、羌活、白芷之属；寒凝者，宜热而通之，如葱、椒、桂、附、干姜之属。可见他强调"非风"，是为了纠正"古今相传"的"外邪入中"说，强调其本质乃是"内伤，积损颓败"，但对兼夹症的处理，于前人经验和用药，还是择善而从，不是什么情况都用"人参、地黄"，张山雷批评他"其论则是，其方则乖"，"为人参、地黄开销路"，显然是有些过分了。

差不多与景岳同时的江南名医缪仲淳，在他的《医学广笔记》一书中，提出了"内虚暗风"说。认为"此证确系阴阳两虚，而阴虚者为多，与外来风迥别，以真阴亏，内热甚，内热煎熬津液为痰，壅塞气道，不得通利，热极生风"为其病机。又谓其治当分为两步，第一步清热顺气开痰以救其标；第二步治本，阴虚则益血，阳虚则补气，气血两虚则气血兼补。如误以为外风治以风燥，则燥复伤阴，散复伤气，未有不轻变为重，重则至死者。清初吴门顾松园在《医镜》中，进一步阐发了中风"以虚为本，而肾中火衰者少，肾中之水虚者多"的病机。并以"补肾壮水、清心平肝，使肝木有制，肝血有养；然必佐以降火消痰之品，大忌辛热"为大法，合缪氏两步于一步。又谓"类中忌搐鼻"，内实便秘间有可下，然不过微下以解其烦热，不可视为定法。不唯此法，就是善后治法中，地黄饮子之桂、附，十全大补之桂、芎，若非果属虚寒，都当忌用。这些都是极有见地的。清初喻嘉言治中风，也有以"甘寒药频频热服。俾内不召风，外无从中之路，且甘寒一可息风、二可补虚、三可久服"之说，可能也受缪仲淳的影响。

清初力持"非风论"者，尚有一位姜礼（天叙），他的说理比张介宾更透彻：

"予每验中风之人，于未中之先，必有先征：或十指麻痹，或肌肉蠕动，或语言謇塞，或肢体不遂，或平时脉滑大、不和、弦紧无根。诸多隐见，于一二年前，人多不觉，直至一时触发，忽焉倒仆。其若果为外中风邪，何为预为若是也？且每见中风之人，必中年以后，或肥盛之躯，岂外风之来，必中年肥盛者方感之也？"

这是很有说服力的话。所以，姜氏认为，中风乃"虚风内发"，之所以名之为风者，是因为病起急暴，"一如天地间之疾风暴雨，迅不及掩"。至于金元医家的三说分立，他认为，征诸临床，每每兼而有之，岂可把三者划然而分？因而有"火、热、气、湿、痰、虚""六贼勾引，交相为患"之议。

叶天士是乾隆时江南医界的一代宗师，在中风的病因病机的阐发和治法方药的运用上，都有杰出的成就。他确认中风是"内风"，"乃身中阳气之动变"，"由于精血衰耗，水不涵木，木少滋荣"，故"肝阳偏亢，内风时起"。以其本在肝肾，而肾恶燥，肝为刚脏，非柔润之剂不能调和，故不可误认作外风而发散攻风；若非标症为急，也不可徒以降气泄痰，再伤真阴，舍本逐末，惟宜养阴、息风、潜阳，所谓"缓肝之急以息风，滋肾之液以驱热"，"介以潜之，酸以收之，厚味以填之"，斯为正治。另一方面，叶氏也认识到中风也有属阳虚的，这就是他所谓的"阳明络虚"，如《临证指南医案·中风》唐案云："肢体缓纵不收者，皆属阳明气虚。"其治则以"人参为首药，而附子、黄芪、炙草之类佐之"。案后华岫云论云："有身体缓纵不收，耳聋目瞀，口开眼合，撒手遗尿，失音鼾睡，此本实先拨，阴阳枢纽不交，与暴脱无异……乃纯虚证也，故先生急用大剂参附以回阳"，皆足以为证。而且这类医案在全部医案中占的比例也不算小。以中风一病与肝的关系最为直接，无锡王旭高（泰林）《西溪书屋夜话录》遂总结出滋肝、养血、镇肝、息风、潜阳、泻肝、平肝、柔肝、凉肝诸法，颇为精当。王氏亦叶派中人，以上诸法，几乎都可以从叶案中得到印证。

道光年间，清代王清任《医林改错》亦力主半身不遂一证，既"非风邪所中"，又"非风火湿痰所中"，根本原因是由于"亏损元气"所致。他说：元气分布周身，左右各得其半。元气一亏，则经络空虚，如元气亏五成，那么每半身就只有二成半了，有空虚之隙，就难免其气向一边归并。如右半身二成半，归并于左，则右半身无气；左半身二成半，归并于右，则左半身无气，无气就无以运动，半身不遂也就由此而成。由于如此，他创立了著名的"补阳还五汤"，补气以活血。王清任在理论上讲得很简单，五成、二成半，也都是推理的说法，而且很明显地存在着"以偏概全"的毛病，但其方在治中风方中，可谓别具一格，除了东垣的清阳汤，我看几乎找不出什么方来和他这首方相比。审是气虚血瘀，而非阴虚阳亢，痰火上升，用之确有疗效。

迨至近代，山东人张伯龙于光绪九年写成《类中秘旨》一文，载于《雪雅堂医案》中。张曾问道于四川唐容川，可能治学方法也受唐中西汇通思想的影响。在此文中，他援引西医"血冲脑气筋"（脑充血、脑溢血）之说，认为二说"暗合"。指出"中风多由水火内动，肝风上扬，血气并走于上，冲击前后脑气筋"而致，其治宜潜阳镇肝、息风养水，"如用小续命及附子四逆汤法，则水源立竭，血之并于上者不能下降，不可救药。"张伯龙还认为，南方多阴虚内中，北方多阳虚内中，这可能与体质、地理环境有关，后者可用补中益气汤、六君子汤佐以顺气开痰治疗。张山雷读了此文以后，大加赞赏，说：就是'镇肝息风'这四个字，便足以使我心折了。他还从《内经》中再找出"血菀（郁）于上，使人薄厥"（《素问·生气通天论》）等好多条经文来与"血之与气，并走于上"这段话相印证。说：两千多年来，无不将内因之风，与外因之风混在一起，"此其误实自《金匮》《甲乙》开其端，而《千金》《外台》承其弊，反将《素问》之内因诸风，忽略读过"。金元医家，虽明知其为火、为气、为痰，病由内发，与外风无涉，而犹必以大小续命、大秦艽、羌活愈风虚与委蛇。张介宾虽知其非外来之风，但"非风"不成病名，内伤积损，正气颓败，以及培补元气，扶正救本等语，又失之笼统；特别是动辄人参、熟地，"抑知肝阳上亢，浊痰沸腾，黏腻阴柔诸物，如油入面，何能起病！直与古人用热燥药杀人同归不治矣。"他又批评王清任之法为"四两黄芪之法"，说是从东垣气虚之说附会为知，"不知芪能助气火上升，痰涎之壅，抱薪救火，非徒无益，而又害之！"唯独张伯龙之论"别开生面"，"拨乌云而见晴天"，"从此二千余年迷离恍惚之中风一病，乃有一定不移切实治法。"但他认为伯龙之论，犹有可斟酌之处，于是详加评析，最后得出"镇肝息风，潜阳降逆，佐以开泄痰浊"的治中风大法。不过他的《中风斠诠》未出治方，盐山张锡纯既首肯二张之说，实践经验又相当丰富，于是竟拟出著名的"镇肝熄风汤"来，重用牛膝引血下行，龙、牡、龟板，镇潜肝风，赭石降胃降冲，玄参、天冬、白芍凉润制肝。如此，三张之论治方药，不仅是前后唱和，而且是南北辉映了。

他们所论述的中风一病的理法方药，确有独到之处。其中尤以张山雷为最突出，他的《中风斠诠》，思想解放，功力深厚，文笔流畅，议论风发；唯其所论，有不少偏激的地方，特别是对阳虚气虚所致之中风，缺少认识，这一点就反而不如张伯龙、张锡纯了。如他评张伯龙的"阳虚类中"说，云："内风之动，皆由肝火之旺，木火生风，固无一非气血并走于上"；"若曰阳虚下陷，而亦动内风，则其理安在，岂不与血上之理，大相刺谬"。他说他在这个问题上是经过"再四推敲"的，"而终不能悟到类中之病，何以有需东垣补中益气之法，并不能悟到补中益气之方，何故而能治类中之病也。"如果真有所谓"阳虚类中"，他说也就是中风的脱证需要用人参、附子救命者而言。其实，"阳虚中风"在临床颇不少见，虽同名之为"中风"，有属高血压脑病、脑出血（包括蛛网下腔出血）者，固可以镇肝息风法为大法；而脑血栓、脑梗死病人，不仅益气活血法不可废，续命诸汤，也有可用之时。如张锡纯说："气血虚者，其经络多瘀滞，此与偏枯痿废亦颇有关系"。所以他在镇肝熄风汤之外，又有以黄芪为主药配伍当归、丹参、乳香、没药、鹿胶、龙眼肉、甘松的"加味补血汤"方，看来又是取东垣、清任之长了。

简短的结语

从汉代到近代约两千年的时间里，各个时代有代表性的医家对中风的认识，大致可以概括为以上"三论"。而问题的实质又在于中风果然是"中于风邪"还是"非风"两个方面。这个问题，迄今也未能明确，如80～90年代高等中医院校教材《中医内科学》仍然坚持说："有外邪侵袭而引发者称为外风，又称真中风或真中；无外邪侵袭而发病者，称为内风，又称内中风或类中。从临床看，仍以内因引发者居多"。"真中是由络脉空虚，风邪入中经络引起；类中是由阳化风动，气血上逆，夹痰夹火，流窜经络，蒙蔽清窍而成。"

从以上"三论"可以看出来：中风为内伤病。金元明清的"非风论"已经辨析得相当明白了。

持此论者认为：中风绝不是由六淫风邪引起的疾患。如果说，张介宾讲的"内伤，积损颓败"，"阴虚阳虚"还失之笼统的话，那么继之而起的"肝阳化风""气虚血瘀"的"气血并走于上"诸说已将中风的本质揭示无余。真中、类中之说早该休矣。

虚劳各家学说述评

理论与临床的奠基

虚、劳、损，都先见于《内经》。《素问·通评虚实论》给"虚"下了一个很明确的定义："精气夺则虚"，并以气虚、脉虚、尺虚为"重虚"，脉细、皮寒、气少、泄利前后、饮食不入为"五虚"。后世著作则多从五脏气血阴阳立论。对于"劳"，虽没有正面作释，但有"五劳所伤"之说："久视伤血，久卧伤气，久坐伤肉，久立伤骨，久行伤筋"。此外，《内经》还有大怒气逆伤肝，强力举重、久坐湿地伤肾，形寒饮冷伤肺，忧愁思虑伤心，饮食劳倦伤脾等论述。据汉·许慎《说文解字》："劳，剧也"，又说"用力者劳"。这与《素问》之"经脉别论"所说的"生病起于过用"和"举痛论"所说的"劳则气耗"的精神是一致的。后世著作据此而加以发挥，如《外台秘要》引《删繁论》云："夫五脏劳者，其源从脏腑起也。鼓生死之浮沉，动百病之虚实，厥阴阳，逆腠理，皆因劳瘠而生，故曰五脏劳也。"戴元礼《证治要诀》谓："五劳者，五脏之劳也，皆因不量才力，勉强运行，忧思过度，嗜欲无节，或病失调将，积久成劳。"也就是说，诸凡精神情志、视听言动、饮食房事的失控或无节，皆可致劳，劳则必然导致五脏气血阴阳的虚损。

《内经》还提出了"虚""劳""损"的治疗大法："虚则补之"，"劳则温之"，"损者益之"。其他如"阴阳形气俱不足，勿取以针，而调以甘药"，"形不足者温之以气，精不足者补之以味"等有关虚劳治法的论述，也极其精辟。

　　稍晚于《内经》成书的《难经》，对虚劳的认识和治疗大法，做出了重要发展。该书把种种不足之证，分属于五脏，这就是"五损"之说："一损损于皮毛，皮聚而毛落；二损损于血脉，血脉虚少，不能荣于五脏六腑；三损损于肌肉，肌肉消瘦，饮食不能为肌肤；四损损于筋，筋缓不能自收持；五损损于骨，骨痿不能起于床。"皮毛、肉、血脉、筋、骨谓之"五体"，"五损"就是指上述形体的损伤，反映了五脏精气的亏损。对其治疗，《难经》主张"损其肺者益其气；损其心者调其营卫；损其脾者调其饮食，适其寒温；损其肝者缓其中；损其肾者益其精。"很显然地把辨证与治疗都更具体化了。正因为如此，所以清代吴澄《不居集》称秦越人为"治虚损之祖"，"其发明五脏治法，尤入圣域，虽无方可考，而调治之法已耀然矣。"除此之外，《难经》提出的"虚则补其母"（如肺虚者补土以生金，肝虚者补水以生木）和"东方实、西方虚，泻南方，补北方"这两个对后世影响很大的治则以及"命门"的新概念，也都是重大的贡献。

　　汉代张仲景《金匮要略》的虚劳篇，将虚劳合称，作为一个病名提出来。仲景笔下的虚劳病，是以一系列脾肾阳虚证候为主要表现的慢性虚弱性疾病。其脉象是"大"或"极虚"，其症状有"面色薄""卒喘悸""阴寒"（阴头寒）"精自出""酸削不能行""无子""精气清冷""腹满，甚则溏泄，食不消化""梦失精""腹中痛""衄""手足烦热""腰痛，少腹拘急，小便不利""不得眠"，等等。其治则分别主以建中汤、肾气丸。过去教材和许多文章，硬说仲景之虚劳篇，概括了阳虚、阴虚、阴阳两虚三种证型，这是值得商榷的。二方之外，虽有一个酸枣仁汤，称不得阴虚虚劳的代表方；小建中汤甘温扶阳，也很难说是"阴阳兼调"。在过去很长一段历史时期里，就有不少人上了"阴阳兼调论"说的当，搬用小建中汤去治疗阴虚内热之病，还美其名曰补土生金，结果不免潮热愈增，痰血有加，作焦头烂额之客。此外，文中的"衄""悸""烦""手足热"，也见于阳气虚衰，并非阴虚特有的症状。清代治虚劳的大家吴师朗看到了这一点，他一面赞扬仲景建中、肾气二方"可为万世法"，一面又惋惜地说："惜其不及阴虚脉数之人。"不知仲景之虚劳，是一个有特定范围的"病"，而不是像《内经》《难经》那样，虚、劳、损是泛指五脏气血阴阳虚衰的"证"。这就正如《内经》所论的痹一样，是一个范围很大的"证"，而仲景的"历节病"，就只论病在骨关节的、以寒证为主要表现的"病"。

自从仲景的《金匮要略》出现之后，虚劳才有了直接用于临床的治法方药。后来的许多治虚劳的处方，差不多都是在建中、肾气二方的基础上发挥出来的。如《千金要方》的无比薯蓣丸、《济生方》的济生肾气丸、《小儿药证直诀》的六味地黄丸、《宣明论方》的地黄饮子及张介宾的左归、右归等，皆为肾气丸的加减方；归芪建中汤、内补当归建中汤、乐令建中汤、十四味建中汤等，皆为建中汤的扩充。就是李东垣的补中益气汤，也受建中立法的影响，如《金匮要略注论》指出：（小建中汤）"为后世补中益气汤之祖。虽无升柴，而升清降浊之理，具于此方矣。"此外，由于仲景虚劳从脾肾论治，宋、明医家遂有补脾、补肾及先天、后天之论，从理论上予以了深化；由于仲景用药侧重甘温扶阳，才有从宋元到明清持续八百多年的养阴、温补两大学派之争。从前论者，予此发掘不够，个人认为，从对后世整个医学的影响而论，当不在《伤寒论》之下。

隋唐时期，《诸病源候论》《千金方》等著作祖述《内经》《难经》，在五脏虚损的基础上，进一步扩大了虚劳的范围。《诸病源候论》所载"虚劳诸候"，就多至 75 个条目，差不多把许多慢性病的后期阶段都划属于虚劳，如：

虚劳咳嗽候

"虚劳咳嗽者，脏腑气衰，邪伤于肺故也。久不已，令人胸背微痛，或惊悸烦满，或喘息上气，或咳逆唾血……"

虚劳浮肿候

"肾主水，脾主土。若脾虚则不能克制于水，肾虚则水气流溢，散于皮肤，故令身体浮肿……"

虚劳阳痿候

"肾开窍于阴，若劳伤于肾，肾虚不能荣于阴器，故萎弱也。"

究之临床实际，慢性病中晚期，确多见正虚邪实或正虚邪恋，其治法当然和早期以邪实为主者有异。如水肿早期可用大剂发汗利尿药，迨至中晚期，就须更多地考虑脾肾之虚了。一味攻逐，未有不偾事者。我想这也许就是《诸病源候论》作者的用心所在。

《诸病源候论》还把虚劳分作五劳（志劳、思劳、心劳、忧劳、疲劳），六极（气极、血极、筋极、骨极、肌极、精极），七伤（阴寒、阴痿、里急、精连连、精少阴下湿、精清、小便苦数临事不卒）。其后，《备急千金要方》（简称《千金方》）、《外台秘要》均以此为宗，而附以大量方药，为五脏虚劳损极的治疗，开辟了广阔的途径。

《千金方》的作者孙思邈，生当盛唐治平之际，他以毕生精力，博采兼蒐，大大丰富了中医药学宝库的内容。他搜集和创制的虚劳处方，用药的路子较之仲景更宽，特别是大量血肉有情之品的运用，堪为其重要特色。诸如羊肉、羊骨、虎骨、动物内脏（鸡肝、羊肝、羊肾、猪肾）、鹿茸、鹿角胶、蚕蛾、白马茎、牛乳、酥酪、牛髓等，在其补虚劳方中，皆屡见不鲜，如《备急千金要方·肾脏方》中，用羊肾、鹿茸者，即达 27 方之多。两部《千金方》中均有食治专卷，记载谷、肉、果、菜之有益于病者近二百种。后世著作中明代韩懋《医通》治虚劳，亦多用牛、犬、鹿等动物药。至清代叶天士，除宗《千金》用羊肾、猪羊牛髓、鹿茸等外，更广泛地应用了紫河车、猪脊筋、人乳、海参、淡菜、阿胶、龟胶、鹿角胶、鱼鳔胶、坎炁、黄鳝等动物药，皆受《千金方》之教也。《千金方》治虚劳还结合用灸法，如《备急千金要方·卷十九·肾脏方》载"五脏虚劳，小腹弦急胀热，灸肾俞五十壮……若虚冷可至百壮"，"虚劳尿精，灸第七椎、十椎各三十壮，又灸十九椎两旁各二十壮"，"梦泄精，灸三阴交七壮。"此外，在理论上，《千金方》也有一些新观点，如"五脏不足调于胃"，"劳则补其子"等（据王焘《外台秘要》，"劳则补其子"论出谢士泰《删繁方》），可惜由于其书所重在方，均未能对这些理论问题有更多的发挥。

这里，我想简单地谈谈"服食"的问题。服食之风，可能源出于先秦道家，秦汉之际，士大夫阶层多喜服"五石散"（又名寒食散、乳石散），至魏晋南北朝时期，此风愈炽，到了唐代才慢慢衰落下去，服食补益方却一直在流传。唐以前的古代方书中，载此类方不少，但大都失传了。今所存者，则见载于《千金方》。据称这些方子有"延年益寿，身体轻强，耳目聪明，流通营卫，补养五脏，调和六腑，颜色充壮，不知衰老，百病皆治"之功。我研究过其中一部分处方，如彭祖延年柏子仁丸、华佗云母丸等方，初步总结，其特点有四：①方大药多。如"彭"方22味，"华"方更多至53味。②以补脾肾药为主体，五脏兼调，刚柔相济。如"华"方补肾药有干地黄、山萸肉、紫芝、鹿茸、杜仲、肉苁蓉、巴戟、牛膝、桑寄生、枸杞子、菟丝子、肉桂、五加皮、五味子等（其中有的药兼补肝），补脾药有人参、黄芪、山药、茯苓、石斛、麦冬等（其中有的药兼补肺），宁心则有枣仁、柏子仁。③以补为主，兼顾祛邪。如"华"方即在大队补益药中兼用地黄花、茜草活血，地肤子、萆薢、泽泻、车前子利水，菖蒲、远志、冬瓜仁化痰，细辛、秦艽、赤箭（天麻）疏风。④方后一般都提出加减法，示人根据具体情况灵活运用。《千金方》之后，历代都有这类补益方，不仅宫廷用，民间也广为流传。宋代"三大方书"（《圣惠方》《局方》《圣济总录》）中，载补益方甚多，如膃肭脐丸，"治五劳七伤，补虚壮气，暖背祛邪，益精髓，调脾胃，进饮食，悦颜色"；菟丝子丸"久服增骨髓，续绝伤，补五脏，去万病"，用药均数十味。元代已有"无病服药，如壁里安柱"的俗谚（见罗天益《卫生宝鉴》）；明代韩飞霞制"异类有情丸"，谓"丈夫中年觉衰，便可服用此方"（见《韩氏医通》）；清代何炫拟"何首乌丸"（见《何氏虚劳心传》），后来陆九芝收在《世补斋医书》中，改称"首乌延寿丹"，新中国成立后，秦伯未曾撰文推荐；施今墨也拟有这类保健丸方。

但持反对意见者也不少，宋代王安石就说过："余不用紫团参，亦活到今日。"金代张子和《儒门事亲》中有"原补""推原补法利害非轻"等篇，亟道滥用补剂之害；张洁古亦认为"无病服药，乃无事生事"，其再传弟子罗天益还专门写过一篇"无病服药辨"，对服补的风气提出了尖锐的批评。清代陆定圃《冷庐医话》有一篇"慎药"，说"世俗喜服热补药，如桂、附、鹿胶等，老人尤甚，以其能壮阳也，不知高年大半阴亏，服之必液耗水竭，反促寿命，余见因此致害者多矣。"近人蒲辅周亦曾指出："服药以冀长生，无异于痴人说梦。"个人意见：无病无须服药；人在中年之后，确多见不足之症，但须辨明在何脏腑，阴阳气血孰病，有邪无邪，根据具体情况处方用药。对于古昔相传的补益抗老方药，可以研究运用，不过总要因人而异才好。而且中医学的养生有多方面的内容，不可徒恃药物一端，也不要过分夸大补益方药的作用。

综上所述，从《内经》成书到唐代，是虚劳理论和临床的奠基阶段。《内经》明确了"虚""劳"的概念，并提出了治疗大法；《难经》着重发挥五脏虚损的证与治，又倡"命门"之说；《金匮要略》开始把"虚劳"作为一个独立的病，着重阐述了脾肾阳虚的证治，分别主以建中、肾气二方；隋唐时期，"虚劳"是诸虚劳损的总称，其范围为之扩大，《千金方》为虚劳损用药开辟了更为广阔的途径，且擅用血肉有情之品和灸法。此外，汉唐还出现了大量以补益药为主体的服食药方。这些丰富的内容，给了后世论治虚劳以极大的影响，为宋以后虚劳各家学说的产生，提供了重要的理论依据和大量的临床资料。

各家学说的产生

虚劳的理论和临床奠基于汉唐，已如上述。迨至宋金元时期，始有较为明朗的学术见解提出来。《四库全书提要》所说"儒之门户始于宋，医之门户分于金元"，是有道理的。不过，对这里"门户"的理解，从《四库全书提要》的原义看，无非是各持依据、自成一家言的意思，并非如一般所说的"门户之见"。

在宋代，医界已有善用寒药或热药的两派了。朱肱《活人书·自序》中曾提到：其时，好用凉药的医生，见附子、硫黄便加以攻讦；好用热药的医生，则畏硝、黄而不敢用。他认为这是医生的"偏见所趋然"。但他又说：如果病家略晓一点医药知识，知道患的是热证，就请善用凉药的医生，知道患的是寒证，就请善用热药的医生，结果"往往收效"，于是可见其偏者正其所长者。又有蜀医石藏用好用热药，杭医陈承善用凉药，二位又皆当时名医，时谚遂谓："藏用担头三头火，陈承箧里一盘冰。"虽不见他们的著作，也不知他们所治的是外感抑或内伤，但不同学术派别的存在于北宋，却由此可以得到证明了。宋代方书很多，其中官修的有《太平圣惠方》（简称《圣惠方》）、《太平惠民和剂局方》（简称《局方》）和《圣济总录》。《圣惠方》成书于宋初，载方 16000 余首，十分杂乱。《圣济总录》成书于徽宗时期，已是北宋末年，版成未及付印，便成为金人的战利品，至元代始刊行。故影响最大的要数《局方》。《局方》在大观年间仅 297 方，后来屡经增补，到于南宋绍兴时也不过 788 方，且经名医精选，官方推广，所以"盛行于时"。其治脾胃诸方，多用香燥；治虚证，偏用温补。诸如人参、桂、附、鹿茸、熟地、苁蓉之类，几乎是家常便饭。金元医家所用的温补方，如河间之"双芝""内固"，东垣之"天真""还少"，明代张介宾的"右归"，皆似《局方》用药。如右归丸一方，药凡十味，其中七味（熟地、鹿角胶、菟丝子、杜仲、肉桂、附子、山萸肉）竟与《局方》菟丝子丸相同（《局方》用鹿茸）。由此可见《局方》在温补上对后世之影响。最近我读过一本书，说"唐宋时期，士大夫阶层醉心于温热辛燥补品，宋钦宗（当为徽宗）药典"和济局方"（"济"当作"剂"）即为典型的代表者，给人民健康带来恶果"，对这些"妙文"，真不知道该说些什么才好。特别需要指出：宋代便已产生了补脾补肾何者重要的不同学术见解。许叔微《本事方》说："有人全不进食，服补脾者药皆不验，予授以此方（按：指二神丸），服之欣然能食，此病不可全作脾虚，盖因肾气怯弱，真元衰劣，自是不能消化饮食，譬如鼎釜之中，置诸米谷，下无火力，终日米不熟，其何能化？"但许氏未明言"补脾不如补肾"，后张介宾、李时珍大约就根据上面这段话，把"补脾不如补肾"安到许氏头上。据吕元膺《医宗摘要》，此语实见于严用和《济生方》，该书卷一"补真丸"条云："古人云'补肾不如补脾'，余谓'补脾不如补肾'。肾气若壮，丹田火经上蒸脾土，脾土温和，中焦自治。"至于"补肾不如补脾"，严氏说是"古人云"，是哪位古人呢？有人说出《千金方》，而《千金方》无此语，实则见于张锐《鸡峰普济方》引孙兆语（张、孙皆北宋时人），可能是论者误将孙兆作为孙思邈了。《本事方续集》虽说过"凡下部肾经虚者，不必补之……但补脾胃，使进食而全谷气，令生气血"，但这是公认的一部伪书。总之，"补脾不如补肾"和"补肾不如补脾"均出于宋人之口无疑。此说各有一定道理，且都有事实作依据，于是，到了明代医家，便来了一番折衷，"先天之本""后天之本"之说也就由此而产生了。

此外，宋人还认识到：人有阳脏人、阴脏人之异，阴脏人虚劳用黄芪建中汤甚效，阳脏人则"不可用暖药"，虽建中汤不甚热，然有肉桂，用之稍多，亦反为害。故虚劳用药，须"量其所秉，审其冷热，而不可一概用建中汤治虚劳也。"（宋·张杲《医说》）张锐《鸡峰普济方》批评曰："今人才见虚弱疾证，悉用燥热之药，如伏火、金石、附子、姜、桂之类，致五脏焦枯，血气干涸，而致危困，皆因此也"，认为"非滋润黏腻之物不能实也"。前者论述了体质上的差异，所谓"阳脏人"即阳盛阴虚之体无疑，建中甘温，当然不可概投；后者所说的"滋润黏腻之物"，显然指的是养阴填精之品。这些观点，对于后来的养阴学派，当有启迪也。

虚劳是阴阳气血虚损证候的总称，临床极其常见，所以也是金元医家议论的题目。河间《宣明论方》《素问病机气宜保命集》，一以《难经》为宗，认为"上下传变，不过脾胃，五脏条分，各有主治"。从其所用双芝丸（熟地、石斛、五味子、黄芪、肉苁蓉、牛膝、杜仲、菟丝子、鹿角霜、沉香、麝香、人参、茯苓、覆盆子、木瓜、天麻、秦艽、苡仁），内固丸（肉苁蓉、茴香、破故纸、胡芦巴、巴戟、黑附子、胡桃仁、川附子）看，他也擅用温补，他的地黄饮子，浊药轻投，更是颇有心思的名方，何尝仅仅是"从火热立论，用药悉皆寒凉"！所以吴澄《不居集》说他"深明《难经》之理，洞悉《金匮》之微"，"世言其偏者，皆非深知河间也"。

子和在补法上有偏见，尝谓："养生当用食补，治病须用药攻。"盖其意见在于纠正滥用补药的时弊，故其辞不免偏激。其实食补代替不了药补，病有虚实，也不是一概可以用攻的。但从《儒门事亲》看，他曾把补法分作平补、峻补、温补、寒补、筋力之补、房室之补六类，并列举出一些药物来加以说明，虽未闻其详，但亦可证子和并非全不知补法者。正如他自己所说："余岂不知补法，但未遇可补之人耳。"

东垣继承了其师张洁古"以养胃气为家法"的学术思想，故《脾胃论》等书，独详于脾胃内伤，其说略谓：内伤之病，多起于元气不足，而气之不足，又缘于饮食劳倦，脾胃受伤。他说："真气又名元气，乃先身生之精气也，非胃不能滋之"，又说："夫元气、谷气、营气、生发诸阳之气，此数者，皆饮食入胃上行，胃气之异名，其实一也。"故脾胃虚则元气衰，百病之所由生。他在畅明脾胃虚病理的同时，还提出了"阴火"之说，谓："火与元气不两立，一胜则一负"，脾胃虚则阴火乘其土位，脾胃不虚则阴火自然敛降。这实际上是对气虚发热病机的一种推测。盖阴虚则热，气虚则寒，气虚何以发热？东垣就用"阴火"来作释。不过他的"阴火"说概念比较混乱罢了。临床时，东垣治脾胃内伤，主张补土升阳，戒用峻利药、苦寒药；气虚阴火，治疗大法相同，俾脾胃复健而阴火自消。当然，如果阴火太甚者，甘温升阳之外，也酌用甘寒、苦寒。补中益气汤可谓其生平得意之方。洁古、东垣之法，向来被称为"医中王道"。至于肾虚患者，东垣也用补肾，其说亦以《难经》为宗，用药亦以温润填精为法，具见于《医学发明》一书中。不过补土升阳之法影响太大，故对他一般皆以"补土派"目之。他的学生王好古，著《阴证略例》，善用温补大剂，恐怕是直接师法《局方》的，因其成书较东垣书早，且后战乱之中，他们根本没再见面，他们早年接触时，东垣的学术思想又还没有建立起来。他的另一学生罗天益倒是得他心传的，前人谓罗"发言造诣，酷类其师"，其实罗天益对东垣之学不仅是有所阐发，而且有所匡正和发展。我认为，署名"李杲撰"的《兰室秘藏》《医学发明》中的许多东西，完全有可能是罗天益的，议论、用药，均与东垣风格大相径庭。如东垣《脾胃论》说"相火为元气之贼"，而《医学发明》说："肾有两枚，右为命门相火"。哪有一个人的学术见解先后出入如此之大的。

朱丹溪为罗太无高足，而罗氏则得宋金时北方三家之薪传。丹溪所倡者，为"阴不足阳有余论"，实开后世养阴派之先河，其说略谓："人受天地之气以生，天之阳气为气，地之阴血为血，故气常有余，血常不足。"

他从《内经》经文"年至四十，而阴气自半，起居衰矣"，"阳道实，阴道虚"，"五行之中，唯火有二"，从自然现象中属阳的日无盈亏而属阴之月有圆缺，以及从社会现象中婚嫁的年龄等几方面的材料得出了"夫以阴气之成，止供得三十年之视听言动，已先亏矣"的结论。

他认为，本来就"阴常不足"，如果不知摄生，"人之情欲无涯，此难成易亏之阴气，若之何而可以供给也？""心，君火也，为物所感则易动，心动则相火亦动，动则精自走，相火翕然而起"。"相火易起，五脏厥阳之相火煽，则妄动矣，火起于妄，变化莫测，无时不有，煎熬真阴，阴虚则病，阴绝则死。"至于相火是什么，他指出，相是对君而言，"以名而言，形气相生，配于五行，故谓之君，以位而言，生于虚无，守位禀命，因其动而可见，故谓之相。"但相火有常变，常则"五火之动皆中节，相火唯有裨补造化，以为生生不息之机"；变则妄动，戕害真阴。因此，他提出节饮食、戒色欲以防相火妄动，是保精最重要的环节。而其治疗，则泻相火为多，养阴次之。如其以一味黄柏名大补丸，盖相火妄动，煎熬真阴，不去其火，则阴必难保，泻火即是养阴也。当然，更多的是滋阴降火同用，如《丹溪心法·火》："阴虚火动难治，火郁当发，看在何经，轻者当降，重者则从其性而升之，实火可泻……虚火可补，有补阴即火自降，以黄柏、生地黄之类；阴虚证本难治，用四物汤加黄柏降火补阴；龟板补阴，乃阴中之至阴也。"其大补阴丸，即以熟地、猪脊髓、龟板养阴精，知母、黄柏泻相火。滋阴降火之法，至丹溪而得到确定，从理论到临床，自成系统，故后世以"滋阴派"目之。滋阴泻火也确是他独到之处，只是"派"的提法有待商榷罢了。

形成丹溪这一学术思想的原因，较为复杂。首先，与他受宋元理学的影响有关，《格致余论》曾数引朱熹、周敦颐的话，"人心""道心"，喋喋不休，足以为证。其次，与当时《局方》盛行于江南，而该书又多用辛温香燥药有关。其师罗太无曾有"区区裴陈之学，泥之且杀人"的训诫，朱氏本人又有《局方发挥》之作，皆可证之。再次，丹溪生活在江南，其地"湿热相火为病最多"，加之其时"嗜欲纵恣者""十倍于前"，也就是孙一奎所说的"盖以人当承平，酗酒纵欲以竭其精，精竭则火炽，复以刚剂以为温补……与灯膏竭而复加焰者何异，此'阴不足阳有余'论之所由著也。"

此外，我还想提一下葛可久的《十药神书》。此书是肺痨专书，方凡十首。唐宋时期的医家，已认识到虚劳和肺痨（即痨瘵）不同，葛氏此书，在肺肾阴虚的治法上，实超越前人，正如吴澄评语所说："其立十方也，方方玄奥，用药也，味味精奇"，"可为千百世法"。吴氏还说："历代（虚劳）治法，首宗秦越人，次则张仲景，次葛真人……乃治虚损之祖也。"也就是说，其清养肺肾之法，堪为虚劳之阴虚内热者的治疗别开生面了。如其保和汤（地黄、五味子、当归、知母、贝母、天冬、款冬花、天花粉、杏仁、苡仁、甘草、马兜铃、百部、百合、桔梗、阿胶等），保真汤（二地、二冬、白芍、五味子、地骨皮、黄柏、人参、白术、当归、柴胡、茯苓、陈皮等），太平丸（二冬、二母、二地、冬花、黄连、阿胶、当归、杏仁、桔梗、白蜜、薄荷、麝香），以及白凤膏、补髓丹等处方，既有别于仲景建中、肾气甘温扶其脾肾，又不似丹溪方之苦寒泻火，确实是很精当的，这在恪守虚劳以甘温为大法的人看来，当然要"出人意表"了。不过，就其影响而论，他还是不及丹溪之大。丹溪和东垣实为金元医家在虚劳方面的代表人物。他们不仅关系到明清养阴、温补学派的建立，而且持续数百年的养阴、温补之争，亦发端于二氏。

命门学说与温补养阴学派

命门学说，始于《难经》，而完成于明代，经历了漫长的岁月。

"命门"一词，最先见于《内经》，但其概念是：

"太阳根于至阴，结于命门。命门者，目也。"（《灵枢·根结篇》）

"足太阳之本，在跟以上五寸中，标在两络命门，命门者，目也。"（《灵枢·卫气篇》）

"太阳根起于至阴，结于命门，命曰阴中之阳（王注：命门者藏精光照之所，则两目也）。"（《素问·阴阳离合论》）

至战国时秦越人（扁鹊）在《难经》一书中，始提出崭新的概念："脏各有一耳，肾独有两者何也？然，肾两者，非皆肾也，其左者为肾，右者为命门。命门者，诸精神之所舍，原气之所系也，男子以藏精，女子以系胞，故知肾有一也。"（《难经·三十六难》）

"左者为肾，右者为命门"，这和《内经》的提法是完全不同的。不惟如此，而且还讲到命门的功能是"诸精神之所舍"，"原气之所系"，"男子以藏精，女子以系胞"，而《内经》讲心藏神，肾藏精，原气则"所受于天，与谷气并而充身"，可见《难经》或别有所宗，或在《内经》有关肾的认识基础上有所发挥。特别是在《难经》六十六难中，还提到"肾间动气"的问题："脐下肾间动气者，人之生命也，十二经之根本也，故名曰原。三焦者，元气之别使也"。在三十九难中，还提到命门"其气与肾通"的观点。这些都是崭新的认识，也都是形成命门学说的重要基础。

宋以前有关命门的文献中，仲景《伤寒论》原序虽然提到"撰用……八十一难"（即《难经》），但于命门无说。晋·王叔和《脉经》有"肾与命门，俱出尺部"之说而未详，而尺主下焦，可见他是接受了《难经》"命门"的新概念的。

隋代杨上善《黄帝内经太素》卷十九"七节之旁中有志心"，注谓："肾在下七节之旁，肾神曰志，五脏之灵皆名为神，神之所以任物，得名为心，故志心者，肾之神也。"此说对后世命门学说有一定影响。此外，杨氏还赞同《难经》左肾右命门之说，且谓"右为命门，藏精，左为肾，藏志"（《卷六·脏腑气液》）。

唐代孙思邈以心下五分为命门，不知何所据。但对明人包络命门说似有一定影响。

宋代医家，如陈无择、严用和等，均与《难经》命门说同，没有更多的发挥。严氏虽倡补脾不如补肾之论，但称"补丹田火"而不曰助命门。陈无择虽然说："五行各一，火有二者，乃君相之不同。相火则丽于五行，人之日用者也；至于君火，乃二气之本源，万物之所资始"（《三因极一病源论粹·君火论》）。但并没有把相火与命门挂上钩。可见在宋以前，对《难经》提出的命门学说没有大的发展，只是有些观点对后世有所启发，或者在实践中积累了一定的治疗经验，为后世提供了研究资料而已。前些日子，曾有人认为唐代王冰是"肾命学说"的创始人，其理由是王注《素问·至真要大论》"诸寒之而热者取之阴，热之而寒取之阳，所谓求其属也"句有云："言益火之源，以消阴翳，壮水之主，以制阳光，故曰求其属也。"其实，王冰的意思，哪里是温肾阳？就在这一段注文里，王冰明明白白地说："取心者不必齐（剂）以热，取肾者不必齐（剂）以寒，但益心之阳，寒亦通行，强肾之阴，热之犹可"。可知王冰创肾命学说之论根本不能成立。如果说，后世倡命门学说者确实从此得到了某种启发的话，那就是另一回事了。

金元时期医家，不满于官修方书"立方待病"的风气，转而对《内经》《伤寒论》等经典著作进行研究，并结合实践，大倡新说。"命门"也就成为他们的论题之一。如刘河间云："所谓肾有两枚。《经》曰，七节之旁中有小心，杨上善注《太素》曰，人之脊骨有二十一节，从下第七节之旁，左者为肾，右者为命门，命门者小心也。《难经》言，心之原出于大陵，然大陵穴者属手厥阴包络相火，小心之经也。《玄珠》言刺大陵穴曰，此泻相火小心之原也，然则右肾命门为小心，乃手厥阴相火包络之藏也……相行君命故曰命门尔……《仙经》曰，心为君火，肾为相火。"（《素问玄机原病式·火类》）

在他的另一著作《素问玄机气宜保命集·病机论》里，又说："故左肾属水，男子以藏精，女子以系胞。右肾属火，游行三焦，兴衰之道由于此，故七节之旁中有小心，是言命门相火也。"

由此可见：①把命门与相火联系起来，实始于刘氏。②所谓"小心"，就是"右肾"，也即是"命门"，属火，其火即"相火"。其说亦当以刘氏为早。

与河间同时代而较晚的张洁古，在《医学启源》中，把命门纳入肾的系统，该书《卷上·五脏六腑，除心包络十一经脉证法》载："肾之经，命门，肾脉本部足少阴，寒，癸水。经曰：肾者，精神之舍，性命之根，外通于耳，男子以藏精，女子以系胞，与膀胱为表里，足少阴是其经也。肾气绝，则不尽天命而死也。"《脏腑虚实标本用药式》更谓："命门为相火之原"，"三焦为相火之用"，又把命门、相火、三焦联系起来了。

东垣在《脾胃论》中，把"相火"属之"阴火"，目之为"元气之贼"，而在《医学发明》中却又说："肾有两枚，右为命门相火，左为肾水，同质而异事也。"《兰室秘藏》又说："夫胞者，一名丹田，一名命门，主男子藏精施化，妇人系胞有孕，俱为生化之源，非五行也，非水亦非火，此天地之异名也，象坤土之生万物也。"我在前面已经提到过，《兰室秘藏》《医学发明》都是东垣逝世后二三十年由罗天益刊行的，因此这些很可能是罗氏自己的学术见解。《医学发明》在立论及虚损治法时，还提出："气化精生，味和形长。无阴则阳无以化，当以味补肾真阴之虚……阴本既固，阳气自生，化成精髓。若相火阳精不足，宜用辛温之补；但与辛热之药不同，辛热药只能治寒甚之病，非补肾（阳）精。"依区区之见，这些话恐怕不是李东垣能讲出来的。《兰室秘藏》罗天益"序"的末尾引太史公的话"岩穴之人，欲砥行立名，非附青云之士，恶能声施后世"。就可以证明愚见并非毫无证据。

元代朱丹溪舍命门而大讲相火，首先，他为相火正名：

"故凡动皆属火。以名而言，形气相生，配于五行，故谓之君（火）；以位而言，生于虚无，守位禀命，因其动而可见，故谓之相。"

"天主生物，故恒于动；人有此生，亦恒于动。其所以恒于动者，皆相火之为也。"

他还认为，相火寄于肝肾，再分属于心包络、三焦、膀胱和胆。"天非此火，不能生物，人非此火，不能有生"，"彼五火之动皆中节，相火惟有裨补造化，以为生生不息之运用耳。"但是，他又指出：相火不可妄动，妄动则病变蜂起，在这个意义上讲，相火又是元气之贼。盖"火起于妄，变化莫测，无时不有，煎熬真阴，阴虚则病，阴绝则死"。

到了明代，诸多医家乃在命门的问题上大事论争，争论最大的是命门的部位和形质。

1. 肾间动气说　明代孙一奎认为：命门在两肾中间，但非水非火，而是"肾间动气"，"禀生于有生之初，从无而有。"两肾静物，静则化，两肾之间则动气，动则生。动静无间，阳变阴合，而生五行，乃造化之枢纽，阴阳之根蒂，脏腑之本，生命之原，这就是"命门"之称为"命门"的意思。（《医旨余绪》）

2. 右肾命门说　明代李梴认为：命门即右肾，本身有系如丝，上连心包，下尾闾，附广肠之右，通二阴之间，前与膀胱下溲尿之处相并而出。男子以藏精，女子以受胎。（《医学入门》）

3. 两肾命门说　明代虞抟认为："两肾总号命门"，静则为水，动则为

火。"唯其静而合，涵养乎一阴之真水，动而开，鼓舞乎龙雷之相火。"（《医学正传》）

4. 子宫命门说　张介宾认为：如果以右肾为命门，男子既以命门为藏精之所，那左肾又藏何物？女子既赖命门以系胞，果然只系于右肾么？不能无疑。因而，他遍考诸书，从《黄庭经》（道家著作）得到启发，确认命门即是子宫，其在女子"可以手探而得"，"其在男者于泄精之时，自有关阑知觉"云云。其与肾的关系，则谓"肾藏精，赖命门之固闭，命门与肾本同一气，命门总主两肾，两肾皆属命门，故命门为水火之府，为阴阳之宅，为精气之海，为死生之窦。"后来，清人程知《医经理解》倡"心包络—命门说"。但他心目中的"心包络"，实即子宫，上系于心，下系于胞门，乃下焦有形的脏器，是人体藏精的地方。（《景岳全书·求正录》）

5. 肾间命门说　明人赵献可认为命门在两肾之间，"自脐附脊髓，自上数下，则为十四椎，自下数上，则为七椎"，"此处两肾所寄，左边一肾属阴水，右边一肾属阳水，各开一寸五分，中间是命门所居之宫，其右旁即相火也，其左旁即天一之真水也。"（《医贯》）

他还认为命门为十二官主，为养生立命之门，"肾无此则无以作强而伎巧不出矣；膀胱无此，则三焦之气不化，水道不行矣；脾胃无此，则不能蒸腐水谷，而五味不出矣；肝胆无此，则将军无决断，而谋虑不出矣；大小肠无此，则变化不行，而二便闭矣；心无此，则神明昏，万事不能应矣。"

命门学说到了明代，已经基本成熟了。诸家在命门的形质、部位上虽然见解不同，但对于命门的重要性的认识，都是一致的。其中论述最为精辟的，当推张介宾、赵献可。赵氏以命门为十二官之主，张氏《大宝论》《真阴论》分别论阳气、真阴，代表了此一学说的最高峰。命门学说是对《内经》脏象理论的重要发展，也是明代温补学派趋于成熟的标志。

薛立斋是明季温补派的宗师。他私淑钱乙、洁古、东垣之说，治疗内伤杂证，强调以脾胃为本，不效则改用或兼用补肾。《四库全书提要》说他"治病务求本源，用八味丸、六味丸直补真阴真阳，以资化源，实自己（己，立斋名）发之。"他自己也说，他治内科杂病所用的方法是"医中王道"。沈启元《疬疡机要·序》对于薛氏的"王道"有很好的说明："其治病不问大小，必以治本为第一要义。无急效，无近期，纾徐从容，不劳而病自愈。"薛著《内科摘要》共202案，其中十之九是"亏损"之病。元气亏损25案，饮食劳倦13案，脾胃亏损30案，脾肾亏损17案，命门火衰8案，肾虚火动7案，脾肺亏损39案，肝肾亏损4案，肝脾肾亏损15案，脾肺肾亏损41案，共199案。其用方也十九不离补中益气、六味、八味、八珍、人参养营、当归补血、归脾、理中、四君、六君。他痛诋知母、黄柏"损胃气，泄真阳"。他的用方，往往注意到郁、痰、瘀和外邪，灵活加减，"多在一二味间见其神奇变化之巧"。薛氏之学影响颇大，明之周慎斋、赵献可、张介宾、黄承昊，清之李士材、陈士铎、高鼓峰、吕留良等，在学术上皆与之有关。后世非难温补学派者，亦往往集矢于薛氏。

张介宾为薛氏之后温补派之健将。他基础雄厚，著述甚丰，辩才又好，其攻击刘河间、朱丹溪，可谓不遗余力。《类经图翼·大宝论》谓："天之大宝，只此一丸红日；人之大宝，只此一息真阳。凡阳气不充，则生意不广，故阳惟畏其衰，阴惟畏其盛，非阴自能盛也，阳衰则阴盛矣。凡万物之生由乎阳，万物之死亦由乎阳，非阳能死万物，阳来则生，阳去则死矣。"在《景岳全书·传忠录》也说："人得天地之气以有生，而有生之气即阳气也，无阳则无生矣。"他还列出形气、寒热、水火之辨，反复说明阳气的重要性。其结论便是："刘朱之言不息，则轩岐之泽不彰。是诚斯道之大魔，亦生民之厄运也。"景岳此论，把阴寒与阴精的概念混淆了，盖其为驳倒丹溪，就顾不上言辞之激、立论之偏了。他自己也承认："阴阳之道，本自和平，一有不平则灾害至矣。而余谓阳非有余，岂非一偏之见乎？盖以丹溪补阳之谬，故不得不为此反言，以救万世之生气。"其实，景岳也是深知阴精的，他的《真阴论》，认为真阴虚即精虚，也包括有形之形肉，精藏于肾，而命门即藏精之所。精藏于此，为阴中之水，气化于此，为阴中之火，水即元精，火即元气。故人体"阴常不足，阳非有余"。《景岳全书·杂证谟》在论及虚损时，也说："人赖以生者，惟此精气，而病为虚损者，亦惟此精气。凡病有火盛水亏，而见营卫燥、津液枯者，即阴虚之证也，有水盛火亏，而见脏腑寒，脾肾失者，即阳虚也。"在虚损的治疗上，他主张"善补阳者当于阴中求之，则阳得阴助而生化无穷；善补阴者，当于阳中求之，则阴得阳升而源泉不竭"。阴虚者用左归丸（熟地、山萸肉、山药、龟板胶、牛膝、鹿角胶、菟丝子、枸杞子）以补元阴；阳虚者用右归丸（熟地、山萸肉、山药、枸杞子、菟丝子、杜仲、当归、鹿角胶、肉桂、附子）以补元气。

明末有赵献可者，"与介宾同时，未尝相见，而议论往往有合者"（黄宗羲《质疑录·序》）。其作《医贯》，强调先天命门之火乃人生命门之主宰，养生治病，一以贯之，故五脏之主，不是心，而是命门。从先天论，它是生命的根本；以后天说，则为健康的保证。在治疗上赵氏专重先天命门水火，常用六味丸、八味丸，温养脾胃则用补中益气，差不多完全是薛立斋那一套，"执其成法"，就不免"胶柱鼓瑟"了。

薛立斋、张介宾、赵献可，被后世称作"明季温补三大家"。

此外，受"三大家"影响较大者，有周慎斋、黄承昊、李中梓、高鼓峰、吕留良等。

周慎斋，立斋弟子，著《慎斋遗书》。他强调"凡病不起于先天，即起于后天"，这是因为"肾为先天五脏之始，脾为后天五脏之成"。故其辨治，颇重脾肾。他对偏重补阴补阳皆有所批评，明确提出"辨证施治"四字，但又认为"真本又惟在元阳一气"，"扶阳为治病之要诀"，还是不免于偏。

黄承昊，万历进士，著《折肱漫录》。他对薛氏十分心折，认为薛氏之"滋化源，滋胃气"二语，"真医杂病之龟鉴也"。什么是"滋化源"？前在《四库全书提要》评立斋语中已提及，一是指脾肾为气血之化之源，正如黄氏说："造化生物，惟此春温之气，阳春一转，草木甲坼，惟此温和故也……甘温之品，熙之育之，可使生机勃发，满腔皆春"，故"治病必须脾肾为本"。而误用"苦寒阴沉之药"，必致"胃气先伤，五脏皆无生气"，"脾胃不伤，即有他证，犹可调治；若脾肾伤，饮食少，本根之既摇，则杂证蜂起而难为力矣"，"每治他病，切须照顾脾胃，不可一意攻伐，忘其根本"。至于"补脾土不应"者，就须改从补肾命之火以生脾土，即"求端于其母"。这是"滋化源"的又一含义。黄氏是为发挥薛立斋之学者。但其所论，亦往往偏颇。如说"阳原该有余，阴原该不足，天地间之理，阳自先乎阴，如月借日光，阳生阴长，天包乎地，昼动夜静，夫唱妻和"，就不那么有说服力了。

李中梓《医宗必读》既从薛氏而论脾肾为先后天之本，又剽袭张介宾《大宝论》之意，谓人身水火即气血阴阳，"气血俱要，而补气在补血之先；阴阳并需，而养阳在滋阴上"，实皆陈陈相因之论，无何新意可言。惟其所拟拯阳理劳汤（黄芪、人参、肉桂、当归、白术、甘草、陈皮、五味子、大枣、生姜），拯阴理劳汤（丹皮、当归、麦冬、炙甘草、苡仁、白芍、五味、人参、莲子、橘红、生地、大枣）尚属平正可法。清代费伯雄《医醇賸义》曾采用之。

高鼓峰、吕留良亦私淑立斋、景岳之学者，此外，他们都是浙东人，还多受赵献可的影响。高氏著《医家心法》（一名《四明心法》），善用补中益气汤，认为"凡病属中宫虚损，病后失调，无不相宜"，又说"七情内伤，脾胃先病，治宜补土，此方是也"。又善用熟地、人参等温补大剂起危重病。然其疏肝益肾、滋肾生肝方，以六味合逍遥，水中达木，论膈论又创"胃阴亡"之论，堪称卓识。吕留良《东庄医案》亦善用温补。谢利恒批评他"五十八案，无一案不用人参地黄者，可谓奇谈"。但观其治验，亦必当用而用，似未可全非。

以上是温补学派的大概。这一学派以仲景之学为宗，又吸取了唐宋金元特别是易水一派的学术经验，以重视脾肾，善用温补见长。其间以薛立斋为开山，张介宾为巨擘，在虚劳的理论和实践方面都有所开拓，为许多慢性虚损性疾患和重危证的治疗提供了宝贵经验，在中医的发展中产生了很大的影响。

现在再谈养阴学派。这一学派初期是以丹溪为宗师的。丹溪之后，有王节斋者，著《明医杂著》。最有学术代表性的，是该书卷一的《补阴丸论》，其文略云："人之一生，阴常不足，阳常有余，况节欲者少，过欲者多，精血既亏，相火易旺，火旺则阴愈消，而痨瘵、咳嗽、咯血、吐血等证作矣，故宜常补其阴，使阴与阳齐，则水能制火，而水升火降，斯无病矣。"这大致是丹溪的精神，惟"故宜常补其阴"，则失之于偏，未必丹溪之本意也。再看"古方滋补皆兼补右尺相火，不知左尺原虚，右尺原旺，若左右平补，依旧火胜于水。只补其左，制其右，方得水火相平也。如果相火衰者，方宜补火。但世之人，火旺致病者十居八九，火衰成疾者，百无二三"，不免偏见太甚。最后，他甚至说少年则妄心太过，当补阴；中年欲心虽减，但少年消耗太多，焉得复实，当补阴；老年则天真渐绝，只有孤阳，也当补阴，"故补阴之药至少至老不可缺也"。这当然会造成滥用滋阴泻火的弊端，所以遭到许多医生的抨击。不过王氏的"补阴丸论"，的确偏颇太过，难免物议。但在《明医杂著》"枳术丸论"及"痨瘵"二篇中，论及脾阴，尚为可取。王氏谓："胃阳主气，脾阴主血"，"近世治脾胃者，不分阴阳气血，而率皆理胃，所用之药，又皆辛温燥热，助火消阴之补，遂致胃火益旺，脾阴愈伤，纯精中和之气变为燥热，胃脘干枯，大肠燥结，脾脏渐绝，而死期迫矣。"此说在朱丹溪《局方发挥》的基础上更有所发挥，实为后来叶天士主张脾胃分治，缪仲淳、周慎斋、吴师朗论治脾阴之先声。

此后，又有缪仲淳、张介宾二家。缪氏为明代善用养阴之大师，他治外感热病，既明确提出注意护养津液，认为"伤寒、温疫"邪从口鼻而入，而口鼻为肺胃之门户，故热病以阳明证为多见，又以阳明为紧要关头。"故阳明以津液为本"，汗下俱宜谨慎，惟清热养阴为正治之法。在杂病方面，他对脾阴不足更有较深刻的认识，云："世人徒知香燥温补为治脾虚之法，而不知甘寒滋润益阴之有益于脾也。"曾自制资生丸以养脾阴而兼顾到湿热之邪。缪氏对于阴虚湿热之治，更是擅长，盖湿证当用燥药，湿热则燥而兼清，清则多用苦寒，苦寒化燥与辛香温燥皆不利于阴虚，而补阴又不免滋腻助邪，是为两难。仲淳多以生地、牛膝、人参、苍术、甘菊、黑芝麻、茯苓、车前、二冬之类，燥湿互用，互不相妨，为阴虚湿热之治独辟门径（黑芝麻、苍术同用，是学许叔微法）。

与缪氏同时的张介宾，既对丹溪"阳有余阴不足论"大加抨击而撰《大宝论》，又以丹溪"不识真阴面目"而作《真阴论》，认为：真阴之象，既是精，亦是形。真阴之脏即肾之精室，亦即命门。精藏于此，精即阴中之水。

命门之水，即元精，命门之火，即元气，元精为元气之根，故命门水火，即十二脏之化源，实皆真阴之用。他指出阳气本无有余，阴病惟皆不足，故临床表现多端，而无水无火，皆在命门，总为阴虚之病。如虚劳生火，非壮水无以救其燎原；泻利亡阴，非补肾无以固其门户；中风偏枯，而筋脉之败，必由乎阴。如此等等，不一而足。真阴之治，则强调治病必求于本，而五脏之本则在命门；神气之本，本在元精。故制左归丸、左归饮以补真阴，在《景岳全书·新方八略》中，他对阴虚精虚之治疗，更具体地提出了"精虚者宜补其下，熟地、枸杞是也"；"阴虚，宜补而兼清，门冬、芍药、生地是也"。"其有气因精而虚者，自当补精以化气；精因气而虚者，自当补气以生精"。总之，无论在阴虚的理论还是实践上，张介宾的《真阴论》及其有关论述，都颇有价值。特别是他所论述的阴精与阳气的关系，既符合《内经》"精化为气"，"气生于精"的理论，说理又颇为详明："凡物之死生，本由阳气，顾今人之病阴虚者，十常八九，又何谓哉？不知此一'阴'字，正阳气之根也，盖阴不可以无阳，非气无以生形也。阳不可无阴，非形无以载气也。故物之生也生于阳，物之成也成于阴。"由此亦可见，景岳虽为明季温补大家，但如认为他仅仅擅长温补，是不恰当的。就有关阴精的系统论述来说，恐怕古今就没有人能赶上景岳的。他的左归饮、丸二方，用于阴精亏损之证，疗效很高，比起但照搬前人八味、六味者，显然高明很多。其谓：八味、六味"二方俱用茯苓、泽泻，渗利太过，即仲景《金匮》，亦为利水而设，虽曰大补之中，加此何害，然未免减去补力，而奏功为难矣。使或阴气虽弱，未至大伤，或脏气微滞，而兼痰湿水邪者，则正宜用此；若精气大损，年力俱衰，真阴内乏，虚痰假火等证，即从纯补，犹嫌不足，若加渗利，如实漏厄矣。"也确是见道之言。

清代高鼓峰、顾松园以及吴师朗、叶天士、王孟英等，对于阴虚皆有杰出的贡献。

高氏通过对猪羊胃的观察悟出："胃为多气多血之海，人见其不思饮食，便为胃气之虚，而用参、芪、白术以补之；见其食即呕吐，便为胃中之寒，而用姜、桂、茱萸以暖之。殊不知肠胃之为物，最是润泽，试以羊豕之肚观之，必是滑腻稠黏，如液如脂，如膏如津，在人胃亦如之，所谓阴也。怯证之人，其肠胃必枯涸干燥，绝无滑腻稠黏之象，是胃阴亡也。阴亡，地气绝也……故多死。"高氏还提出过"伤寒书中最紧要关头在存津液三字"，"原汗乃胃中津液也"的高论。

顾松园著《顾氏医镜》，对于阴虚虚劳有较全面的阐发。他认为虚劳皆内伤脏腑所致，其因不外纵欲劳精，劳倦伤脾，过饮伤肺，恚怒伤肝，思虑伤心，先天不足，或郁火内蒸。"大抵酒色成劳者为多耳"。此外，他认为也与误治有关，举凡辛散、苦寒、补中升提、引火归原，用之不当，皆足以动火伤阴，而为虚劳之证。他指出：虚劳一证，世之偏于阴虚者，比比皆是，其治有三大要法：一曰补肾水，二曰培脾土，三曰慎调摄。用药以甘寒为主。其自制方中，有不少精心配伍之方，如保阴煎（熟地、生地、天冬、麦冬、牛膝、山药、玉竹、鳖甲、龟甲），心悸怔忡加桂圆肉，骨蒸有汗加地骨皮，无汗加丹皮，腰痛加杞子、杜仲，盗汗加杏仁、五味，咳嗽加鲜百合、冬花、桑叶，痰中带血加藕汁、童便，食少加苡仁，肺经无热、脉无力加人参。从其立方看，虽曰补肾水而用二冬，既以保金，又滋化源，用山药、玉竹，则又有甘平补脾之功，盖补肾理脾，则不嫌其滋润也。自谓此方用于阴虚火旺，投之辄效。顾氏又有回生丸（地黄、菟丝子、杞子、牛膝、萸肉、山药、茯苓、白芍、天冬、五味子、枣仁、圆肉、莲粒须、玄参、地骨皮、女贞、龟胶、鳖甲胶、鱼鳔胶、猪脊髓、黄牛肉、紫河车），是在上方之中，又加进血肉有情之品，自谓"此丸功在六味、左归之上"。至脾阴虚者，则以仲淳资生丸为主，尝谓：越人治损，从上而下过于胃则不治，从下而上过于脾则不治，故仲景治虚劳乃用甘药建立中气以生血化精，俾脾胃强则五脏皆盛。况土强则生金，金旺则水充，故补脾不仅当为虚损一法，即壮水清金，峻补真阴，亦必以培建脾胃加入其中，则其效益佳。但以上治虚劳法，皆在其病已成之后，不如慎调摄于药饵之先，所以顾氏又以预防为调治大法之一而三致意焉。

顺便说明，顾氏书在清代仅以抄本传世，《冷庐医话》曾经提到过。而唐大烈编《吴医汇讲》，载有此文，作者则为汪缵功。汪患热病，经顾三投白虎而愈（事见《顾氏医镜》）。可能顾氏此稿为汪所录存，汪死后，其孙遂误作祖作，而寄唐大烈发表。又，《何氏虚劳心传》（何炫，字嗣宗）一书也完全是抄袭顾氏之作。

乾隆时新安吴澄著《不居集》，其书集古近治虚损之大成，而于理脾阴一法，尤为吴氏所擅长。脾阴虚之证，如其所述：六脉数而不清，滑而无力，大便闭结，嘈杂中消，多食易饥。吴氏认为：古方理脾健胃多偏补胃中之阳而不及脾中之阴。然虚损之人，多为阴火所烁，津液不足，筋骨皮毛既失所养，而精亦羸弱，百病丛生矣。所以他拟之方，用甘平清芬之品，补中宫而不燥津液，"虽曰理脾，其实健胃；虽曰补阴，其实补阳"。如此，则"乾资其始，坤作成物，中土安和，天地位育矣"。他的中和理阴汤方（人参、燕窝、山药、扁豆、茯苓、莲子肉、老米），理脾阴正方（人参、紫河车、白芍、扁豆、茯苓、莲肉、荷叶、老米、红枣），都是精心配制的处方，颇能体现其学术思想。

清代名医叶天士创"养胃阴"之说，认为脾肾为后天之本，二者虽为表里之脏，而体用各殊。脾阳不足，胃有寒湿者，固可用东垣法温燥升运，而脾阳不亏，胃有燥火者，再用升阳，就不啻火上加油了。且术甘之守，升柴之升，竟是脾药，须知"脾宜升则健，胃宜降则和"。叶氏指出，胃为阳明之土，非阴柔不克奏功，盖脾喜燥，胃喜润也。胃阴虚的原因就叶案总结起来，约略有三：①或素体阴分不足，或年老液衰，或感受温热、燥热之邪，劫夺胃阴；②木火体质，烦躁易怒，五志过极，阳升火炽；③偏嗜辛热，不识胃阴虚之病，滥用辛温香燥。其证则久咳无痰，形体消瘦，噎膈，便秘，嘈杂，失音，咯血，呕吐，咽干，音低，气短，不食不饥，舌红少苔，舌有裂纹，脉细数或细涩。其治以沙参、麦冬、石斛、扁豆、玉竹、霜桑叶、莲肉、枇杷叶、蔗浆、糯稻根须、生甘草等为主药，均为甘平、甘凉濡润之品，俾胃阴来复，诸恙悉安。叶氏此法，颇有影响，清代的温热学家吴鞠通、王孟英俱多效法叶氏方药，近代则有孟河费氏治慢性久病，多从脾胃之阴入手调理，颇具心得。

综上所述，养阴学派开创于元代朱丹溪，然其所论，偏重于相火妄动，劫烁真阴，故发为"阴不足阳有余论"；后世医家，偏执一方，动辄降火，偏弊遂多。至明清时代，缪仲淳、顾松园、吴澄、叶桂等，始对阴虚虚劳证加以系统地阐发。随着温热学派的成熟，养阴学派也崛起于江南，养阴法则被广泛地用于外感、内伤各种病症。其间，张介宾、高鼓峰等温补派医家，对养阴亦颇为重视，尤其是张氏的《真阴论》，不仅纠正了他自己早年所作《大宝论》立论的偏颇，而且的确是中医学术发展史上一篇极有价值的文献。

诸家论述的折衷

早在养阴、温补学派成长的过程中，就不断有人主张对不同的学术见解加以折衷。如明代孙一奎《赤水玄珠》云："医以通变为良，而执方则泥"；"仲景不独以伤寒见长，守真不独以治火要誉，戴人不当以攻击蒙讥，东垣不专以内伤树绩，阳有余阴不足之谈不可以疵丹溪……"盖"前哲立论，必有定见，调施经权，必合时宜"，故须"因古人之法，而审其用法之时……得古人立法之心"。他的治学经验，就在折衷于各家之间，融而通之。《理虚元鉴》的作者绮石说："夫东垣发脾胃一论，便为四大家之首；丹溪明滋阴一著，便为治劳症之宗；立斋究明补火，谓太阳一照，阴火自熄……然皆主于一偏，而不获全体之用……余惟执两端以用中，合三部以平调。一曰清金保肺，无犯中州之土，此用丹溪而不泥于丹溪也；一曰培土调中，不损至高之气，此用东垣而不泥于东垣也；一曰金行清化，不觉水自流长，乃合金水为一致也。"能综合各家，用其长而去其偏，无怪乎其"虚劳一门，尤为独阐之宗"了。清代吴澄的《不居集》，其书名即取《周易》"变动不居而知阴阳刚柔之道，变焉动焉而不常居其所，当随时惟变所适"的意思。也就是说：事物是变化的，运动的，不能固执成法看待变动的事物。居者，拘也，拘泥而不知通变，那就是偏见了。以虚劳的证治来说，不偏用养阴，不偏用温补，所以虚劳各家学说，仲景不拘于越人，而发展了虚劳的证治，后世又不拘于仲景的甘温，而创甘寒、甘平治法，也是发展。

李士材在《医宗必读·四大家论》中，也说历代各名家无非是"阐《内经》之要旨，发前人之未备，不相撇拾，适相发明也"。请注意这个"不相撇拾"，意即前人讲过的，我不讲了，我要讲的是前人没有讲过的东西。只有这样，学术才会发展，才有生气，而不是人云亦云，陈陈相因，依样画葫芦。但是，正因为他们只发挥了《内经》的一部分要旨，所以不善学者，"师仲景而过，则偏于峻重；师守真而过，则偏于苦寒（此就外感而言）；师东垣而过，则偏于升补；师丹溪而过，则偏于清降"。他说：不知前人著书立说，各明一义耳！仲景治温热，决不会迳投大剂麻桂误汗；刘河间治寒邪，何尝滞于苦寒；火逆上冲，东垣断不执于升提；丹溪治脾虚，当不泥于泻火。叶天士也有一段很精辟的议论："剂之寒温，视疾之凉热。自河间以暑火立论，专用寒凉，东垣论脾虚之火，必须温养，丹溪创阴虚火旺之说，又偏于寒凉。于是宗丹溪者多寒凉，宗东垣者多温养。近之医者，茫无定识，假兼备以中，借和平以藏拙，甚至朝用一方，暮换一剂，而无定见。盖病有见证、有变证、有转证，必须见其初终转变，胸有成竹，而后施之以方，否则以药治药，实以人试药也。"讲得何等好啊！此外，章虚谷《医门棒喝》，既对景岳之说（指《大宝论》）大加批驳，又指出：景岳的用心，乃因河间偏主寒凉，丹溪言阳常有余，欲矫二家之偏，只不过自恃才高，不自觉其流弊甚于刘朱了。也正是在其书的第三卷"论景岳书"中，章氏明确指出：病变不常，或当抑阴，或当扶阳，俱应辨证论治，随证而施，都不可执为一定之法。丹溪、景岳，都不过发挥了一节经义，而非全经之理。这就是持平之论。陆以湉《冷庐医话》也说："读书者宜存是去非。古人之书，因时而宜，莫有不偏焉。学之得当，则其偏处，即其长处。"这些不仅对于研究养阴温补之争，而且对于我们研究古代任何一个医家，都具有指导意义。

根据上面医家议论的精神，我在这里试对虚劳各家学说做一点"参酌乎古今"的工作，作为本篇的小结，供大家讨论。

1. 虚劳，或者称作虚损，是广泛存在的慢性衰弱性疾病的总称。换句话说，作为"证"，虚劳可出现在许多疾病的中晚期。

2. 劳是过用的意思，包括了精神情志、形体活动的失于节制。其中，七情刺激、饮食失调、劳倦、房室不节是最为常见的致劳的因素。劳而不复则为虚。虚指气、血、阴、阳的不足，其间，常呈慢性进行性发展，如气虚日久可发展为阳虚，血虚日久可发展为阴虚，阴虚或阳虚日久可演变为阴阳两虚，等等。损是损耗，既然损耗，必然就会导致不足，故在某种意义上，虚与损同义。但"损"还有"损伤"之义，故更多地是指机体有形的物质的损伤、损坏。虚而不复则为损。"极"，有远的意思，中医书上的"六极"，似即此义，指脏腑之外的皮毛、肉、筋、骨、脉的损伤，故"极"在一定意义上与"损"同义。

3. 虚劳是指五脏气、血、阴、阳的虚损，但由于脾主运化，脾运正常，不足者赖饮食水谷而得到补充，则虚者可望恢复；肾藏精，主元阴元阳，精足则可化气、生血。故虚劳又以脾肾两脏为重点，被称作"后天之本"和"先天之本"。当然，这里的脾，实兼胃而言，脾和胃合称"仓廪之本"，同居中焦，一脏一腑，一主升一主降，一主纳一主化，饮食物的接纳、消化、吸收、输布，二者不可或缺。

虚劳证治重先后天之本，并不意味着与其他脏就无关系。如七情之病，必关乎心肝，心主神明，心动则五脏六腑皆摇；肝藏血，与肾有乙癸同源的关系。六淫之病多从肺起，肺主气，与肾又有金水相生的关系。是又不可不知者。

4. 引起虚劳的原因很多，大致可归纳为以下四个方面：①先天禀赋不足；②饮食、劳倦、七情、房劳；③久病、重病、延久失治或病后失调；④药误（除古代文献记载者外，还包括今天的某些化学药物）。除此之外，外邪入里，久踞不去，或变生痰浊、瘀血、水饮、滞气，削弱、消磨正气而致虚劳者，亦不可忽视。

5. 虚劳的辨证，应以五脏气血阴阳为中心。

6. 虚劳的治疗，以辨证为依据，以温阳、养阴为大法，以脾（胃）、肾为重点，药疗、食疗、养生相结合。

虚劳虽为五脏气血阴阳不足之证，但其中亦往往夹实，明清医家于此多有阐发。如盛寅《医经秘旨》认为：气虚者则生痰，如"以为气不足而补之，则痰气愈滞，胸膈不利，营卫不通，加之肾元衰耗，厥气上逆，诸病丛生"，故"善治者，补益之中不可不兼伐痰"。周学海《读医随笔》，通过《内经》用四乌贼骨一蘆茹丸和仲景用大黄䗪虫丸得到启示，认为："劳病乃先因气虚，久之气不能运血，卫阳内陷，津液又为所销烁，血行不能滑利，而因之阻痹矣。"又说"阳虚血必凝"，"阴虚血必滞"，故活血化瘀、通脉生新，实虚劳之不可减少的治法，不可"只认定一'虚'字"。孙一奎《赤水玄珠》、王秉衡《重庆堂随笔》都指出：白浊、痿软、遗精等病，多有湿热而致者，未可一概用补。这些实践经验的总结，也是虚劳证治中不可忽视的。

辨证论治体系的形成和发展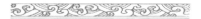

在科学史上，衡量某一学科是否形成了体系，必须具备一定的标准。这就是：理论是否完整，理论与实践是否统一，以及实践方面是否达到了典型化、规范化的要求。中医辨证论治体系基本上是符合上述条件的。

辨证论治的理论基础奠定于公元 2 世纪左右成书的《内经》一书。在整个中医学的指导思想——整体恒动观，以及以阴阳五行为中心的方法论的指导下，这些理论大体上包括了：以脏象学说即人体脏腑、经络以及精、气、血、津液为主要内容的生理与病理生理学；以六淫、七情、瘀、痰、水、食、虫、毒等为主要内容的病因学；以正邪斗争为中心的病理学；以望、闻、问、切为主要内容的诊断学；以整体动态、标本缓急、虚实补泻以及因人因时因地制宜为主要内容的治则理论和以八法、四气五味、升降浮沉、归经为主要内容的方药理论及针灸理论，等等。这些理论，都见于《内经》。《内经》不但奠定了辨证论治的理论基础，而且对辨证方法与步骤也有相当精辟的论述。特别在《素问·至真要大论》著名的"病机十九条"中，得到了集中的反映。

把医学理论与临床实践成功地结合起来，使理法方药一以贯之，从而创立中医辨证论治体系的，是汉末伟大的医学家张仲景。他的卓越贡献，主要在于以"六经"作为外感病和杂病的辨证纲领，实现了辨证论治体系的典型化与规范化。

"六经"是很朴素的一个概念。"六经"的实质即脏象学说中的经脉及其所联属的脏腑，以及既是经络脏腑功能活动的产物，又是经络脏腑的物质基础的气、血、津液、营卫等。六经病变就是人体经脉脏腑在病因作用下出现的病变。六经辨治的总的精神，即在于从错综复杂的临床表现中，对症状和体征进行综合分析，根据不同经络脏腑在人体的部位与功能，以确定疾病所在之处，并进一步分析辨别其病变的性质，然后便在定位与定性的基础上，作出总的判断，确定治疗原则和具体治法。六经辨治在临床上有着普遍意义，实际上也就是辨证论治规范化、典型化的最早的成功模式。正因为如此，所以六经辨证不仅适用于外感病，也能指导杂病的辨证论治。

仲景以后医学的发展，我以为大致可以分为以下三个阶段。

第一阶段是从晋唐到北宋中叶，基本上是医疗经验的积累阶段。此期医家特别注重方药的搜集和整理。《内经》一书，在唐人王冰次注以前，已是残缺不全，"文义悬隔，篇目重叠"，"施行不易，披会亦难"。仲景著作虽经晋人王叔和整理，但由于长期兵火战乱，王氏的整理本亦很难见到，可以说在北宋校正医书之前，还不大为人所知，就连隋代巢元方和唐代孙思邈这样著名的医学家，于仲景之学的真谛亦不甚了了。但是，以脏腑经络为辨证论治的中心，仍是此期医学发展的主流，这可以从近年出土的陶弘景遗作，隋代的《诸病源候论》，唐代的《千金方》，六朝人（或宋人）托名华佗的《中藏经》，宋代的《太平圣惠方》《圣济总录》以及钱乙的《小儿药证直诀》等代表性著作里看出来。例如：《诸病源候论》几乎对所有的病证，都用脏腑经络结合病因、疾病性质来定位定性，在分析病机时，也都紧紧抓住发病脏腑在功能上的特点；《千金要方》把杂病悉数纳入五脏六腑系统，作者在论述某脏某腑疾病时，又特别注意搜集整理《内经》有关脏腑生理病理、诊断、治疗等各个方面的论述，突出以脏腑为中心的辨证论治。另一方面，此期在治疗经验上，较前人大为丰富。《千金方》《外台秘要》均有几千个方，《太平圣惠方》《圣济总录》更多至一两万个方。即以治疗热病而论，诸如解表清里、攻里、泻火解毒、芳香开窍、安神息风、清热凉血、养阴增液等，靡不具备，均有补于仲景。特别是紫雪、碧雪、黄雪、玄霜、至宝丹、牛黄丸、牛黄膏等成药的出现，大大提高了热病的治疗水平。此期对于药物的搜集整理也颇有成绩，唐宋两代均有官修本草著作，用药的路子也更宽了。这些都使辨证论治体系的内容大为充实。

第二个阶段是宋、金、元时期，医风为之一变。一方面，由于北宋政府校刊了大量古医书，为医学理论的研究创造了必要条件；另一方面，此期不少有识的医家，在实践中体会到"方不可恃"，尤其对《太平惠民和剂局方》"立方以待病"的作法反感，认为医贵在明理，所以转而注重医理的研究；并在理论指导之下，总结经验，各倡新说。北宋时，庞安常、初虞世、朱肱、韩祗和等已开《伤寒论》研究之先。宋金时期，更有许叔微、常器之、郭白云、成无己等起而应之，对于仲景之学，颇多阐发。如许叔微曾明确指出，仲景之三阴三阳（六经）的精蕴，就是把阴阳表里寒热虚实与受病脏腑经络结合起来，这就使仲景书中的辨证论治精神更加明确和突出了。金元时期的张元素、刘河间、李东垣、张子和、朱丹溪、滑伯仁等，其学无不以《内经》为宗。他们的著作旨在发明一义，原非求全，如刘河间的火热证治与杂病证治，东垣的脾胃内伤学说，张子和的攻邪论，朱丹溪的养阴泻火以及杂病的气血痰郁治法等，都有着鲜明的特点，同时也都有比较坚实的理论基础和丰富的临床经验，因而影响深远，使辨证论治水平无论在理论上、实践上都有了长足进展。

第三个阶段出现在明清时期。此期医学大致有以下几个特点：①医学争鸣之风颇盛。先是寒凉与温补之争，继之是伤寒与温病之争，以及经方与时方之争。学术上的争鸣是大好事，虽然有的言辞不免过激，但问题总是愈辩愈明。如张介宾批评朱丹溪"阴不足阳有余"之论；孙一奎、黄承昊亦批评"丹溪派"滥用寒凉之误；而姚颐真、何梦瑶、章虚谷、王孟英等又起而纠之，指斥滥用温补的流风。其实，这两种不同观点，都是有所见而发，而滋阴泻火与温补肾命实各有其宜，不能偏爱，也不能偏废，总宜因证而施。如叶天士说："金元之后，宗丹溪者多寒凉，宗东垣者多温养。近之医者，茫无定识，假兼备以倖中，借和平以藏拙，甚至朝用一方，晚易一剂，而无定见。盖病有见证，有变证，有转证，必灼见其初终转变，胸有成竹，而后施之以方，否则以药治药，实以人试药也"(《清史稿》)。他所强调的，正是辨证论治的精神。因此滋阴温补之争，完全可以统一于辨证论治，合之则全，分之则偏。伤寒与温病之争也是如此。仲景书，本非为狭义伤寒而设，风寒湿温热悉在六经范围之中；且不同的病可以见到相同的证，证同则治亦相同。故《伤寒论》不仅为伤寒立法，其方亦不仅为寒邪而设。不过由于时代的发展，温热学家所掌握的方药更丰富，对急性热病的认识也更加深入细致而已。②医学类书的大量涌现。类书之作，往往力求全面，而不满足于一人之论，一家之学。此期类书的写法，差不多都是对某一病从病因病理到辨证治疗各方面，分别采录前人不同论述，然后附以己见，阐明要义。如明代徐用诚、刘纯的《玉机微义》，孙一奎的《赤水玄珠》，李中梓的《医宗必读》，清代张路玉的《张氏医通》，林珮琴的《类证治裁》，等等，都是很有代表性的类书。如《赤水玄珠》对于眩晕一病，就分别采录了河间的肝木兼于风火之化，东垣的气虚，子和的停饮，丹溪的痰、火、湿、热、瘀，戴元礼的阳虚，成无己的伤寒汗吐下后之虚，严用和的七情，刘纯的阴虚等诸家言论，而后附以自己的体会和治疗方药。这些类书，对于阐明辨证论治精神，示人以辨证论治方法，是极有意义的。③医案著作大量问世。医之有案，可以追溯到《史记·扁鹊仓公列传》，而比较完整的医案著作，则始于明而盛于清。医案是医生的临床记录，理法的反复推敲、申明，方药的进退出入，悉在其中，是辨证论治的活教材。综合性的医案，如明人江瓘的《名医类案》，清代魏之琇的《续名医类案》，民初何廉臣的《全国名医验案类编》，近人徐衡之、姚若琴的《宋元明清名医类案》，秦伯未的《清代名医医案精华》等；个人医案如孙一奎的《赤水玄珠医案》（又名《生生子医案》），叶天士的《临证指南医案》，吴鞠通的《吴鞠通医案》，王孟英的《回春录》等，洵为医案之杰作，是临床医生不可缺少的借鉴。④辨证论治原则的确立。明确地把辨证论治作为中医临床的特点提出来，是在明清时期。如明初陶节庵《伤寒六书·家秘的本》云："夫证之一字，有明证、见证、对证之义……五脏受病，人焉知之，盖有诸中必形诸外，以此言之，其证最亲切矣"；"脉证不明，取方无法，脉证既明，工中之甲"；"审得阴阳表里寒热虚实亲切，复审汗、下、吐、温、和解之法，治之庶无差误"。又如孙一奎在其书序例中云："是书专以明证为主，盖医难于认证，不难于用药，凡证不拘大小轻重，俱有寒热虚实表里气血八个字，苟能于此八个字认得真切，岂必无古方可循……"程钟龄《医学心悟》亦谓："凡病不外寒热虚实，表里阴阳"，并以"五脏六腑，三因八纲，七方十剂"为"彻始彻终，执简驭繁之要领"。举此数端，即可见其时对于辨证论治的意义及其基本精神的认识已经相当明确了。而且，据我所见，"辨证施治"四个字，即出明代周之干《慎斋遗书》。"辨证论治"四字，则明文见于清人章虚谷《医门棒喝》。⑤温热学派崛起。这是中医发展史上的一件大事。以叶天士、薛生白、吴鞠通、王孟英为代表的温热学家，大量汲取前人对温热病的理论认识和治疗经验，在六经证治之外，另创卫气营血、三焦证治的新的辨证论治模式，以"羽翼伤寒"。实际上，三焦自不待言，卫气营血的实质，亦不外脏腑经脉气血津液。如叶天士《外感温热篇》开首就说："温邪上受，首先犯肺，逆传心包。肺主气属卫，心主血属营。"正是由于如此，所以下文接着又说，辨营卫气血与伤寒同，所异者治法耳。卫气营血及三焦的辨证论治方法，对于区分温热病的病变部位和类型，标志疾病的深浅轻重，以至概括其传变过程，确定治疗大法，都起到了纲领性的作用。尽管此际王朴庄、陆九芝等对温热学说极力反对，但这一学说既有《内经》为其理论支柱，又比较合理地吸取了《伤寒论》的辨证方法和治疗方药，再结合千百年间丰富的医疗经验，所以生命力颇强。特别是在诊断上的辨舌、辨齿、辨斑疹、白㾦和治疗上的辛凉解表、泻火、凉血、活血、开窍、息风、解毒、养阴等各个方面都有突出成就，使外感病的诊断治疗水平大大提高。从此，在外感病的诊治上，六经与卫气营血、三焦，就作为两种方法一直并存下来。

新中国成立以来，以辨证论治作为中医的临床特点，更加明确。有两件事给人印象最深。第一次是20世纪50年代治疗乙型脑炎，先是石家庄用白虎汤为主清热泻火、解毒养阴，取得成功，轰动了医学界。于是就在全国推广"石家庄经验"。次年（即1956年）再用之，却疗效不高，这就使很大一部分人对中医经验的重复性产生了怀疑。中医研究院蒲辅周老大夫等起而纠之，认为 1955 年乙脑病情偏热，属暑温；而 1956 年病情偏湿，属湿温，改用治湿温的通阳、芳香、淡渗治法，提高了疗效。蒲氏等在肯定"石家庄经验"和总结新经验时，对于局限于一病一方一法的简单化做法有所批评，强调了辨证论治的重要性，引起了很大的反响。第二次是 20 世纪 70 年代，全国性的由冠心病的活血化瘀治法进而到活血化瘀治则的研究，其成绩当然应当肯定，应用此法治疗许多疾病有效，也是事实。但是，由于片面推广而产生了盲目性，以至于很多地方，无论什么病，无论什么情况下，都一概治以活血化瘀。后来，不少单位和个人在临床中体会到：盲目使用活血化瘀不符合辨证论治精神，即以冠心病为例，绝大多数病人表现为虚证，如心气虚、心阳虚、心阴虚、肾虚、心脾两虚，或虚中夹实证，实证除瘀血外，还要考虑到痰浊、痰瘀互结、气滞等问题，从而提出了益气、温阳、补肾、芳香温通、通阳泄浊等多种治法。因证而施，结果疗效显著提高。这两个事例，生动地说明了辨证论治的重要意义。要突出中医特点，充分发挥中医优势，是不能脱离辨证论治的轨道的。

迄今为止，临床辨证论治的一般方法，大体上可以分为以下几个方面：①对病史、发病季节气候、患者体质状况以及性别、年龄、职业、工作和生活环境和发病经过的了解。②在搜集症状和体征的基础上，进一步辨别证象，确定病位和病变性质，分析病因病机和疾病的发展趋势。③以证为依据，确定治疗方针、立法、处方用药。在具体方法上，一般外感疾病采用六经或卫气营血、三焦辨证论治；内伤疾病，以脏腑气血为纲领。至于八纲辨证，病因辨证，则无论外感、内伤，皆所通用。

以上是辨证论治体系形成和发展的概况。总的说来，我认为这一体系还是比较完整的，即在理论上比较一致，比较完整，理论与实践也是统一的。尽管在具体方法上存在着差异，但以脏腑经络气血（正）和六淫、痰、瘀、水湿（邪）等为共同的物质基础，以阴阳表里寒热虚实为辨证纲领，以"证"为施治之标的，这些都是共同的。近年来，不少有识之士有见于在外感热病的辨证论治上，客观地存在着六经、卫气营血与三焦等不同辨证方法，主张把二者统一起来，创立中医外感病学。其实从清代以来，就有统一这两种方法，兼取其长，以便于学习和运用的主张。如吴坤安的《伤寒指掌》、俞根初等的《通俗伤寒论》等书，就在这方面做了大量工作。我认为统一是必要的，也是可行的，因为六经与卫气营血、三焦之间，存在着上述共同基础。至于用什么方法统一，怎样统一，统一之后能否为当代中医承认和接受，则当进一步讨论。

中医各家学说的若干特点

中医各家学说有一个很显著的特点，这就是它的传统性。尽管由于作者看问题的角度不同，选择论题的重点不同，作者的师承授受以及所处的环境（时代、地点、服务对象）不同，但是，他们的学说都建立在一个共同的基础之上，都没有脱离中医学基础理论的范围，同时，还都可以在他们的前辈医家的著作中，找出他们的学术思想的脉络来。以著名的金元四大家而论，刘、张、李、朱都是各树一帜的医家，但是从他们的著作看，其论无不以《内经》为宗。河间的学术思想主要渊源于《素问》运气七篇，特别是《至真要大论》的病机十九条，他的代表著作就叫做《素问玄机原病式》。张子和《儒门事亲》几乎无处不引《内经》之言为证，如他说："《内经》一书，惟以气血通流为贵，世俗庸工，惟以闭塞为贵，又止知下之为泻，又岂知《内经》之所谓下者，乃所谓补也。陈莝去而肠胃洁，癥瘕尽而荣卫昌，不补之中有真补存焉。"（《凡在下皆可下式》）这就是他的"攻邪论"的理论依据。东垣的"脾胃内伤论"已被公认为是对《内经》有关精神的继承和发展。特别值得注意的是，东垣高弟罗天益根据师意而作《内经类编》一书，实为分类研究《内经》之始，由此可见易水一派的学术渊源。对于丹溪之学，目前颇多争议，但说"阴易亏，阳易亢"是他的学术思想的一个方面，恐怕是没有什么问题的。《格致余论》中的《饮食色欲箴》《阳有余阴不足论》《张子和攻击注论》等篇也都是这一学术思想的阐发。但其学术思想是渊源于《内经》的，戴良《丹溪翁传》引朱氏语云："苟将起度量，立规矩，称权衡，必也素、难诸经乎！"其生平毅力所注，于此可以窥见。由上述可知，中医各家学说无不以《内经》为其立论依据，这就是我们所说的"传统性"的一个主要方面。这一特点提示我们：要研究各家学说，首先得认真学习《内经》；创立新的学说，也要有坚实的理论基础，从认真学习《内经》开始。我可以举一个例子：在前些年里，用活血化瘀法治疗冠心病取得了一定的效果。但是，长期使用活血化瘀药，不少患者不仅体力衰退，饮食减少，效果渐差，而且心绞痛反而发作频繁。蒲辅周老中医曾经指出过这个问题，但未能引起广泛的注意；后来东直门医院、305医院等单位认真总结经验教训，根据中医学"气能帅血"，"气虚血瘀"，"宗气不足，脉中之血，涩而留止"的理论，在活血化瘀方药中，加入人参、黄芪、黄精之类益气药，进一步修订为"益气活血治则"，结果疗效明显提高。当然科学实验是允许走弯路的，但是，假如我们真地按照"系统学习、全面掌握、整理提高"十二字方针对待中医学，在临床和研究中争取少走一点弯路，还是完全可能的。

也许有些同志会问：王清任的《医林改错》既然明明是纠正医经之错的作品，会有什么"传统性"呢？我认为，王氏穷四十年之力，孜孜不倦地从事实际观察，想了解人体脏腑的真相，精神是可贵的。但是，他之"改错"，正好说明他未能真懂得中医理论，因为中医学中的"脏象"学说，不是解剖学所能解释的，因而中医学的脏腑，绝不能和解剖学实体等同或对号。王氏的理论错谬之处不少，如"血府逐瘀汤"之"血府"，他的解释即胸中，因为他所观察的对象是砍过头的死人，砍掉头以后，血液的一部分回流到体内，积于胸膈，他就说这就是"血府"，即藏血的地方。他又以静脉为气管，动脉为血管，说这就是气推动血的原理。这些都是显而易见的错误。但他的几个方，如血府逐瘀汤之理气活血，补阳还五汤之益气活血，都符合中医学有关气血关系的论述，而且确实是行之有效的好方子。姜春华师曾批评王氏由错误的理论而导致了正确的结果，但从他的立方来客观地分析，还是合乎中医学理论的，或者说是在中医理论范围之内的。总之，中医各家学说无不以《内经》为宗（即或如王清任这样），无一是脱离中医理论体系而产生的。

中医各家学说的传统性，还表现在对前辈医家学术思想和经验的继承方面。这里面有师承授受。仲景《伤寒论·序》自谓"撰用《素问》《九卷》《八十一难》……"可见其学有所宗；他还学医于同郡张伯祖，"时人谓识用精微过其师"，说明他是有老师的，不过比他老师高明。史书记载，扁鹊受业于长桑君，而扁鹊的学生，有子阳、子豹。淳于意的学生，有宋邑、高期、王禹、冯信等人。金元医家中，张洁古为"易水学派"创始人，东垣是他的学生，王好古、罗天益又是东垣的学生。丹溪三十而读《素问》，四十以后，求学于罗太无，"医之为道，至是始明"。他的学生有戴元礼、赵以德、王履等。而其师罗太无则是刘完素的再传门人。以上都是师承授受的例子。近代医家的师承授受，其例子也举不胜举，《名老中医之路》这本书中讲了很多这样的例子。师承授受是亲炙，此外还有私淑，吴鞠通就可以说是叶天士的私淑弟子。当然，分析前人学术思想，不能仅仅看师承授受。仲景之学，主要还是靠他自己"勤求古训，博采众方"；叶天士出身于以儿科名世的医学世家，父死，即从其父之门人朱某学，朱某教不了他，于是十年之间，凡更十七师。《清史稿》说他"贯彻古今医术"，陈光淞《温热论笺正》说他"其学实本余杭陶氏，旁及东垣、子和、河间、丹溪，远绍河间而得其正"。近人俞岳真《叶方发挥》曾辑录叶案中涉及各家的有关论述数十条之多，说明叶桂之学的确是以《内经》《难经》《伤寒论、《金匮》为基础，兼取各家之长而成为一代大家的。金寿山老师曾指出：叶氏创立温热学说之先，就吸收了刘河间的"辛凉解表""邪自口鼻而入"，盛启东的"热入心包"，喻嘉言的三焦分证。杂病方面，虚劳吸收了《难经》的"五损"，《金匮要略》的"脉大为劳""极虚亦为劳"，中风吸取了河间的"五志化火"和缪仲淳的"内虚暗风"，脾胃师法东垣，等等。说明中医各家学说中的任何一家，除了他们的师承之外，更从前辈医家的学术思想和经验中吸取了"养分"。这也是各家学说的"传统性"表现之一。

中医各家学说的传统性，除了前面所说的继承的一面之外，还有发展的一面。没有发展就不成其为各家学说。如仲景发展了《素问·热论》，《难经》发展了《内经》的脉学和虚损的理论，这都是显而易见的。再以命门学说为例，"命门"在《内经》中，只是一个穴位名称："命门者，目也。"《难经》进而提出"肾两者，非皆肾也。其左者为肾，右者为命门。命门者，谓精神之所舍，原气之所系也，男子以藏精，女子以系胞……"（《三十六难》）。而后，孙一奎倡命门为肾间动气说，赵献可倡肾间命门"一点先天火气"说，张介宾主命门为子宫说，近人更直指命门为肾阳，就是不断发展的例子。又如易水学派的李东垣，继承了张洁古的"养胃气"的"家法"，他用药讲究升降浮沉也是从张洁古那儿学来的，但在脾胃内伤方面，大有创获，青出于蓝而胜于蓝。罗天益是他的高弟，《卫生宝鉴》继承了东垣衣钵，"谦甫盖升其堂而入其室者，发言造诣酷类其师"。但对饮食所伤，罗氏细分为"饮伤""食伤""劳倦内伤"，虚中又有寒热之辨。王好古的《阴证略例》，对于三阴阳虚大加阐发，以温养肝、脾、肾为主，既可补东垣之不逮，又给明代温补学派以启迪。以上总括起来说明了各家学说的"传统性"在于：有继承的传统，有发展的传统。我希望通过学习各家学说，使大家（当然包括我个人在内）明确当前中医学发展的道路。对于我们来说，一方面，继承应当是第一位的，也就是说，发扬是在继承基础上的发扬。前人的东西，我们所知尚少，好多问题我们还不能很好地理解，还需要系统学习，认真研究；另一方面，也要敢于创新，总结新经验，甚至提出新理论。墨守前人陈规，亦步亦趋，在学习中不能分析批判，在实际中不敢有所突破，也是不好的。

中医各家学说的另一个特点，是它的实践性。每一学说都是实践经验的总结，或者说有其一定的实践基础。当然这里面有推理的因素，特别是宋元理学，对朱丹溪的影响就很大。他的著作名之为《格致余论》，就是取"格物致知"的意思（语出《礼记·大学》"致知在格物"。格，推究，研究）。他以太阳无缺而月有缺的自然现象来为他的阳有余、阴不足作例证，就是推理。但是在他的著作中，实践仍然是占第一位的。我们从他的另一著作《局方发挥》就可以看出来，他既反对株守《局方》以待病，又反对《局方》立方之多用辛热香燥，而"湿热相火为病最多"，既是师传，也是他的实践体会，正是这样他才提出了"阳常有余，阴常不足"的学术观点。清代的吴鞠通，"乾嘉之间，游京师，有名，学本于桂，以桂之论甚简，但有医案散见于杂症之中，人多惑之者，著《温病条辨》以畅其义，其书盛行"（《清史稿》507卷《吴瑭传》。）吴氏《温病条辨》中，也有许多个人独到的经验，如服银翘散的"时时轻扬"法，就是他从实践中得到的可贵经验。近世名家张锡纯，对好多药都通过自己服用和临床应用观察作解，比如连翘发汗之说，诸家本草均无记载，独他体会到"以治外感风热，用至一两必能出汗，且其发汗之力甚柔和，且甚绵长"；"白茅根春秋后剖用之味甘，至生苗盛茂时，味即不甘，用之亦有效验，远胜干者"，均系实践之谈。这样的例子是举不胜举的。有人曾说中医的经验经不起重复，我看一是现在杂志上有的报道靠不住，有的病案显而易见是编造的，说谎的东西当然经不住重复。比如有人的痹证医案，方方用虎骨八钱，现在药房里哪有虎骨？二是中医所重在辨证，务期药证相符，如果辨证错误，方药何任其咎。其实中医的好经验，大都是经得起重复的，如白虎汤、承气汤、补中益气汤、生脉散……这些处方，不知重复了多少次，沿用了多少年，只要辨证准确，用之得当，疗效都是很显著的。中医的方剂很多，但常用方不过二三百首，这些处方大都是经过实践反复筛选肯定下来的（当然这并不是说不需要研究大批古代医方，也不是对新方持否定态度），中药至今加以总结，就有5000多味，但常用药不过二三百味，都通过长期的、不断的实践而有所弃取。中医各家学说也是如此，好的学说都被肯定下来了，如脾胃学说、命门学说、瘀血学说、痰病学说等，被肯定下来的，都是很有临床意义的，即可以用于指导实践，行之有效。当然可能还有许多宝贵的学说没有被我们认识或认识不足，如针灸学中的灸法，险些在十年动乱中坠落了的某些针刺手法等，都需要我们在当前大好形势下继续努力去发掘和研究。总之，以实践性作为中医各家学说的一个特点，是毫无疑义的。正由于各家学说既有独特的传统性，又有其广泛的实践性，所以它不像西医学那样，一种学说兴起便取代了另一种学说。中医各家学说中，温热学说取代不了伤寒学说，滋阴学说取代不了温补学说，而是互相补充，日臻于完善。

针对性也是各家学说的一个特点。不了解这一点，就容易对某一学说的认识失于片面，从而影响我们对于前人学术思想和学术经验的正确吸收。张子和攻邪学说的产生，主要是不满意"凡病皆补"的医风，旨在纠正时弊。刘河间的火热论，在很大程度上是针对当时的医生墨守仲景成规："余……不遵仲景法桂枝麻黄发表之药，非余自炫……此一时彼一时。奈五运六气有所更，世态居民有所变，天以常火，人以常动，动则属阳，静则属阴，内外皆扰，故不可峻用辛温大热之剂。"东垣脾胃内伤学说也是针对当时医生把许多内伤病作外感治疗，不知外感内伤俱有发热："外感发热为有余，有余当泻；内伤发热为不足，不足当补"。丹溪的"阴不足、阳有余"论，与世俗习用《局方》温燥之剂有关。这些都说明，各家学说差不多都有针对性，这也就是在各家学说形成问题上的"补偏救弊"说。

我想特别谈一谈寒凉温补之争。医学争鸣，在金元朱丹溪已开其端。但是丹溪是罗太无的弟子，罗则兼取刘、张、李三家之长者，因此朱氏在论及诸家得失时，显得小心翼翼，持论和平，口气也很委婉。到了明代，学术论争才激烈起来，最有代表性的人物就是"堂堂乎张也"——张介宾。他对刘河间"六气化火"之说屡加抨击，对朱丹溪"阴不足、阳有余"之说更是攻击不遗余力。如他在《大宝论》中以日作喻，说"天之大宝，只此一丸红日，人之大宝，只此一息真阳"，认为阴阳二气之中，阳气实居主位，"刘朱之言不息，则轩岐之说不彰，是诚斯道之大魔，亦生民之厄运也"；"欲有生者，可不以此阳气为宝，即虑其日亏，亦非过也。"这就是张氏著名的"阳非有余论"。一个说"阳常有余"，一个说"阳非有余"。其实，在我们今天看来，丹溪所说的"阳常有余"之"阳"，是就病理而言，而张介宾所说的"阳非有余"之"阳"，是就生理而言。同时，精究《内经》的张介宾，岂有不知阴阳二者对立统一的道理？"阴阳者，一分为二也"；"阴阳之道，本自和平，一有不平，则灾害至矣"；"阴不可以无阳，非气无以生形也，阳不可以无阴，非形无以载气也"。这些话都是他说的，岂不矛盾？原来他的话，是为丹溪而发的："而余谓阳非有余，岂非一偏之见乎？盖以丹溪补阴之谬，故不得不为此反言，以救万世之生气。"但他太偏激，矫枉过正，所以到了清代，反对他的人就出来了，徐灵胎说薛立斋、赵养葵、张景岳是"相率入于魔道"，何梦瑶说"河间言暑火，乃与仲景风寒对讲，丹溪主阴虚，乃与东垣阳虚对讲，皆以补前人所未备，非偏执也。后人动议刘朱偏用寒凉，矫以温补，立论过当，遂开酷烈之门，今日桂附之毒，等于刀锯"（《医碥》）。姚球《景岳发挥》更托名叶天士对景岳"尽情斥詈"。此外的反对者还有章虚谷、魏玉璜、陈修园。这些反对者又都是针对景岳"阳常不足说"的。总之，学习各家学说，一定要注意这个特点，否则容易陷入"莫衷一是"的境地，同时，也易于简单地给某人下一个什么"派"的结论，对前人理论与经验不能全面掌握、正确吸收。而在临床上则易于为一家之说所囿，一叶蔽目，不见泰山，宗阴虚之说者则凡病无不阴虚，宗气虚之说者则凡病无不气虚，这样就会不自觉地受其偏执之害。

张仲景用甘草心法管窥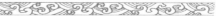

甘草是中医处方中用得最多的一味药。张仲景《伤寒论》《金匮要略》共 250 方，用甘草者 120 方；《伤寒论》113 方中，以甘草作为方名（如炙甘草汤）或方名中有甘草者（如麻杏石甘汤）就有 15 方。究其用意，有以下几个方面：

1. 缓和峻烈。中医学治法虽多，总的来说，不外补、泻两个大类。虚实为察病之纲要，补泻为施治之大法。补者补虚，即所谓"虚者补之"；实者祛邪，即所谓"实者泻之"。实证当用泻法，即祛邪之法，药多猛峻。一般地说，猛峻之药虽利于病，但正气也要受到不同程度的损伤。如何在不妨碍祛邪的前提下，尽可能地减少药物对正气的损害？仲景选取了甘草。如伤寒太阳表实证，为风寒之邪束表，发热、恶寒、无汗、头痛、身痛、咳嗽、脉浮紧，当用辛温解表，所以选用了麻黄、桂枝，以解散在表之风寒，佐之以杏仁，和之以甘草。甘草在这里主要起缓和麻、桂峻烈之性的作用，虽非汗解不可，但要尽量做到"汗而毋伤"。又如寒邪直中，即寒邪不经三阳（太阳、阳明、少阳）而直接侵入三阴（太阴、少阴、厥阴），或伤寒之邪，在表不解，由于邪气重、体质弱、治疗又不当（如早用大剂清热药或泻下药）而传入三阴，证见四肢厥冷、下利清谷不止，脉沉微欲绝，这是少阴证的里阳衰微，急当回阳救逆，用四逆汤。方用干姜、附子，大辛大热，以消阴寒，而挽欲亡之阳，但姜附之性，非常峻烈，所以和之以甘草，使之成为"有制之师"，尽量减少姜附辛热伤阴的副作用（真的伤阴就要加人参，即四逆加人参汤）。再如白虎汤，主治阳明里热，证见身大热、口大渴、汗大出、脉洪大者，即用甘草、粳米来缓和大剂石膏、知母的寒凉，以顾护胃气。当然，仲景有时也用与甘草药性相近之药大枣来代替甘草的，如葶苈大枣泻肺汤，即是用大枣去缓和葶苈之猛峻；十枣汤，即是用大枣去缓和甘遂、大戟、芫花之峻烈，但大多数处方还是用甘草作缓和之用。

2. 协调诸药。甘草有调和百药的作用。当病情需要，一张处方中有寒、热两种不同药之时，就要用甘草来协调。如桂枝汤治营卫失调，发热畏风，汗出脉缓，既要用桂枝、生姜激发卫阳，又要用芍药、大枣滋养营阴，再用炙甘草，桂枝得甘草辛甘化阳，芍药得甘草酸甘化阴，两组不同作用的药物，因此而协调起来了，营卫既调，阴阳自和，则其病可愈。

3. 缓解急迫。虽然和上述缓和之"缓"同是一个"缓"字，但用意不同。前者是缓和峻猛药的药性，这里是缓解急迫的症状使之舒缓的意思。例如芍药甘草汤，治疗汗后阴伤之"脚挛急"，不可屈伸，就是取芍药、甘草缓急止痛的协同作用。后人用此方治疗头痛、胃痛、呃逆、痢疾，也都是取其缓急之功。《金匮要略》甘麦大枣汤，则用甘草合大枣、小麦甘润缓急，治疗"脏躁"，证见悲伤欲哭，数欠伸（频打呵欠）、忧郁恍惚或烦躁不安者。

4. 逗留药性。甘草之性缓和，所以有时用它来与干姜等药物配伍，逗留其药性，使之不至速下，而徐徐发生作用。例如甘草干姜汤，药仅二味，治疗泛吐清冷水、寒证胃痛、腹痛、遗尿、小便数，病属中寒，即用干姜大辛大热温其中，而用甘草缓以留之。四逆汤中用甘草，也有这样的意思。《伤寒汇要分析》指出：四逆汤用甘草，即寓"重剂缓投"之意，"其目的为使药力相继，缓缓振奋其阳气，而驱散阴寒，譬如春临大地，冰雪自然溶解。"

193

当然，甘草本身也有"补中气、通经脉、利血气"的作用，在四逆汤以及炙甘草汤中则兼取它这样的功效。

5. 补益中气。甘草又有补益之功，补益用炙甘草则补力增强。《神农本草经》说它"长肌肉""倍力""坚筋骨"，李东垣说它"补脾胃、润肺"。《金匮要略》小建中汤、黄芪建中汤（即上方加黄芪），治疗虚劳腹痛，腹中拘急，气血阴阳不足，即以炙甘草配芍药、桂枝、生姜、大枣、饴糖、黄芪，今人用以治疗虚寒性胃痛、胃及十二指肠溃疡甚效。又如仲景治疗"脉结代、心动悸"的炙甘草汤，也是取炙甘草、大枣、人参补中气而充血脉，配伍生地、麦冬、阿胶、麻仁滋补阴血，再用桂枝、生姜、清酒行血气、通经脉。今用治病毒性心肌炎、冠心病、风心病，而见心悸、短气、早搏，每收捷效。又如甘草泻心汤适用于中虚、寒热错杂，证见乏力、干呕、胃部痞满、肠鸣、大便稀溏者，即用炙甘草、人参、大枣补胃之虚，黄芩、黄连之苦降与半夏、干姜之辛开以除痞。再如"病痰饮者，当以温药和之"，苓桂术甘汤之桂枝、茯苓同用，有通阳化饮之功，甘草、白术同用，则意在崇土制水，这也是甘草用于正邪兼顾，补泻兼施处方中的例子。

6. 解百药毒。甘草"解毒"之说见于《神农本草经》，后世认为甘草所解之毒，一是"百药之毒"，如《千金要方》说："甘草解百药毒，如汤沃雪，有中乌头巴豆毒，甘草入腹即定，验如反掌"。仲景治疗痹证、历节病，用附子、乌头者，必用甘草，如著名的太阳风湿三方（桂枝附子汤、甘草附子汤、白术附子汤）以及桂枝芍药知母汤等方，用甘草既以缓痛，又可以留恋乌附之性，使其缓和持久地发挥作用，也寓有解毒之意在内。二是用于中毒，如《金匮要略·杂疗方》即用甘草解食牛肉中毒。后世更广泛地用甘草来作解毒之用。

7. 泻火利咽。生甘草有泻火之功，而"诸疮疡毒，皆属于心（火）"，故用于疮痈肿毒，咽喉肿痛，有利咽止痛之效。如半夏散及汤（半夏、桂枝、甘草）治疗"少阴病，咽中痛"，此外还有甘草汤及甘草配桔梗的桔梗汤。后世治风热上攻所致之咽痛，多以桔梗汤为基础方。临床常用于急性咽喉炎、急性扁桃体炎。此外，甘草也用于治茎中痛，如后世方导赤散（生地、木通、淡竹叶、甘草）。

8. 止咳祛痰。《本经》并没有甘草"止咳""祛痰"的记载，仲景治咳嗽方多用之，但随寒热不同配伍，如痰热咳嗽用甘草与麻黄、石膏、杏仁配伍（麻杏石甘汤），寒饮咳嗽用甘草与茯苓、五味、干姜、细辛配伍（苓甘五味姜辛汤），即并不用它作咳嗽专药。后世始有意识地多用甘草治咳，今人更有甘草片、棕色合剂"中药西用"，用了几十年，但效果却不尽如人意，这说明阴阳寒热虚实表里不可不察，单味药的作用不可能取代中医理法指导下产生的复方。事实上，痰湿壅盛之咳嗽多痰，胸闷苔腻，用甘草反而不好。上海就有人用平陈汤（平胃散合二陈汤），去甘草，效果不错。从上述可知，仲景是最善用甘草的。而仲景处方中不用甘草者，却更耐人寻味。

纵观仲景全书，凡是痰、食、气、虫、水、湿、瘀，急需攻逐而正气抗邪尚有力者，都不用甘草。

1. 里实热证。急性热病、杂病都可见到，如大承气汤，痞满燥实四证俱备，更兼腹痛、潮热、汗出，为热邪与燥屎相合的阳明腑实证，急当逐邪；又如大柴胡汤，心下胸胁满痛，寒热往来，腹满，大便秘结，舌红，苔黄，为少阳阳明合病，用小柴胡汤去人参、甘草，加大黄、枳实、芍药，以和少阳，泻阳明。都说明邪盛之际，无用甘草之理。

2. 黄疸。因湿热化火，小便不利，大便秘结，腹胀满，胁痛，身目黄而鲜明，急当泻热，用茵陈蒿汤（大黄、茵陈、栀子）；病属湿热，用甘草则有壅中助满之弊，不利于祛邪。

3. 水湿停聚。水湿停聚，浮肿，小腹胀满，烦渴欲饮，水入则吐，急当通阳行水，以解膀胱之困，用五苓散（猪苓、茯苓、泽泻、白术、桂枝）。黄疸而兼小便不利、腹水，用茵陈五苓散（即五苓散加茵陈）。阳虚水肿，脉沉，畏寒，用真武汤（茯苓、白术、白芍、附子、生姜），用甘草都会妨碍其利水的作用。

4. 胸痹心痛。胸中阳气为痰气瘀血阻遏，胸部憋满、疼痛，短气，治当宣痹通阳，逐痰化瘀，常用瓜蒌薤白白酒汤（瓜蒌仁、薤白、白酒），瓜蒌薤白半夏汤（即上方加半夏），枳实薤白桂枝汤（即上方加枳实、厚朴、桂枝，去白酒），酌加活血化瘀药。病当通利，用甘草则滞塞。即气虚者，用人参，也不用甘草。

5. 瘀血阻络。胸痛，肝脾肿大，肌肤甲错，善忘，或躁狂不安，不寐，口干但漱水不欲咽，腹满，面目暗黑，女子闭经，为瘀血之象，治宜活血破瘀，用下瘀血汤（大黄、桃仁、地鳖虫），抵当汤（上方加水蛭、虻虫，去地鳖虫）。

6. 内痈。仲景书所载内痈，一为肠痈，一为肺痈。肠痈常用大黄牡丹皮汤（大黄、丹皮、芒硝、冬瓜仁、桃仁）；肺痈，脓未成，喘不得卧，用葶苈大枣泻肺汤（葶苈子、大枣），即用大枣来缓和泻水逐痰、苦寒滑利的葶苈。为什么不用甘草而用大枣？就是因为甘草有碍于泻水的缘故。当然脓已成，就不在此列了。

7. 肾虚。炙甘草虽有补虚之功，但只限于脾肺气虚，不用于肾虚，故肾气丸不用甘草。考仲景用肾气丸者，凡五处，皆以小便不利为其见证，而甘草的作用，刚好与之相左。证之今日药理，多用、久用甘草，确有引起水钠潴留的反应。但是，就在上面提及的病证中，也有用甘草的，如肺痈之用桔梗甘草汤，风水之用防己黄芪汤，虫证之用甘草粉蜜汤，瘀血证之用桃核承气汤、大黄䗪虫丸，腹胀满之用朴姜半甘参汤等，这就要从病之新久虚实来考虑了。新邪宜速散，宿邪宜缓攻。而正既不足，邪气又实，无论单攻、单补都不行，则须兼而顾之。例如朴姜半甘参汤之"腹胀满"，就是在"发汗后"出现的，此必其人脾气素虚，因汗而更虚，故运化不利，气壅，食亦不下，所以用人参、甘草补土助运，朴、姜、半夏行气宽中，消补兼施。

章次公先生学术经验管窥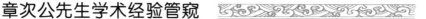

善言古者，有验于今

章次公先生是中西医结合的倡导者之一。早在 20 世纪三四十年代，他就在实践中敏锐地觉察到中西医各有所长，亦各有所短，中医要进一步提高临床疗效，不惟不能持门户之见，而且还要懂西医，虚心地向西医学习，向西医请教，使现代医学知识为我所用。据姜春华老师回忆，大约在 30 年代末期，次公先生曾和他一道去向一位留学归国的李姓医学博士学过听诊。次公先生亦曾撰文，谓既"追随陆渊雷、徐衡之两先生问业于余杭章太炎先生之门，倡言中医改进"，又"与西医中积学之士何云鹤等上下议论，反复研讨"。认为西医在诊断与鉴别诊断上注重实据，确有独到之处，应该取"拿来主义"中西融会之。

融会中西，一炉共冶

肖男，胃脘痛，痛有定时，一为午后 3 时许，一为凌晨 2 时许，十二指肠溃疡多有之。琥珀 3 克，瓦楞子 9 克，百草霜 9 克，杏仁泥 12 克，六轴子 12 克，云茯苓 9 克，共研细末，每次饭后 1 小时半服 18 克。

章男，下血后，胃之左侧痛并未消失，可以测知溃疡并未收敛。仙鹤草 30 克，全当归 9 克，威喜丸 9 克（包），柿饼霜 12 克（包），阿胶珠 24 克。

桑男，舌中剥，其剥在舌根，大多胃黏膜有炎症或溃疡。平素嗜酒，病之主因也。此番因拂逆，上膈隐痛，似痉挛状，其痛彻背。加味金铃子散予之。金铃子 9 克，延胡索 12 克，台乌药 6 克，杏仁泥 24 克，旋覆花 9 克（包），云茯苓 12 克，全瓜蒌 12 克，五灵脂 9 克，谷麦芽各 9 克，佛手 9 克。

陈女，多酸与胃中灼热有连锁关系，欲除灼热，先当制酸。煅瓦楞 30 克，米仁 12 克，竹茹 9 克，夏枯草 12 克，煅牡蛎 30 克，小蓟 9 克，杏仁 18 克，云苓 12 克。

赵女，已届更年期，精神上起变化，有时血压偏高；气候转变，则腰臀酸痛。全当归 6 克，杭白芍 12 克，明天麻 9 克，稽豆衣 12 克，山萸肉 9 克，潼沙苑 9 克，炙草 24 克，生麦芽 12 克，大枣 5 枚。

以上案例非但直截了当地引用西医的名词术语，在病理上也兼用现代医学知识加以分析。如十二指肠溃疡的节律性疼痛、多酸与胃中烧灼感的关系，更年期的神经精神症状及血压波动等，如此记载病案出现在 50 年之前（由于种种原因，《章次公医案》只收集到先生 1940 年前后的部分医案），可谓"开风气之先"。也正是在大量实践的基础上，先生"举'发皇古义，融会新知'为大"，主张临床尽可能做到"双重诊断，一重治疗"。所谓"双重诊断"，即中医的诊断和西医的诊断。中医在诊断上，固然要辨"病"，如疟疾、中风、痢疾之类，但更重"辨证"，虽然以症状命名的疾病并不等于就是一个症状，但以辨证（包括主证、兼证及其病因、病理、病位、病性等）为中心是无可置疑的，这样的方法自有其特点和优势，而短处是缺少对疾病的特异性（病原）和确定性（病灶）的认识，因而治疗上也就少了针对性。"双重诊断"就是要求把中医的辨证与西医的辨病结合起来，治疗上相应地也要把"治病""治证"结合起来，疗效就可能会比单一的辨证用药好。至于用药，则千方百计发掘、发现、发挥方药、针灸之长，而不是"中药加西药"，是之谓"一重治疗"。先生的远见卓识，影响相当深远，尽管当时不断遭到非难，但先生"我行我素"，坚持他的追求。笔者1980年访问先生遗属时，章太师母说：中西结合有什么不好！次公说过，我的主张，是"黄帝"教我的："善言古者，必有验于今。"（语出《素问·举痛论》）

精研药物，讲求实效

章次公先生出自沪上名医丁甘仁、曹颖甫先生之门。曹氏曾谓：众多门人中，得我薪传者，惟次公一人而已。但次公先生不受所学之囿，不存门户之见。他认为医生所应孜孜以求的是临床疗效，而治病要靠药物，所以他毕生致力于中药的研究和应用，早年曾编著《药物学》四卷，其中大部分资料都载入《中国药学大辞典》一书中。他研究药物，除了参考历代本草著作，还致力于仲景原著以及《千金方》《外台秘要》和宋人方书，博采众方，并深入探索前贤在用药上的不传之秘。例如对柴胡这味药，他就用考证方法，据《千金》用柴胡65方，《千金翼方》35方，《外台秘要》54方，《本事方》11方，参以己验，得出其主要作用为：祛瘀、解热、泄下，与洁古、东垣、叶天士"升阳劫阴"之说有异。正如姜春华老师后来指出的：单用大量柴胡，确能致泻。今人以柴胡升浮，其实柴胡并没有劫伤肝阴的副作用。次公先生敢于疑古，对诸本草所载有疑惑之处，每每据自己的实践，大胆质疑，获取新知。如传统认为人参、五灵脂为"十九畏"之一，而气虚血瘀证用人参、五灵脂的机会很多。他经长期使用观察，证实二味同用并无任何副作用，而有相得益彰之功。先生也乐于接受现代药物研究的新成果。如结合西医对"肠结核"的认识，在四君子汤、理中汤、诃子散之外加百部一味，即是取百部有抗结核菌的作用。

沈女，黎明泄泻，多属肠痨，此病多在青年，不易速愈。土炒党参 9 克，野于术 9 克，云茯苓 12 克，扁豆衣 9 克，五味子 4.5 克，芡实 12 克，蒸百部 9 克，清炙草 3 克。

一切真知都发源于实践经验。对于民间单方草药，先生也着意搜集、验证。在其医案中，如马鞭草抗疟、白槿花清肠、陈红茶止痢、蒲公英治胃痛、麻雀煎汤治百日咳、莱菔缨（即萝卜茎叶）治痢疾肠炎、荠菜花治血尿便血、仙鹤草强心、棉花子补虚止血，等等，不胜枚举。先生博览群书，虽小说闲章，但有裨于临证参考者，亦乐于一试，以验证其效。如《镜花缘》一书有治水泻赤白痢方（制川乌、生熟大黄、苍术、槟榔、杏仁、羌活、甘草），先生觉其组方颇为奇特，然甚合理法，妙在寒热并用而收荡涤积垢、导滞止痛之功。遂试用于痢疾泄泻初起，其效颇著。先生在实践中发现：不少胃十二指肠溃疡病患者舌苔半光剥，多为气郁化火，灼伤胃阴，或长期使用香燥药所致。此时宜清养胃阴为主，止痛则宜含油脂药物，具缓痉镇痛作用。以大剂量（24～30 克）杏仁泥治疗胃痛，即是先生的独到经验。

高男，胃痛开始多作于饥饿时，得食则减；其痛由渐加剧，乃至食前食后皆痛，曾呕吐紫黑色物。今经常嘈杂、饱闷、腹泻。古人属诸痰火，切忌辛香燥烈药。凤凰衣 9 克，琥珀屑 9 克，炙马勃 9 克，柿霜 18 克，杏仁泥 18 克，象贝 18 克，野蔷薇花 9 克，花粉 9 克，血余炭 9 克，研末，每服 15 克，一日 1 次。

热病用药，独具一格

急性热性传染病，由于持续高热，而致心阴心阳耗竭者颇不少见。先生指出：仲景《伤寒论》《金匮要略》均有"急当救里救表"之说，即有所提示，如四逆诸方，即为热病心衰之剂。曾撰文谓"仲景是发明热病心力衰竭的第一人"。30 年代，祝味菊先生以善用附子著称，虽高热神昏，唇焦舌蔽，亦喜用大剂附子，挽救了不少患者的生命。章先生称之为"心狠手辣"，大为佩服。他自己对热病中后期，邪势方衰而心力不支有厥脱之危者，则常用《冯氏锦囊》之全真一气汤（人参、麦冬、五味子、熟地、白术、制附子、牛膝、炙甘草）。此方合参附汤与生脉散，养阴与温阳并进；至于熟地、白术，则取脾肾兼顾之意。盖热病不危于邪盛，而亡于正衰者多矣。高热患者，若神气萧索，脉来糊数，或脉沉细而不鼓指，或见歇止，或脉微欲绝，即当着力于扶阳强心，保阳气，固阴液。

施女，二诊，湿温十七日，正在紧要关头，出血虽止，然面黄神萎，两脉糊数。用全真一气汤合紫雪丹，一面育阴扶正，一面慧神祛邪，此变法也。炮附块 4.5 克，潞党参 9 克，麦冬 9 克，熟地 12 克，白术 9 克，怀牛膝 9 克，淡竹叶 9 克，紫雪丹 0.9 克，分 3 次服。

李男，此严重之湿温症，两日来大便色红，终日神蒙谵语，湿温病而见此候，生命之危，不绝如缕。川黄柏 9 克，陈胆星 9 克，飞滑石 15 克，白槿花 15 克，银花炭 12 克，茯苓 18 克，石菖蒲 9 克，马齿苋 15 克，至宝丹 1 粒，分 4 次化服。

二诊：药后红色之便不再作，是为大幸，终日谵语不休，神烦不宁，而面容如此黄晦，脉搏如此细数，皆与证情相反，表示正气竭蹶，苦寒香开之药，势难再进，予全真一气汤作万一之想。炮附块 9 克，党参 9 克，生白术 9 克，鲜生地 30 克，麦冬 9 克，远志 6 克，陈胆星 6 克，五味子 4.5 克，怀牛膝 12 克。此案前后共七诊，在四诊之后，热势即挫，神志亦渐次清晰。至六诊即恢复正常体温。六神丸本是家喻户晓的喉科用药，先生仔细剖析其配伍用药经验，认为牛黄不仅有清热解毒、芳香开窍、利痰镇惊之功，还有强心的作用；蟾酥不仅攻毒消肿、辟恶通窍，还有强心、升压、兴奋呼吸的作用；麝香亦具强心回苏之功。提出"六神丸可兴奋心肌与脑神经"，热病心力衰竭用桂附则人畏惧之，用六神丸既能强心，又不遭谤，对肺炎、乙脑、肠伤寒等疾病邪毒炽盛、高热鸱张之时，即须注意休克、心衰这一潜在的危机，在其神识乍清乍昧之际，即当投以六神丸。

孔男，病湿温匝月，苔灰腻，脉濡数，扪其肌肤，不甚润泽而热，与人问答，有意识者半，不知所云者半，合目则谵语频作，不更衣十日许。邪气尚未肃清，而正气虚，已是吃紧之极。软柴胡 45 克，制附子 4.5 克，生苍术 45 克，黄芩 9 克，全瓜蒌 12 克，杭白芍 9 克，生枳实 9 克，连皮槟榔 9 克，山楂肉 12 克，莱菔缨 9 克，六神丸 30 粒（分三服）。另：参须 15 克，浓煎代茶。此人午后服药，翌晨三时许，得垢腻之大便甚畅，热减神清，从此方加减，凡十日许而病瘥。

护膜方药，修补溃疡

对胃及十二指肠溃疡的治疗，先生一方面重视整体的辨证论治，如脾胃虚寒，痛处喜热喜按，得热食而安者，用建中汤；气滞，嗳气者，用越鞠丸、四磨饮；胃阴伤，舌红，便难，其痛隐隐然者，用一贯煎加减，等等。另一方面，又重视溃疡局部的治疗，创造性地提出了"护膜法"。常用药如瓦楞子、滑石、象牙屑、凤凰衣、赤石脂、茯苓、龙骨、伏龙肝等，有保护胃黏膜、促使溃疡愈合的作用。

李男，胃痛 8 年，多作于食后 2 小时许，得食可稍缓，有黑粪史，其为溃疡病，殆无疑义。凤凰衣 30 克，玉蝴蝶 30 克，轻马勃 20 克，象贝 20 克，血余炭 15 克，琥珀粉 15 克，共研细末，每服 2 克，一日 3 次，食前服。按：凤凰衣即鸡蛋内膜，是先生治疗溃疡病常用之药；玉蝴蝶，功擅舒肝和胃生肌，与凤凰衣同用起协同作用；马勃能止血制酸，与消瘀止血的琥珀同用，治溃疡病出血极佳。

陈女，胃痛多作于食后 2 小时许，进硬物则其痛更甚，溃疡病之嫌疑甚重，凡此等证过用香燥刺激之药，未有不偾事者，慎之。苦杏仁 24 克，全当归 12 克，白芍 9 克，元胡 9 克，桃仁 9 克，茯苓 9 克，米仁 15 克，滑石 9 克。另鸡蛋壳置瓦上焙焦，每服 2g，一日 3 次，饭前服。此案用杏仁、桃仁、当归行滞化瘀止痛，茯苓、苡仁传统认为健脾利湿，此处却是用以保护胃黏膜。

善用虫药，扶危救难

虫类的药用，已有数千年历史。仲景《伤寒》《金匮》开其先，《肘后》《千金》《外台》《本事》继之，其后叶天士、张锡纯、恽铁樵等亦善用虫类药者。章次公先生治疗内、妇科杂病，常用虫类药入复方，以增强疗效。如痹证之用全蝎、蜈蚣、蕲蛇、地鳖虫、蜂房等以宣痹定痛；早期肝硬化之用蟋蟀、蝼蛄、地鳖虫；神经性头痛之用全蝎、蜈蚣、僵蚕等，皆其例也。其门人朱良春先生得章先生之薪传，潜心研究虫类药物数十年，拟定"益肾蠲痹丸""复肝散"等名方，并著《虫类药的运用》一书，对其师之学做出了重要的继承和发扬。兹举先生数案，以见其学验之一斑。

宋男，背部疼痛，右髋关节强直已有 7 年。精神倦怠，四肢无力，踝关节浮肿，霉季更甚。西医诊断为风湿样脊椎炎、髋关节炎。大活络丹 30 粒，每日 1 粒，分 2 次服。二诊：服大活络丹无反应，亦无显效。几日来天气不正，所苦倍甚。蕲蛇 15 克，露蜂房 15 克（焙），炙大蜈蚣 5 条，炙全蝎 6 克，三七 15 克，仙茅 15 克，全当归 30 克，桑寄生 15 克，生白术 15 克，甘草 9 克。上药共研极细，用龟鹿二仙胶 120 克，烊化成浆，为丸，如小绿豆大。每服 4.5 克，每日 2 次。用落得打 9 克，千年健 9 克，五加皮 9 克，伸筋草 9 克，天仙藤 12 克，煎汤空腹送丸。三诊：背痛、踝肿大为减退。原方续服。

王女，头痛达 10 年之久，作辍无常，痛剧则呕吐频作，彻夜不寐，痛苦不可名状。治风当先治血，古有名训，但追风通络之品，仍不可少。炮附块 30 克，全当归 30 克，大川芎 18 克，甘枸杞 18 克，明天麻 18 克，藁本 18 克，大蜈蚣 10 条，炙全蝎 18 克，制半夏 18 克，绵黄芪 30 克，炒枣仁 18 克，茯苓 18 克，生白术 18 克。上药共研细末，一日 3 次，每次 3 克，以饭后服为佳。

廿多年前，我有幸在朱良春老师指导下参加章次公先生遗案的整理工作，学到很多终生受益的东西。今年是先生逝世 40 周年，爰为此文，以志纪念之忱。

蒲辅周先生用甘草心法管窥

著名中医学家蒲辅周先生（1888—1975）是中医界公认的"一代宗师"。

蒲老临床经验丰富，长于辨证论治，诸多治验早已脍炙人口。今采撷其用甘草的三则经验，附以我学习的心得，以飨读者。

1. 肺炎重证，用甘草干姜汤温复肺胃之阳。肺炎属于中医急性热性病范围，多发于冬春季，温病学的"冬温""风温""春温"，其中很大一部分即是指肺炎而言。肺炎的治疗，早期贵在解表透邪；表解，里热炽盛，就要用清热泻火药，直折病邪炎上之势，此为常法。但是，还需要因时、因地、因人制宜，这里面最重要的是"因人制宜"，也就是说不仅要辨识证候，还要充分地考虑到人体体质。任何事物都是有常有变的，当辨证出现之后，如果仍按常法处理，就会铸成大错。

患者，3岁女孩，患腺病毒肺炎，因过用寒凉之药，中阳大伤，气弱息微，咳嗽不已，体温尚高而汗冷肢凉，大便泻下清水，脉象细微，舌不红，苔薄白。蒲老诊为寒凉伤阳，肺冷金寒，用甘草干姜汤小量频服，药后泄止厥回，脉象渐起，舌质红润，病势遂转危为安。（节录自薛伯寿《继承心悟》）

史某，男，1岁，发热10天始出麻疹，出迟而没速，低热久羁不退，咳嗽微喘，喉间有痰，不思饮食，大便日行1～2次，色绿如稀水状，脉沉迟无力，舌淡，唇淡，无苔，奄奄一息，病程已逾1月，此由先天不足，后天失调，本体素弱，正不胜邪，故疹出不透，出迟而没速，余毒内陷肺胃，又因苦寒过剂，以至脾胃阳衰，虚阳外浮，急予扶胃阳为主，若得胃阳回复则生。药用炙甘草6克，干姜（炮，老黄色）3克，党参3克，粳米（炒黄）9克，大枣2枚，2剂。每剂煎取120毫升，分6次服，4小时一次。药后稍思进食，脉渐有力，苔亦渐生，手足见润汗，此胃阳渐复，正气尚虚，易方用四君子汤加干姜。药后体温正常，大便亦不再清稀，纳增，精神亦振。（节录自《蒲辅周医案》）

这2例虽然都是肺炎，但由于体质素弱，在治疗过程中又过用寒凉之药，不仅病程延长，病情还因此发生了很大的变化。发热稽留未退，而肢冷脉微，汗出欠温，大便泻下清水，舌淡，这说明病邪未去而正气却岌岌可危，蒲老毅然投以甘草干姜汤，以复肺胃之阳。由于审证精确，用药得力，所以能迅速地扭转颓势，转危为安。甘草干姜汤用于肺炎，之所以惊世骇俗者，是因为我们往往会把"肺炎"与"温病"等同起来，或者更错误地认为"炎"就是两个"火"字，而忽弃了中医学的辨证论治精神。当然这 2 例都仅仅是肺胃虚寒，此际用甘草干姜汤温复其阳，恰到好处；如果病情到了肢冷、冷汗、下利清水、脉微的地步，那就不仅是肺胃虚寒，而且是全身虚寒，阳气欲脱，用甘草干姜汤犹嫌药力不及，当进一步，甘草干姜之外再加附子，即成"四逆汤"，如再加人参，即成"四逆加人参汤"。明白了这样的道理，则蒲老未言之意，我们又当从仲景《伤寒论》中去领悟了。

2. 封髓丹治疗顽固难愈的口腔溃疡。古方封髓丹（黄柏、砂仁、甘草）本来是用以治疗相火妄动而致梦泄遗精之方，君药是黄柏，苦寒沉降，泻火坚阴，又恐其寒凉伤中，所以又在配方上臣以砂仁，佐以甘草。此方之大意不过如此。蒲老却常常别出心裁地借用此方治疗顽固难愈的口腔溃疡。

申某，男，53 岁，口腔溃疡反复发作，咽痛，纳差，耳鸣，小便微黄，脉沉细，左关微弦，舌苔厚腻。属脾失健运，湿阻中焦，治宜和脾利湿，药用炙甘草 3 克，砂仁 3 克，黄柏盐水炒 9 克，白蒺藜 9 克，石斛 6 克，火麻仁 9 克，大豆黄卷 9 克，射干 3 克，炒枳实 2.4 克。服完 5 剂，口腔溃疡基本消失。（节录自《蒲辅周医疗经验》）

周某，男，33 岁，多年来口腔溃疡时发时愈，现口腔黏膜、舌、牙龈仍有溃疡未愈，便溏，量多而臭，纳差不知味，口渴喜热饮，唇红，脉两寸弱，关弦大，尺沉细，舌质红，微有黄腻苔，病属中虚脾热，治宜益气清脾，用炙甘草 6 克，黄柏 4.5 克（盐水炒），砂仁 3 克（打），炒白术 4.5 克，党参 4.5 克，大枣 4 枚。4 剂，药后口腔溃疡减，食欲好转，原方加生扁豆 9 克，荷叶 6 克，5 剂后口内溃疡已消失。（节录自《蒲辅周医案》）

"诸痛疮疡，皆属于心（火）"，但火有虚火、实火之分，实火可清可泻，虚火则有阴虚火炎于上与脾虚阴火上浮之分。这 2 例反复发作的口疮患者，都有脾虚见证（食少、便溏、脉虚），且都夹有湿热（大便臭、尿黄、渴喜热饮、舌红、苔腻）。脾主运化，脾虚则健运失职，湿聚生热，脾虚在先，原发为本，湿热在后，继发为标，治当求本，兼顾其标，故用炙甘草为君补脾，脾健则虚火自敛，即所谓"补土伏火"，黄柏之苦降，砂仁之辛开，恰好又是湿热证的用药要旨。用药虽然仍是三味，却与原方之义大相径庭了。其用心之苦，用药之巧，很值得我们再三玩味。

3. 巧用甘草挫退高热。内伤、外感都可有发热，因为发热只是一个临床症状。但临证见热投凉，却几乎是医生的通病。

汪某，男，55岁。因急性肝炎住院，中西医治疗2月余，化验肝功能虽已恢复，但症状未减轻，渐起烧热，体温38～39℃，已半月余，用多种抗生素未能控制，中医用白虎汤、大柴胡汤亦无效。精神疲乏，身倦语微，不能起床，汗出如洗，内衣常湿，恶风寒，身疼痛，口不知味，舌质艳红有裂纹，脉弦大，按之无力。热病汗出过多，卫气不固，气液两伤，治宜固卫养阴，甘温复酸甘法，方用生白术10克，生黄芪6克，防风4.5克，麻黄根3克，五味子3克（打），浮小麦12克，大枣2枚，炙甘草6克，桑枝15克，玉竹10克。药后汗出身疼大减，体温遂降，食纳知味。（节录自《蒲辅周医疗经验》）

此案何以用白虎、大柴胡汤及多种抗生素未能退热？就是未审明病之虚实，见热退热的缘故。体温表只可以测出热度之高下，却不能帮助我们辨别虚实。此案身倦语微，精神困乏，汗出如洗，脉弦大而按之无力，都是气虚的表现，当属气虚发热，当然，汗出既多，阴也受损（舌质艳红，有裂纹），所以案语标明"气液两伤"。处方用甘麦大枣汤（以浮小麦易小麦）合玉屏风散，甘温除热为主，用玉竹、五味子，则照顾到阴伤，再加麻黄根凉涩止汗，桑枝祛风通络。药虽数味，却丝丝入扣，而炙甘草在整个处方中，既是甘温除热药之首领，与五味、玉竹合用，又有甘酸化阴之妙。《神农本草经》说甘草"主五脏六腑寒热邪气"，在蒲老此案中得到了最好的证明。

附：一人久病痰饮，咳喘、痰稀、短气、背寒、纳少、小便不利。某医用苓桂术甘汤，病情减轻，惟小便不利如故。某医自忖：仲景云"病痰饮者当用温药和之"，"夫短气有微饮，当从小便去之，苓桂术甘汤主之"，用药尚属对证，何以不效？乃求教于蒲老。蒲老沉思片刻后问某医："甘草用多少？"某医答："二钱（6克）"。蒲老曰："甘草过量之故也。"嘱减甘草量至五分（1.5 克），药后小便即利。此事在吾乡传诵甚广，特记于文末，可见蒲老对药物的利弊所知之深。

学习朱良春先生用虫类药的经验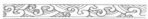

笔者自 20 世纪 60 年代中期始，即问业于著名中医学家朱良春先生。蒙朱老不弃，数十年来，对我之读书临证，无不悉心指点，并将其用虫类药的经验倾囊相授，使我终生获益。今选录部分学习朱老经验的心得体会，供同道参考。

1. 头痛。为常见病之一，其浅而近者为头痛，深而久者为头风。其痛偏在头部一侧者则称为"偏头痛""偏头风"。前者多为外感风寒暑热，或内伤肝阳上亢，脾虚清阳不升；后者则屡愈屡发，有的长达数年、数十年之久，且虚实兼见，不易根除，其中一部分头风极为顽固，一般常规用药，很难取效。朱良春先生从久病精血必亏，久痛入络着眼，拟定"蝎麻散"一方：全蝎 20 克，天麻、紫河车各 15 克，共研细末，分成 20 包，每服 1 包，1 日 2～3 次。痛定后改为每日或间日服 1 包，有显著的疗效，有的甚至可以获得根治。我用此方时，常配以小剂汤药，如因风寒诱发，证见恶寒无汗者，用荆芥、防风、白芷、生姜煎汤送服；如因风热、暑热诱发，证见口干、舌红者，用薄荷、芦根、菊花泡开水冲服；气虚之体，乏力、自汗、遇劳则发者用党参、黄芪、升麻、炙甘草、大枣煎汤送服；肾阴亏头目眩晕，遇恼怒辄发者，用枸杞子、菊花、石斛、白芍、钩藤、夏枯草煎汤送服；无其他症状者，用淡茶水送服即可，茶性苦降，善清头目，不会影响药效。蝎之功用在尾，无尾者入药效果欠佳，故称"全蝎"。活全蝎易腐烂，药材都是用盐渍过的，用时须用热水浸洗后晒干，所以称"淡全蝎"。用全蝎作散剂（或用空心胶囊装贮）比入汤剂效果好。

2. 尿床。多见于小儿，但成人亦有尿床者，治之亦更为棘手。我从前治疗尿床，多用缩泉丸、肾气丸、水陆二仙丹之类，有效者，有不效者，或暂愈不久而又复发。后来用单方公鸡肠一具，洗净，炖烂吃，鸡内金研粉冲服，有些效果，但患者很难坚持服用下去，因为北方人不喜欢吃肠杂，嫌脏，洗起来也麻烦。后来我采用了朱老"蜂房散"，即买药店之蜂房100克，放瓦片上，焙半焦，研粉，1日2次，白天1次，临睡前1次，每次4克，开水冲服。有一中学生，几乎夜夜尿床，以致不能住校，学习大受影响，四处求医，用了几千元都没有好，我让她服"蜂房散"后，当天就见效，随访大半年中仅一二次尿床。蜂房有韧性，不烘烤便研不碎，应予注意。近来我在蜂房散的基础上加进麻黄30克、鸡内金30克、炙甘草30克，研粉，每服5克，1日2次，观察一些病人，疗效不错。

3. 瘰疬。多为颈部淋巴结核，圆形结核，如指头大小，一枚或数枚不等，局部皮色不变，按之坚实，推之可动，不热不痛。内服药常用消瘰丸加减，药如浙贝、玄参、牡蛎、夏枯草、黄芩、百部、丹参、桃仁、炒白芥子、海藻。但仅用内服药，消退起来较慢，遵朱老经验，外用蜈蚣散，即金头蜈蚣一条，用白纸两张裹住，点火烧之，趁热将蜈蚣研成细粉，入少许香油中，搅匀，抹在患处，1日2次。我在兴华大学讲课时，一广东学生颈部有一枚结核，如法用之（未用内服药），仅1周即完全消散。后来又用过多人，亦效。惟有的人对蜈蚣过敏，用后则感到刺痒不适。

4. 顽痹。痹证初起，多为风寒湿热之邪乘虚袭入，久之，则湿变为痰，气血瘀滞，痰瘀相合，深入骨骱，阻于经隧，而致关节肿大变形，疼痛不已，用常法祛风、散寒、逐湿、清热多不能效，必以虫类药物，搜剔钻透，直达病所，始克有济。前人说"久痛入络"，就是指的这种情况。考历代著作，大致从唐宋时期开始，就用虫类药物治疗痹证，朱良春先生从《千金方》《本事方》《圣济总录》《临证指南医案》等著作中，汲取了大量前人的用药经验，倡用虫类药物治疗类风湿关节炎，其自拟之益肾蠲痹丸，即以虫类药物为主，疗效卓著。现在此药已经面世，而在其药厂批量生产、投放市场之前，我就学习老师的经验，将方中的蜈蚣、全蝎、白花蛇、蛴螬、地鳖虫、蜂房等研粉，装入胶囊中吞服，再视其病之寒热虚实，配以汤药取效。30年前，四川灌县人民医院陈定可药师，患"类风关"多年，遍求中西医治疗无效，骨节肿痛，弯腰驼背，生活已不能完全自理。我即以朱老方与之，服药大半年而愈，最近还来电话，说多年以来一直都很正常，没有复发过。

5. 骨刺。即骨质增生，多发于颈、腰、膝、足跟等负重关节，为中老年人常见病之一。根据中医学"肾主骨"的认识，我在长春刘柏龄先生的经验方基础上，加用虫类药物组成"三骨汤"，取得较好的效果。常用药如熟地、淫羊藿、鹿角胶、山甲珠、威灵仙、骨碎补、透骨草、补骨脂、续断、赤白芍、红花、制川乌、当归、丹参、地鳖虫、三七（研吞）等。方中的地鳖虫不可或缺，研末吞服效果更好。地鳖虫亦用于腰痛，不仅对跌打损伤、风寒湿热所致的腰痛有效，肾虚腰痛也有效。用量 1～2 个，用酒精浸泡 20 分钟后，晾干，研末，1 日 2 次，白开水或黄酒送服，连用 7 天为一疗程，可单用，也可与补肾方药合用。

6. 慢性肝炎、早期肝硬化。肝炎迁延不愈其病理变化由湿热、气滞而渐至肝血郁滞，瘀凝肝脉，气血两虚，肝脾肿大。为此，朱老曾拟定复肝丸一方（紫河车、三七、红参须、地鳖虫、姜黄、郁金、山甲珠、鸡内金），有益气活血、化瘀消癥之效，为扶正祛邪之良方。多年以来，我观察到此方对肝脾肿大，或单肝肿大、肝功能异常、血清蛋白改变都有较好疗效。地鳖虫在方中起到活血消瘀，和营通络的作用，为不可或缺之品。脾肾阳虚、肝肾阴虚、肝郁脾虚者，除用复肝丸外，配合对证汤药；肝胆湿热尚盛，口苦咽干，舌红苔黄腻、脉滑数者，应以清利湿热为主，不宜搬用复肝丸。

学方四境界

初学医时，听老师讲，邻县有一老医，一辈子用一张荆防败毒散，几十年盛名不衰。中年来北京后，又见老前辈中，有毕生用一方加减者；也有专攻某一病，只要是那个病，便用一张固定方者。读书读得多了些，见古人也有这样的，薛立斋、高鼓峰便是。《薛氏医案按》全部的方加起来不过 20 来首，用得最多的是补中益气汤，六味、八味地黄丸。高鼓峰《四明心法》则以 25 方统率万病。曹颖甫、陈逊斋两先生都是治《伤寒论》的大家,曹先生非仲景方不用,对清代温病学家之用桑叶、菊花深恶痛绝;陈先生则宣称"用仲景方以不加减为可贵"。对于这些,我一向是不以为然的。前人的好见解、好经验,我要学,但不学他们的狭隘与偏执。

我在湖南、河北讲学时,大学生们问我:方剂重要不重要?临床究竟要掌握多少方才好?我说:方是理法方药的一个部分,岂有不重要之理!就大学教材而言,200 多个处方,初入门墙,也就够了,当医生以后,恐怕还得增加一倍吧。学生听了,纷纷咋舌。又有人问我:你会多少方?我不能答,没有算过,不能在这些可爱的年轻人面前吹牛。但我告诉他们:南京有位樊天徒先生,知道 1 万首处方。学生再问:临床都用得着吗?记那么多有什么用呢?问得也有道理。于是我向他们谈了我学习方剂的一些体会,我称之为"学方四境界"。

必须记住一些名方及常用药。大学教材的选方还是比较精的,各方面有代表性的方子差不多都选了。二三百方不算多,对于年轻人,要记住这二三百方,是不难做到的,只要下死功夫背就行了。歌诀朗朗上口,好记;也可以自己编顺口溜来记。我的朋友绍兴董汉良医师曾经编写过一本《方剂趣味记忆法》,可以参考。年轻时记得的东西,到老来还忘不了,这叫"童子功"。背得了,不久又忘了,怎么办?再背。重复是记忆之母。

学习、记诵的目的在于运用,因此进一步须深入理解其立方之义。君臣佐使,药物用量,都要搞清楚,此外,还要学会作同类方的比较分析,例如桂枝汤与麻黄汤,麻黄汤与麻黄加术汤,麻黄加术与麻杏苡甘汤,大小青龙汤,小青龙汤与射干麻黄汤,桑菊饮与银翘散,三承气汤……比较分析的结果,是能明白处方用药的要点,同时也会加深对方子的记忆。理解是记忆之父。需要指出:有些方子,是撰方的医生一生心血的结晶,如东垣的补中益气汤,丹溪的大补阴丸,陶节庵的回阳急救汤,吴澄的补脾阴正方,等等。有的医生简直是"名以方传",如三子养亲汤的撰方人韩飞霞,一贯煎的撰方人魏柳州,牵正散的撰方者杨倓,等等。如能由其方而进一步学习他们的学术思想,不仅方记得牢,收获也更大。

把学到的方剂运用于临床，并在临床实际中学会加减变换，此外，还要不断补充没有学过的有效的新方，借以丰富自己。"加减变换之美，从来所无"，这是已故名医程门雪评叶天士医案的话。叶氏之心思灵巧，确实很少人能及。若能细读叶案，从中揣摩，受益无穷。

已经作医生 10 年、20 年，有了较丰富的理论知识和临床经验之后，就要逐步摆脱方剂的约束，以追求更好的临床疗效。宋代名医许叔微说："余读仲景书，用仲景法，而未尝泥于仲景方，斯为得仲景之心"。说得好。元代罗天益也主张"临病制方"。已故名中医蒲辅周先生更进一步强调"一人一方"。他说，医生没有"通关钥匙"，看病就如同拿钥匙开锁，一千把锁，就要一千把钥匙。就是所患病状完全相同，但人有男女老幼，地有南北东西，时有春秋冬夏，人体有不同禀赋、体质以及不同的生活、精神环境，就要我们同中求异，做到"一人一方"。我理解"一人一方"的意思，是用方而不执方，只有这样，才能摆脱习用的套方套药的路子，提高疗效。明乎此理，临证之际，有现成方可用者用之，有些不合适的加减变换之，完全不对路子，无方可用者，则因证立方，自辟蹊径。正如东垣的老师张洁古说：前人之方，也都是前人对证之药，你要用，就必须审证求因，"体指下脉气"，看合适不合适。他曾形象地把这比作拆旧房，盖新房，有的材料可用便用，用不上就不要用，完全不适用就只好自己想法子。孙思邈说"读方三年，便谓天下无病可治（不在话下），及治病三年，乃知天下无方可用。"韩飞霞也说"余每以夜央跏坐，为人处方，有经旬不能下笔者"，道出了作医生的甘苦。事实上医生的许多好方，都是这样"逼"出来的。

医案与医话

医案是医生诊治疾病的记录。

记录可以是全过程的，也可以只记其中的某一个阶段。也就是说，一则医案，可以从初诊、二诊、三诊……一直到治愈，全部记录下来，也可仅仅从中选取医生或整理者认为是比较重要的一次，笔之于书。

医案，在一定意义上说近于医疗档案。如《周礼·天官》说："凡民有疾病者，分而治之，死终则各书其所以而入于医师。"当时的医生分作疾医（内科）、疡医（外科）、食医（食疗）和兽医四种，"医师"则是这些医生的上级。"各书其所以"，显然就是把病情及治疗经过如实地记录下来。最后，由医师根据其治疗的成败而判别优劣。这当是最早的有关医疗档案的记载。可惜的是这些资料未能保留下来。汉代司马迁《史记·扁鹊仓公列传》中摘录的淳于意（仓公）的25则"诊籍"，则是医学界公认的早期的医案。如夏应堂说"昔司马迁为淳于意作传，详记其治验病案，凡数十则，脉因证治，琐屑无遗，其殆后世医案之滥觞乎"（《全国名医验案类编·序》）。而据淳于意自己说，他所治过的病，都留下了记录，目的就在于事后可备查考。这是自己建立的医疗档案。与《周礼》所记载的"各书其所以"一样，其意义近似于现在的病历（病案）。后来的医案，也有为这样的目的而写的。成名的医生看的病多，如果当时不作记录，下次再来复诊，就记不清楚了。而过去医生又都是个体开业，不设病历，所以就把诸如症状、舌脉、病机、治法等内容，或详或略地写在方笺上，当病人来复诊时，才不致茫然无迹，即使治不见效，病人另请高明，这张方笺也可供别人参考。这也具有医疗档案的意义。

但是，有的医案却完全出于学术上的需要而写的。一部分是见于历代方书的医案，其目的在于印证某方某药的疗效，如宋代许叔微的《本事方》、明代李时珍的《本草纲目》附方中所载治验皆是。另一部分，则是为了为自己所创立的某些学术见解作证明。许叔微的《伤寒九十论》、金代张子和的《儒门事亲》、元代罗天益的《卫生宝鉴》、明代吴又可的《瘟疫论》等书中所载录的医案，都是为了证明其学术见解的正确性，所谓"事实胜于雄辩"也。许叔微平生研究《伤寒论》最有心得，故其经验，或记述用仲景方而获奇效的经过，或出新方以补原书之阙落，或借实例而示人辨证用方之法；张子和医案则载录他用汗、吐、下三法愈病的经验，借以证明其"病由邪起"，"先论攻其邪，邪去则元气自复"的思想。

此外，大量的医案是作者本人或其学生记录下来，供人学习的。或总结其平生经验和心得，或载录疑难重病的治疗经过，学术价值更大。

医案的文体是实录体。古人医案，无一定格式，虽然早在明代就由韩飞霞、吴昆分别提出过医案格式，清代喻嘉言也制定过"议病式"，但无人尊办。这可能与古代医生都是个体开业，诊务匆忙，无暇讲究，也可能因这样的设计难以尽如人意。像《议病式》载："七方中何方？十剂中何剂？五气中何气？五味中何味？以何汤名为加减合和？其效验定于何时？"等等，就是他本人也未必能做到，可谓"书生迂阔"。何廉臣1927年编《全国名医验案类编》也曾拟过一个"医案程式"：一、病者；二、病名；三、原因；四、症候；五、诊断；六、疗法；七、处方；八、效果。比较简明，但也不见人效仿。

既系临床实录，故真实是医案的生命，即使要作必要的文字加工，也必须以不影响原记录的真实性为前提。古今医案中，有的医案疗效可疑，有的与事实不符，有的纯属编造，这都是不可取的。

新中国成立以来，卫生行政部门曾对中医门诊及住院病历作过多次规定。医生写好病历，既是医生的职责，也是医生临床基本功的体现。但长期以来，有一种误解，即认为病历就是医案。例如《病历档案管理基础》（江苏科技出版社，1983年）一书说："病历档案简称病案，一般群众称作病历，我国古代又称作诊籍或医案。"其实二者是不能等同的，病历只是原始意义的医案。

病历的要求是既全面又具体，无论症状、体征以及各项检查之阴性、阳性，一律都要写进去，避免遗漏。对患者有关情况及病史的记载也必须尽可能地做到详尽。这样，病历就既具有档案价值，又具有学术价值。医案则无此严格的要求，例如阴性的症状、体征和理化检查，就可以不记，对患者病史中与此案无关的内容也可以不记，至其家属姓名、工作单位、住址之类更无须记。医案所需要表现的，是患者突出的临床表现及当前检查诊断结果，病机分析，治法方药。又，无论门诊、住院病历，都是当时实录，看一次，做一次记录，医案则可以从中作些选择，不一定也无必要每诊必录。例如：

一位水肿（急性肾炎）的患者，在住院期间，共看过7次，其中5次处方用药完全一样。余2次，一次则因感冒而临时改用辛凉解表剂；一次因消化不良而临时改用消导和胃剂，等等。医案中就可以只记此病的始末，以明此病辨证治疗上的特点，而略去临时处理的内容。医案主要是学术价值，而不像病历那样学术价值与档案价值兼而有之。

现在一般医院都建立了病历，故病历可以作为写作医案的原始材料。医案虽为临床实录，但不能把原病历的内容一一照搬为医案。医案是有选择性的，这个选择性，主要是指有无学术价值，如果都是常见病，常用的辨证治疗方法，谁都会的，就没有意义。医案的写作，还必须在保持其真实性的前提下作必要的加工整理。

从现存文献看，最早的"医话"作品产生在宋代，南宋时人张杲（季明）的《医说》一书，开风气之先。由于医话篇幅不大，体例上又没有拘束，内容也可以非常广泛，故颇受读者欢迎。明清时期此类著作渐多，其中以黄承昊的《折肱漫录》、陆以湉的《冷庐医话》、赵晴初的《存存斋医话》、王孟英的《潜斋医话》以及王旭高的《西溪书屋夜话录》（残缺，现存之肝病治法极佳）等最为著名。现代的医话著作则有陆士谔的《国医新话》、杨则民的《潜厂医话》、张菊人的《菊人医话》、岳美中的《岳美中医话集》等。历来医案与医话界限不清，故新中国成立以来各地中医杂志，皆笼统地以"医案医话"作为栏目的名称。

医案与医话的区别是：

1. 体裁不同。医案是临床的实录，故为"实录体"。由于历史的原因，医案案语有详有略，然无论繁简，皆系实录。实录的要求比较严格，故一则医案，一般应有姓名（或只用姓氏）、年龄（或只分长幼）、性别（也有依男左女右的习惯称"左"或"右"的）、里贯、职业及就诊时间（一般不写），今人医案，还有门诊或住院的病历号，职业及工作单位等项的内容。以下则为案语，虽无统一规定，但大体上应有简短的病史、症状（一般只记阳性症状，阴性略去不记）、舌象、脉象、病机分析、治法，最后是方药。例如：

逯××，男，49岁，军人。

初诊：胃痛年久，食入饱胀，嗳气口苦。以上症状曾经空军某医院胃镜检查为萎缩性胃炎，病理活检看到间变细胞，胃液分析空腹游离酸"0"，总酸度"10"（以上病史）。舌黄腻，脉弦数（以上舌脉）。胃为水谷之海，多气多血之腑，胃失和降，则水谷积聚易于化热（以上病机）。治拟理气消胀，清热降浊（以上治法）。

老苏梗 10 克　　藤梨根 30 克　　菝葜 30 克　　炙猬皮 6 克　　乌梅 6 克

陈皮 6 克　　　　茯苓 12 克　　　生紫菀 5 克　桔梗 5 克　　木香 3 克

乌药 6 克　　　　麦芽 10 克　　　鸡内金 10 克

另丸药方（略）

二诊：患者两个月后来信述，胃部胀、痛明显好转，复查胃液分析：游离酸及总酸度皆上升，接近正常值。

再按以上丸方配服。

三诊：半年后胃镜复查，间变细胞未找到，患者欣喜，仅诉腹部略有气胀隐痛，余症皆除。胃失和降，久病入络，再循原法疏肝调气，清热化瘀，丸剂缓图，以善其后。原方加乌梅、白芍、藤梨根、菝葜、五灵脂、丹参。蜜丸。

（《黄一峰医案医话集》）

某　阳升嘈杂。

麦冬　生地　柏子仁　川斛　茯神　黑豆皮

（《临证指南医案》）

黄氏医案有症状、病史及西医检查结果、舌脉、病机分析、治法；叶氏医案案语仅四个字，嘈杂是症状，阳升为病机，养阴通降的治法实已寓之于内了。故皆为实录写法，故称作"实录体"，或者也可以称作"医案体"。这是案语一详一略的两个例子。医话的体裁则为笔记体，例如明代缪希雍的《先醒斋医学广笔记》，清代王秉衡的《重庆堂随笔》，就以"笔记""随笔"名书。医话中所载治验，不是当时的实录，而系事后回忆，或虽系当时实录，而成文时却不按实录的体裁写。

2. 内容有广狭之分。一则医案只记一个病例的治疗经过，案语一般不外症状、病史、舌脉、病机和治法等几个方面，即使需要引证经典著作或各家言论，也只是三言两语，不能大做文章。而医话的内容则极其广泛：从理论到临床，凡与医学有关者都可以写。既可以着意透发某一理论问题，也可以是一义之析，一字之辨，一方一药之效；既可以写作者的经验、教训，也可以述其所闻所见。篇幅也可大可小（当然以短小精悍、言之有物者为佳）。例如，岳美中先生的医话集中，就既有论学、述学方面的短文，又有方药运用体会，还有他搜集的"老态诗"。《姜春华论医集》里的医话，共 38 则。涉及医史的如《吴鞠通二、三事》，《钱乙处方，不守古法，卒与法合》，《古籍记载之蜘蛛痣》；涉及中医理论的如《肝非女子先天说》，《热入血室》，《"转矢气"与"转失气"》；涉及临床者则有《我用承气汤》，《蛇不怕雄黄》，《医不可执方治病》，《补中益气汤加大黄》，《附子石膏同用》，《急慢性炎症治法不同》等。文短义深，开门见山，的系医话中上乘之作。

3. 有完整详略的不同。医案一般不要求完整，它可以是某一病例全过程的记录，也可以只是其中一次诊疗的记录，故古人医案，或有初诊而复诊，或截取其中一诊，或首尾不全。而医话所述病例，相对地应当完整，至少要看得出结果来。医案症状、舌脉之类具体内容，皆所必具，医话则简要地回忆其辨治的梗概而已，具体内容不必悉具。事实上，事过若干年，当时的舌象、脉象如无原始记录，也恐怕不大记得清楚了。

诗人艾青在《诗论》中说：应当把诗和歌区别开来，譬如说必须把鸡和鸭子区别开来一样。我认为医案与医话也应加以区分才好。

由成都人怕麻黄想到的

新中国成立前，有一位老前辈在成都行医，一次在方中开了三钱麻黄，却被药店拒配，说：麻黄用量太大了，吃了要出问题。一而再，再而三。这位前辈只好不再开麻黄了。他从家乡带了一大包麻黄粉到成都，到需用时，包成小包赠给病人，说是"药引子"。1972 年，我去成都为一位支气管哮喘的病人治病，方中用了 10 克麻黄，不意几十年过去了，仍遭药店拒配。虽郑重注明，"如有问题，由本医生负责"，再一次签了字，仍然不行。可见成都人真是怕麻黄。

南京中医学院孟澍江老师来京讲学，谈到：江苏人怕石膏。高热大渴汗出脉大，白虎汤本为的对之剂，因方中石膏用量大，病家疑惧，药店拒配。孟老师便自行准备了石膏粉，拌上青黛，诈称"秘方"，以贻病人。当然孟老说的是新中国成立前的事了。

上海人怕附子。当年祝味菊、刘民叔等四川籍医生，就在上海以善用附子名声大噪，祝先生还有个"祝附子"的外号。祝治热病，虽高热唇焦色敝，仍力主用附子，盖病未去而心阳已经不支矣。名医徐小圃擅长养阴，几个儿子却都死于热病。某年，一子又病发热不退，不得已，请祝会诊，祝开方就是附子，服后居然热退神清，好了。章次公先生因此而称祝氏用药"心狠手辣"，徐氏自是为之心折。至今沪上徐氏儿科之用附子，皆昔时祝公所赐也。刘民叔先生治僧惠宗胃癌大出血，脉微欲绝，昏迷不醒，先是阻止西医输血，继则开方用附子一两、干姜五钱，配干地黄、阿胶、白及、伏龙肝、花蕊石、甘草、云南白药，三日后血即止。然习俗流风，殊难扭转，二公长技，竟为空谷足音，且多诽谤之言。知之者，其时唯章次公、姜春华二先生而已。

麻黄、石膏、附子，虽皆猛悍之药，然用之对证，便真的效若桴鼓。古往今来，例证多多。其实又何限于这三味药，所有药物，当用，不当用，皆当由医生决定，当然也由医生负责。患者疑之，是为流言所惑；药房拒配，则毫无道理可言。然其始作俑者，又必是医生，且必是名重一时者，以一己偏狭之见，遂致覆水难收矣。

以叶天士、王孟英用柴胡、葛根为例，叶天士虽然不像徐灵胎说的"终身与柴胡为敌"，但他治疟不用柴胡，治温热病忌用柴葛，却是真的。"柴胡劫肝阴，葛根耗胃汁"，虽是张凤逵语，但一经叶氏引用，影响就大了。于是后世医家对柴、葛便存畏忌之心。如《温热经纬》引沈再平语云："疟本非死证，唯概以柴胡治疟者杀之也。"又引汪氏语云："正疟必用此汤（小柴胡汤），若似疟非疟，妄用柴胡，必提成长热不退，或两耳大痛，甚至神昏，更或引动肝风，痉厥立至，生平见之屡矣。"《重庆堂随笔》引赵菊斋说："先慈……肝阴不足……患外感，医投柴胡数分，下咽后即两胁胀痛，颠顶之热，如一轮烈日当空。"肝阴不足当忌柴胡，疟不可拘于少阳一经、小柴胡一方，固然有一定道理，但平心而论，有他们说的那么邪乎么？王孟英对葛根的偏见也太甚：孙位申患感，证见耳聋，医者泥于少阳小柴胡之剂，聋益甚。孟英视之曰：伏暑也，与伤寒治法何涉？改投清肺之剂，聋减病安。将进善后法矣，忽然耳聋，询悉误服葛粉一碗，不啻误服小柴胡一剂，复投肃靖肺胃药，寻愈。

葛粉，即用葛根加工的淀粉，浙江人常用它来代藕粉。即使不当吃，也不至于如"误服小柴胡一剂"而致耳聋复发的地步吧？潘澄濂老平生最服膺孟英之学。唯于王氏对葛根的偏见有过批评，说是"白璧之微瑕"。

中药过敏

亚生（王文鼎先生之女）介绍其弟来找我看病，其人苦失眠，心烦而悸，用甘麦大枣汤加龙骨、丹参、茯神、甘松、酸枣仁，谁知服后心跳竟骤增至每分钟 110 次。我想这是不可能的事，因处方甚为平和，嘱停药观察，停药一天后，心跳即减至 80 次/分。不久，患者自服枣花蜜 3 匙，心跳又骤增至 100 次/分。如此数次，服大枣后均不佳。乃知患者为大枣过敏。

又有军人陈某，住东城小菊胡同 8 号，因失眠求诊。我用仲景酸枣仁汤，处方中用了 15 克酸枣仁。患者当即说他吃不得酸枣仁，过去用过，感觉都不好。我想枣仁有什么吃不得的道理，乃略加解释，劝其放心服药，不意服后竟通宵不能合眼，且心跳加快。

外用大黄，也有过敏者。我过去在农村工作时，对跌打损伤及某些皮肤病、疮疖、炎性包块常用大黄外用，没出过问题。前年在荷兰工作时，一华侨手腕扭伤，我用三黄二香散（大黄、黄连、黄芩、乳香、没药）外敷后，

217

局部红肿痒痛起泡。去大黄，改用栀子，其他药照旧，即无恙。

虫类药物，特别是蜈蚣，内服后可致过敏，皮肤出现痒疹，轻者，朱良春老在汤药处方中加徐长卿、地肤子以抗过敏，严重者则须停用。我最近用蜈蚣粉（蜈蚣2条研粉，芝麻油调敷）治一例颈淋巴结核，敷上不久即痒甚，局部发红起疹，只好停用。另一例不过敏者，敷用20来天结核即显著变小。

我长期用黄药子治疗甲状腺肿瘤，都未发现过问题。如治农科院原子能所一人，半年之内，每天服黄药子10克（入汤剂），肿瘤消了，无何不良反应。但在荷兰治一华侨，每帖药亦用10克，服至10余帖时，即出现身黄、目黄，乃急令停药，易方调理而安。此却非过敏，而是黄药子造成的肝损害。我归国之后，协助朱良春老整理用药经验，朱老来信说他将于最近写一篇有关中药过敏及毒副作用的文章寄我，文章尚未收到，却勾起了我的回忆，乃实录如上。阅历不多，所见未广，聊供同道用药时参考而已。

关于如何学古文

在我所接触的不少大学生、研究生当中，普遍反映：虽然学了几年《医古文》，读起中医原著来，仍然很吃力。他们请教于我，殊不知我的水平比他们高不了多少。于是便向他们讲了一些故事。

几十年前，有一位年轻人对训诂学产生了兴趣，便兴冲冲地去拜访北大的黄侃教授（太炎先生的学生），希望黄老收下他这个弟子。黄二话没说，叫他先买一部白文本的《说文解字》点完再说。他花了一年半的时间点完了，捧着书再去见黄侃。黄叫他把书留下，再买一部，重点一遍。过了半年，第二部又点完了，黄又叫他买第三部……最后，黄侃才把这位年轻人收在门下，后来他成了著名的训诂学专家。据说，随你问《说文解字》里的哪一个字，他不仅能当场讲出这个字的字义来，而且连在哪一页都知道。他的名字叫陆宗达。

四川大学有位蒙文通教授，精通文史哲，毛泽东曾经在一次讲话中提到过他。他是四川盐亭人，其地和我的故乡近邻。听当地父老说，他中学毕业不久，即通过父执张澜先生介绍到成都教书。由于其时肚皮里没多少学问，讲古文常常念白字，被学生们轰下讲堂，铩羽而归。回到家乡后，他痛定思痛，买了一屋子书来读，不是足不出户，而是根本不下楼。饿了，就打铃请家里人送饭来。如是十年，不仅古文通了，而且成了一位大学问家。

吴晗是我国著名的明史专家。20 多年以前，偶见报上有一篇采访他的文章，题目都忘了，但他有关学习古文的话，却还记得。他说，学古文，不是为了当古文家，也不是为了写古文，而是为了继承我们的文化遗产。古文是一把钥匙，没有它，就进不了古文化的大门。他认为，有一定文化水平的人，只要选择不同时代、不同风格和体裁的古文，背那么 50 篇，然后，再进行精读，一字一句也不放过，知难而进，不过一年把功夫，就可以过"古文关"了。

吴鞠通与章虚谷的一段佳话

吴鞠通在《温病条辨》的"自序"和"凡例"中，都有一些自谦之辞，如说"诸贤如木工钻眼，已至九分，瑭特透此一分"，然犹"不敢自谓尽善又尽美也"。他希望"海内名贤，补其不逮，指其疵谬"，态度颇为诚恳。

《温病条辨》成书于清嘉庆三年（公元 1798 年）。绍兴章虚谷读过之后，便写了篇《评温病条辨》，首先肯定此书"宗叶氏大意，从河间三焦立法，引经正名，分析伤寒温病之异，多有发明"。继则指出吴氏将风温、温热、瘟疫、冬温并为一类，不知瘟疫与风温见证大异，已属"辨证未清"。而初起恶寒者用桂枝汤，不恶寒而渴者主以银翘散，桂枝汤乃治风寒之方，用于温病，则以热助热；银翘散是治风温之药，以之治瘟疫，则病重药轻，病深法浅，又为"立法失当"。适吴鞠通从北京回到淮安老家，时间在道光乙酉（公元 1825 年），章虚谷便托友人将此稿送吴请教，而"鞠通竟无回报，不知其意究为然否"？章氏当年编《医门棒喝》时，便将这些话写了进去。由此看来，吴鞠通似乎并不像前面说的那么虚心，无怪乎张志远先生在《吴瑭生平史略》（载《北京中医学院学报》1987 年 6 期）中谈及此事时说"实属一大缺憾"了。

但据笔者所见，《医门棒喝》尚有一个裴吉生的藏本，刊于民国 8 年（1919 年）。中医古籍出版社 1986 年出版的《医门棒喝》点校本，就用裴本作参校本。书中载吴鞠通的评语 20 余条。章氏写道："丙戌春，鞠通始以复函评稿相示，攻玉之言不可不记，为之一一照刊，特以'吴评'二字志之，以待海内高明之鉴别，虚谷自记。"从乙酉夏到丙戌春，时间只有半年，而且从"吴评"看，涉及的是《医门棒喝》全书，那么章氏当时请人送去的"此稿"，当系《医门棒喝》的副本，而非仅仅是《评温病条辨》一篇文章。看一部稿子，总得要点时间，由此观之，章虚谷也未免太性急了一点。

现在我们来看吴氏的评文。对于章氏的《评温病条辨》，吴氏未加评文，这说明吴氏至少是在一定程度上默认了《温病条辨》存在着缺点。而在其他地方，则诚恳地写下了自己的意见，有赞同，也有批评。如《虚损论》，评文云"此论颇有发明"。《暑温》篇，评文云："暑宜轻清，湿宜芳淡，为初治之良法。"《伤寒传经论》，评文云："此论从古圣之真诠而融化之，实获我心。""真阅历已深，艰辛备尝之心得语也。"至《春温》篇，章氏提出"宜清内热为主，如黄芩、知母，佐甘草和中，姜、枣调营卫……但必加柴、葛为使"，评文则云："伏气温病最忌姜、枣，柴胡不及荷、荪、银、翘之稳当。"《风温篇》，章氏提出"先解卫分之邪，宜薄荷、荆芥、紫苏、杏仁、贝母、葱、豉之类……亦可稍加柴胡为使"，评文云："既有葱、豉，何必苏、柴。"对于《望闻问切》等篇，吴氏则批评道："陈陈相因，一无诠发。"此外，吴氏还指出章氏一个毛病，"多在文字上搭架子"，"惜不能剥肤存液"（《平心论》评语）。对于章氏侈谈《易》理，文繁词费，吴氏也有所批评，并认为"若欲藉太极五行之玄理推广其义，必要从病理上切实发挥"（《人身阴阳体用论》评语），意即要讲求实际，运用于临床，否则便失于空泛。

吴、章二人，生平未谋一面，然远则尊崇仲景，近则私淑叶学，治学方向一致；吴较章年长，而章评《温病条辨》于前，吴评《医门棒喝》于后，

220

其旨皆在于弘扬学术，故其批评都直率中肯，绝无滥加褒贬之意。"投桃报李"，堪称中医学历史上的一段佳话。

纪念曹颖甫先生

1987 年某日，耿老鉴庭先生驾临寒舍，要我为筹建中的江阴曹颖甫先生纪念馆写副对联。他用他的扬州话慢条斯理地对我说：为什么要找你哩？你是次公先生的再传弟子，而次公先生是曹颖甫先生的高足。你写，落款我都给你想好了。梓潼何绍奇书。前辈之命，推托不得，于是磨墨，伸纸，写了：

悲歌一曲广陵散

传颂千秋发微书

上联是借用嵇叔夜的典故，曹先生是在 1937 年被日寇枪杀于江阴的。下联则指曹先生的传世之作《伤寒发微》和《金匮发微》。联语不算好，字也没有章法，但我对曹先生的纪念之情却是一片率真的。

只要是中国人，都不会忘记那长长的八年，因为那八年的每一个日子，都是用血写成的。枪炮打乱了曹先生在上海教书、看病的学者生活。回乡避难，不久日寇又打到江阴。关于先生的遇害，有两种说法，一说是因先生年高德劭，日寇要他出任维持会长，为其严词拒绝。一说是日本人打到江阴后，一个自命风雅的军官到了先生家中，满口"中日亲善"以后，提出要和先生对弈一局。棋下到一半，忽闻门外枪声，一看，是日本人在杀人，先生推倒棋枰，怒斥敌酋，敌酋恼羞成怒，拔刀杀了先生。总之，先生是在自己的生身故乡死于日寇之手的。这是日本侵略者欠下我国人民的千千万万件血债中的一件。先生的民族精神可歌可泣。在纪念抗日战争胜利五十周年之际，先生故里筹建这座纪念馆是很有意义的。家乡人民没有忘记先生，作为先生的晚辈，我们更应该记着先生。

曹颖甫先生是近代不可多得的经方大家。章次公、秦伯未、程门雪、黄文东等新中国成立后的著名医生皆出自他和丁甘仁先生门下。《伤寒发微》和《金匮发微》两部巨著，就是他执教时编写的讲义，其中颇多好的见解，具有较高的学术价值。他的另一著作《经方实验录》则由其门人姜佐景记其运用经方的治验 92 案，自谓"此书一出，其于予《伤寒金匮发微》有光矣。"此书初版于 1937 年（千顷堂），再版于 1947 年，上海科学技术出版社 1979 年重订出版，颇受不同时代读者的欢迎。至今注《伤寒》《金匮》者，犹一再引用之，可见其影响之大、之深。我年轻时，曾从李发祥师兄那里借来抄过。对我学习仲景著作和临床用方，颇多启迪。如我后来之用十枣汤治疗肺癌胸水，用桃核承气汤治狂躁型精神病，即得先生之心法者。先生孝廉出身，文宗桐城，画学金农，诗词亦卓然成家。但其医案，却无丝毫做作气，亲切，明了，朴实无华，有实事求是之心，无哗众取宠之意。昔人云"文如其人"，我虽未见过先生，而先生的精神风貌，亦可由此而想见矣。

夜读拾零

治医之道

赵晴初先生云："医非博不能通，非通不能精，非精不能专，必精而专，始能由博而约。"王孟英声称："不作两脚书橱"。罗天益谓："医之病，病在少思。"李士材云："熟读而精灵自启，思深而神鬼可通。"皆至理名言，治学南针，堪为座右之铭者。至张介宾"学到知羞"语，就更是医生的"脑后金针"了。

益火之源，以消阴翳

这一句有名的话，见于王冰注《素问·至真要大论》"热之而寒者取之阳"句。许多同道都认为：用热药治疗寒证，而寒反剧者，是阳虚阴寒内盛出现的虚寒证，是由于肾阳不足，命门火衰而引起的，要温补肾阳，补命门之火，这就是"益火之源"。甚至还有人据此而谓王冰是"肾命学派"的创始人。其实，王冰注文下面还有一句话："取心者不必齐（剂）以热……但益心之阳，寒亦通行"，却被疏忽了。王冰在这里明明是指的心阳。照《内经》理论，五行之中，唯心属火故也。命门学说是《难经》首次提出来的，《内经》虽有"命门"之名，其概念却仅仅是指目而言，即其所谓"命门者，目也"，目虽为"藏精光照之所"，却与命门学说完全不沾边。

明季肾命学派的医家很可能受了王冰这句话的影响，或者说从中得到某种启发，但不是王冰的本意。

五禽戏

五禽戏，创自华佗。《三国志·魏志·华佗传》载佗云："人体欲得劳动，但不当使极耳。动摇则谷气得消，血脉流通，病不得生，譬如户枢，终不朽也……吾有一术，名五禽之戏：一曰虎，二曰鹿，三曰熊，四曰猿，五曰鸟。"其中，仅"鸟"属禽类，虎鹿熊猿，皆兽，何以竟以"五禽"名之？盖"禽"古作走兽总名，又为鸟兽总称故也。

太炎先生题《三因方》诗

偶阅 1924 年 24 期《三三医报》，见太炎先生题《三因方》的一首五律："子去近千载，留书为我师，持向空宇读，不共俗工知，大药疑蛇捣，良方岂鬼遗，清天风露恶，何处不相资。"先生于汉以后医书颇为漠视，以为多不堪入目，不知何以竟对陈无择如此好感？

医案一宗

《病历档案管理基础》（江苏科学技术出版社，1983 年）"病历档案的历史"一章中写道："明代中叶，韩氏撰写了《医案一宗》"。韩氏何时写过《医案一宗》？盖其书有云："某年月日，书医案一宗。"一宗者，一份，一件也，不知何以竟成了一本书名？令人哑然失笑。

活水蛭外用

记得儿时读过的吴运铎的《把一切献给党》这本书里，记载他试制炸药不幸受了重伤，被送到前苏联治疗。专家用活水蛭放到他伤口上，很快就消掉了血肿。近读宋人洪遵《集验方》，发现此一方法早为我国医生使用，该书云：治痈疽发背，用活水蛭置脓头，令咂尽脓血，其痛立止，水蛭则血满自脱。

哮喘病名不始于丹溪

一般皆谓"哮喘"病名是丹溪提出来的，不确。宋人王执中《针灸资生经》中即有"因与人治哮喘，只缪（刺）肺俞，不缪（刺）他穴"；"凡有喘与哮者，为按肺俞，无不酸痛"的记载。王氏生卒年不详，而《针灸资生经》刊于嘉定庚辰（公元1220年），比丹溪出生的时间尚早61年。

举卿古拜散

古方治产后中风，有"举卿古拜散"一方，即荆芥穗炒黑，为细末，每服二钱，温酒调下。何以有此奇怪之方名？始终不解。读许叔微《普济本事方》，始知此乃江湖术士之隐语，秘而不宣者："举卿"，荆也；"古拜"，芥也。

厌

《素问·举痛论》云："善言古者，必有验于今，善言天者，必有合于人，善言人者，必有厌于己。"诸注家对这个"厌"字，作了许多解释。如张志聪说："必有足于己"；吴崑说："厌为之足，言洞悉也。"均难使人满意。其实，《说文解字》明明白白地说："厌，一曰合也。"如此，则"验""合""厌"，三字为同义对文明矣。

罢极之本

"罢极"一词，注家众说纷纭，尤以高士宗之说为奇谈："肝者，将军之官，如熊罴之任劳，故为罢极之本。"丹波元简见诸家之注不可解，乃擅改"罢极"为"四极"，即四肢，亦不足为训。李今庸老师独具慧眼地指出："罢"，原作"罷"，当作"能"字而读作"耐"；"极"字则训为"疲困"。故"能极"即"耐受疲劳"，盖人之运动，在于筋力，肝主筋，而司人体运动，故肝为"能极之本"。详见其《读古医书随笔》一书。

土得木而达

语出《素问·宝命全形论篇》："木得金而伐，火得水而灭，土得木而达，金得火而缺，水得土而绝，万物尽然，不可胜竭。"王冰注谓："达，通也。"读书至此，不能无疑，这里伐、灭、缺、绝，皆指被克，为什么偏偏"土得木而达"，不被克？《说文》："达，行不相遇也"，即不通、被克之义。这才是"达"的本义。反训之，即为"通达"之达。反训义行而本义废，如本篇之偶用本义，就反而难解了。

唐容川论瘀血

吾蜀彭县唐容川（公元 1862—1918 年）著《中西汇通五种》，其中，以《血证论》最有学术价值，而其论瘀血尤为独到，可与王清任相伯仲。兹将其散见于书中之语，集为一帙，以公同好。

旧血即是瘀血，此血不去，便阻化机。瘀血不行，则新血断无生理。

有瘀血亦怔忡。

如邪气不去而补之，是关门捉贼；瘀血未除而补之，是助贼为殃。

其离经尚未吐出之血，是瘀血，即与好血不相合，反与好血不相能，或壅而成热，或变而为痨，或结瘕，或刺痛，日久变证，未可预料，必亟为消除，以免后来诸患。

血既止后，其经脉中已动之血，有不能复还故道者，上则着于背脊胸膈之间，下则着于胁肋少腹之际，着而不和，必见疼痛之证，或流注四肢，则为肿痛，或滞于肌肤，则生寒热，凡有所瘀，莫不壅塞气道，阻滞生机，久则变为骨蒸干血痨瘵，不可不急去之也。且经隧之中，既有瘀血踞住，则新血不能安行无恙，终必妄走而吐溢矣。故以去瘀为治血要法……旧血不去，则新血断然不生，而新血不生，则旧血亦不能自去也。

血瘀于脏腑之间者，久则变为干血。一切不治之证，总由不善去瘀之故。故善治血者，必先以去瘀为要。

王清任著《医林改错》语多粗舛，唯治瘀血最长，所立之方，乃治瘀活套方也，一书中唯此汤歌诀，颇有见识。

录蒲老对《医林改错》的评价

王清任先生苦心于医药，积有心得，值得学习和尊敬。但观察数十具不完整的尸体，而确定古人皆非，殊属自矜太过。其图证之现代解剖亦有未合。且将七情六淫为病一概抹煞，只论气滞血瘀，未免太简单化了。

全书理论亦有可贵处，所创立方法，颇有深得《内经》之义者，有价值，可作临床、研究之参考。书中诸方，余采用多年，有效者，有不效者，如通窍活血汤治面上十年二十年紫脸印之类，未如所言之神也。（见蒲老未刊手稿《介寿堂随笔》）

缓急解

《金匮要略·胸痹心痛短气病脉证并治》云："胸痹缓急者，薏苡附子败酱散主之。"对"缓急"一词，历来众说纷纭。有谓"时发时止，时缓时剧"者；有认为是指"四肢筋脉拘急"者；有认为是指"口眼引纵"者；有认为"急"即急迫，"缓"即缓解，是指治法者。

其实，"缓急"乃是古汉语中常用的一个偏义复词，只作"急"解。如《史记·扁鹊仓公列传》："意有五女，随而泣。意怒，骂曰：'生子不生男，缓急无可使者'。"同书《游侠列传序》："且缓急人之所时有也。"显然皆指情势急迫而言。这在古书中不乏其例，即大家熟知的《三国演义》里也有"缓急"一词，曹操在赤壁兵败以后，班师回都，令曹洪守江夏，"若有缓急，飞书报之"。如果真是"时缓时急"，那曹洪自己就会处理，大可不必"飞书报之"了。

淡豆豉

淡豆豉之用，一是葱豉汤（《肘后方》）治伤寒初起；一是仲景栀子豉汤，主治伤寒"发汗吐下后，虚烦不得眠，若剧者，必反复颠倒，心中懊憹。"此二方皆临床常用方，用之对证，其效卓著。但豆豉之功，有谓"发汗"者，有谓"涌吐"者，有谓"升散、宣散"者。吾乡李孔定前辈独谓豆豉乃滋阴之品，并无发汗、催吐作用，"豆豉甘凉，功能滋肾宁心，开胃消食，其滋阴之力不及地黄、麦冬，但无地、麦之呆滞碍胃。因此用于内热尚盛，阴未大虚者，与栀子合用，颇为合拍；外热尚盛，微见阴虚者，与葱白合用，亦甚相宜。"非富于医疗、生活经验者不能有此卓识。说见《李孔定论医集》（成都科技大学出版社，1994 年）。

豆豉系用大豆（多用黑黄豆）发酵而成，吾乡家家户户皆会制作，用以佐餐，价廉味美而又富于营养（富含蛋白质及多种氨基酸），其不加盐及其他佐料者，即为淡豆豉也。

至于以麻黄、紫苏、藿香或桑叶、青蒿同制之淡豆豉，则其作用与普通淡豆豉略有不同，但药力很小，再经煎煮，即与普通淡豆豉无何差别矣。

谷白皮

在许多介绍我国古代医学成就的文章中，都谈到用谷白皮治疗脚气。说"谷白皮即稻米的粗皮，富含维生素 B_1，因此用以治疗脚气是非常合理的"。其实，"谷白皮"乃楮白皮，为楮树（别名构树、谷树、谷桑）树皮之韧皮部。谷，繁体字作"榖"。叶橘泉先生《现代实用中药》载，谷白皮为利尿药，常用于肾炎、脚气浮肿、水肿、心脏性浮肿。因此，说谷白皮即稻米之粗皮，是没有依据的"想当然耳"。

角蒿

孙思邈《千金要方》称"角蒿"为"口疮神药"，然不知其为何物。读张路玉《本经逢源》，始知即"山茵陈"。为茵陈之一种，有逐湿化热及杀虫之功，"治口齿绝胜"。于是联想到甘露饮之用茵陈者，取义或在于斯乎？

麻豆

金寿山先生在其大作《金匮诠释》中说：什么豆都有，就是没有麻豆，不知为何物？待考。金老这种实事求是的治学精神是值得学习的。我怀疑，麻豆可能是麻（芝麻）豆（豆子）的混称，或"麻头"之误（头，繁体字作"頭"）。后来读《医学纲目》，见楼英说"剉如麻豆大"，"剉如麻头"，与㕮咀同义。"夫㕮咀，古之制也，古者无铁刃，于口咬细如麻头，为粗末，煎之，使药水清，饮于腹中，则易升易散也，此所谓㕮咀也。今人以刀器剉如麻头大。此㕮咀之易成也。"则麻豆者，即谓剉如麻头，或作剉如豆子大小，亦通，实即粗末也明矣。可惜金老已去世多年，不能以此向他讨教了。

药邪

"药邪"一词，见于张子和《儒门事亲》。药能治病，为何称之为"邪"呢？"邪"，不就是致病因素吗？问题就在这里：用得好，药能治病；用得不好，误用、乱用，反而无病添病，有病加重。这不是"邪"是什么？

子和尝谓："世俗人情，皆喜补而畏攻。"至今犹然。改革开放以来，随着广大人民富起来了，各种药品、保健品也应运而生，数以千计，差不多都是补药。又是广告，又是传单，吹得天花乱坠，诸如"无病不治，药到病除"，"重振雄风"，"为人类逃避死亡，永驻青春，带来了无限美好的神话中的光明"。如此等等，不一而足。这些东西，或者打"中外合资"的招牌，或者打"医学权威"的招牌，或标以"现代生物技术"来吓唬人，或抬出家传、祖传来迷惑人（居然还有自称张仲景家传方的），尤可恨者，是打着"弘扬中医"的旗号"为人类作贡献"。当我在电视上看见我的一些前辈和同辈们，为了得到一点可怜的钱或者其他什么，为某一产品作鼓吹时，我真替他们难过。

我愿以"药邪"二字来提请人们注意：药是不能乱吃的。

长沙太守

张仲景是否作过长沙太守？一向都有争议。《后汉书》《三国志》俱无其传，《长沙府志》里也找不到仲景其人。附载在清初徐忠可《金匮要略论注》的一篇"张仲景灵异记"里，说有一个叫冯应鳌的人，病得快死了，梦见仲景，授以药方，竟然好了。末了，张仲景还告诉了他墓祠所在的地方。于是，此人千里走南阳，却没有找到，便立碑记事而去。过了几年，他竟在"南阳城东，仁济桥西，三皇庙后"，得见一碑，上书"汉长沙太守医圣张仲景墓"云云。此碑至今犹存，在南阳张仲景研究会成立大会上，专家云集，争相观摩，发现碑座刻有"咸和五年"四字，一算，是东晋330年，距张仲景殁后仅百余年，故一致认为太守之说殆无疑义。于是而产生了诸多说法，最有趣的便是说张仲景在长沙太守任上，半个月办公务，审案，半个月打开公堂为人民群众看病，并且说这就是后来医生"坐堂"一词的由来。好一个令人啼笑皆非的"故事新编"！

我一向对张仲景"官至长沙太守"之说不以为然。仲景之伟大，乃在于他的学术成就，而不在于他当过什么官。我想不通古往今来人们为什么要千方百计地把仲景和"官"联系起来，难道官越大学问越大么？仲景当过太守怎么样，没当过太守又怎么样？没见过《伤寒杂病论·原序》对"竞逐荣势，企踵权豪，孜孜汲汲，惟名利是务，崇饰其末，忽弃其本……彼何荣势之云哉"字字痛切的批评么？

呙僻

《金匮要略·中风》篇指出中风的主要症状是"呙僻不遂"。"不遂"，即"半身不遂"；"呙僻"，历来注家，皆谓即"口眼歪斜"。其实，仲景只说的口歪，并没有说眼也歪。《说文解字》谓"呙，口戾不正也"；"僻，宛如左僻，一曰从旁牵也"，亦有"斜"而"不正"之意。现代医学证实：脑部疾病时出现的中枢性或上运动神经源性面神经麻痹，仅限于下面部表情肌，而见口角歪斜，鼻唇沟变浅；而上面部表情肌则正常，说明仲景观察相当准确。

之所以把"喎僻"解释为"口眼歪斜"的原因，是误把周围性面神经炎所致之面瘫与之混同了。后者确与直接受风寒侵袭有关，冬令严寒，或夏季贪凉者，常可见到。而错误的产生，又在于长期以来误以中风为外来风邪所中的缘故。

对子和攻邪学说产生背景的误释

对于张子和的攻邪学说，曾经有一种比较流行的说法，即子和主攻，是因为其时丰收鼎盛；东垣主补，则因其时兵荒马乱，民病饥馑者多。此说早见于孙一奎《医旨绪余》。初看有些道理，仔细一想，与临床实际不符，丰衣足食，未必便无虚证；朝饥暮饱，实证反而多多。转思仲景生活在汉末战乱岁月，而其书虚实补泻俱备，又如何解释呢？再读《儒门事亲》原书："兴定岁大饥，民遂采百草而食"（卷二"偶有所遇篇"）；"盖扰攘之时，政令烦乱，朝戈暮戟，略无少暇"（卷一"疟非脾寒及鬼神篇"）。考诸史书，范文澜《中国通史》、吕振羽《简明中国通史》俱说：此际金人坐食民租，军费赋役均极繁重，河南负担尤重，百姓多逃亡，十室九空。哪里是什么丰收鼎盛？做学问最怕"想当然"和"人云亦云"，此即一例也。

前辈名医谈医案

医案具有很高的学术价值，故历来医生都要在医案上下功夫。医案不仅是初涉临床者的良师，即对于已经成名的医生，借以学习他人的经验，也很必要，以"学无止境"也。我曾在姜春华老师处见过一部晚清名医柳宝诒手抄的《临证指南医案》，墨泽如新，相当工整。前人把这种功夫叫做"临案"，与画之临摹、书家之"临帖"，具有同样意义。下面是我搜集的从明代至今十余位名医谈医案的话，录之以公同好。

吴崑

脉案者窃公案之义，医者察得病情，立定方法，使病邪不得逃吾之方论，药到而邪伏。譬之老吏听狱，援律定刑，使奸人无所逃矣。

俞震

自古迄今，医书多不可胜纪，一病必立一门，一门必立数法，究之法有尽，病无尽。一病之变已无尽，或萃数病于一人之身，其变更已无尽，医之法于是乎几穷。盖以法也者，不过梓匠轮舆之规矩，病不以规矩以为患，医第循规矩以为治？常者生焉，变者死焉，转恨医之法未备也。不知法岂能备，要在乎用法者之巧耳。闻之名医能审一病之变，与数病之变，而曲折以赴之，操纵于规矩之中，神明于规矩之外，靡不随手而应，始信法有尽而用法者之巧无尽也。成案甚伙，医之法在是，法之巧亦在是，尽可揣摩。

徐灵胎

凡述医案，必择大症及疑难症，人所不能治者数则，以定法度，以启心思，为后学之津梁。

李延昰

医之有案，如弈者之谱，可按而复也。合病理治疗于一，而融会贯通，卓然成一家言，为后世法者，厥推医案。

章太炎

中医之成绩，医案最著。学者欲求前人之经验心得，读医案最有线索可寻，循此钻研，事半功倍。

张山雷

医书论证，但纪其详，而兼症之纷淆，病源之递嬗，则万不能条分缕析，反至杂乱无章。唯医案则恒随见症为迁移，活泼无方，具有应变无穷之妙，俨如病人在侧，謦咳亲闻。所以多读医案，绝胜于随侍名师，相与晤对一堂，上下议论，何快如之。

余听鸿

临证方案，如时艺不废之书也……化初学拘执之弊，开灵活敏捷之机。

陆渊雷

梓匠轮舆，能与人规矩，不能使人巧。夫规矩尽人可得，而巧非尽人可几……医案者，良工用巧之迹象，中医之精粹存焉。

夏应堂

不读书不足以明理，徒读书不足以成用；不读书不知规模，不临症不知变化……案者治病之实录，临症之南针也。书多空泛，率尔而为，论虽奇不能必其有用，理虽足不能决其可行；案则事实俱在，难于假借。读书不如读案，古人已有言之者。

何廉臣

周之澂云宋后医书，唯案好看，不似注释古书之多穿凿也。每家医案中，必定有一生最得力处，细心遍读，足能萃各家之所长矣。

徐相任

治有特异之点，为古籍所未详者，而其治法用药，应能别出心裁，戛戛独造，理法谨严，心思灵变者，始有立案之价值。盖所以立案，昭示来许，可为后世法理，非自伐其能，借是为宣传之资料而已。

章次公

医案在治疗学上，居重要之地位，足以启发学者之性灵，为施治时变化无方之张本。

关于孙思邈的生年问题

对孙思邈的生卒年，多是根据《新唐书·孙思邈传》定的，即生于开皇己酉（公元 581 年），卒于永淳元年（公元 682 年），享年 101 岁。但细加推敲，可以发现"开皇己酉"仅仅是"孙氏自云"，而与《新唐书》所载事实不合：

1. 如果孙氏真的生于开皇己酉，这一年，恰恰是隋文帝灭周、建隋、即帝位这一年，那么怎么可能有"周宣帝时，（孙氏）以王室多故，乃隐居太白山"一说？宣帝即位的时间是公元 578 年，死于公元 580 年，其时孙思邈还没出生，谈什么"隐居"？当然也谈不上"隋文帝辅政，征为国子博士，称疾不就"了。

2. "太宗即位，召诣京师，嗟其容色甚少"，并感慨地说："故知有道者诚可尊重，羡门广成，岂虚有哉！"太宗即位为公元 627 年（贞观元年），如果孙氏真生于公元 581 年，此时才不过 46 岁，仅仅是个中年人，太宗不可能如此大发感慨。因为唐太宗自己当时也快 30 岁了。

因此，所谓"开皇己酉岁生"，即公元 581 年生之说是靠不住的。好在《新唐书》说是"孙氏自云"，否则就闹大笑话了。至于孙氏为何要这么"自云"，很可能是老年人往往对自己的真实年龄有所避忌的关系，当然也可能是史家的笔误。

从情理上讲，孙氏生年当在 555 年左右，以此推断，周宣帝时他隐居在太白山以及隋文帝征他做官，当是 25 岁左右的事；而太宗召见他时，他当为 70 多岁，这样才说得过去。他于公元 682 年去世，享年当在 130 岁左右。此一推论恰好与《唐书·隐逸传》记载孙思邈"年百三十余"不谋而合。

屡用达药

《通俗伤寒论·六经方药》新加三拗汤条下，何秀山按语说"可谓屡用达药，善于化裁者矣"。重订者徐荣斋先生说："'达药'二字，出南齐《褚氏遗书》……大概是指唤得应，拿得稳的药物。"武汉蒋洁尘先生去信纠正，信中说："'达药'二字，语出褚澄是矣，但在上面尚有'多诊识脉'一句。'达药'二字，不能离开'屡用'二字单独解释，同时亦须参考'多诊识脉'之首句，二句联缀对勘，则意理甚显。故'屡用达药'之意，当系屡次的使用，则能明了药物的功能。盖达者，明也。所谓多诊识脉，屡用达药，无非启示吾人须重视临床实践耳。"蒋先生的意思是对的，徐先生接受了这一批评，还将其信附于卷首"再版附言"中，足见其治学之诚恳虚心，值得吾侪学习。这是 50 年代的事了。二先生俱已作古，因记此事，作为一段医林佳话。

至于蒋先生说"多诊识脉"是首句，却又不对，盖此句的上面还有一句"博涉知病"也。

汪昂

凡学中医者无不知汪昂（讱庵）者，西苑医院门诊楼至今尚悬挂着他的画像。《中国大百科全书·传统医学卷》也有他的条目。其主要原因是因为学中医都要背汤头，而《汤头歌诀》则署名汪氏编纂者也。

汪昂早年根本不知医，他在明朝末年，尚攻举子业，明亡后就在家呆着，什么也不干了。不过他家里很有钱，"思著有俾世道之书，传诸千古，乃于康熙二年以厚俸（高稿酬）延聘名医，历四年，著医书四部。"这四部书就是《素灵类纂》《本草备要》《医方集解》《汤头歌诀》（据《古今名医言行录》）。

姜春华老师生前曾向我谈及此事。他说：不过这样也好。家财万贯，有什么用处？雇人写书，写完了署他的名，也总算给后人做了点好事。新中国成立前，上海也有人步汪昂后尘搞了一部××辞典，花了两万银元雇人编写，章次公先生就是其中一位。

赵开美何许人也

《伤寒论》自晋代王叔和于残编断简中"撰次成叙，得为完帙"后，又因兵火战乱，再度散失，唐代孙思邈因而有"江南诸师，秘仲景要方不传"之慨。宋开宝中，复由节度使高继冲编录，经林亿、高宝衡、孙奇校定为10卷。但宋本亦不复可见，今所传者，其中之一，即明人赵开美的复刻本。赵开美何许人也？是书刻于何时？俱不得而知。

1988年4月，我有幸看到北京图书馆珍藏的一部万历刻本，有赵开美的"刻仲景全书序"。其序文不甚高，但知赵氏乃海虞人，号"清常道人"，其生活的时代，大致在嘉靖万历间。序文谓万历己亥，疫疠大作，其家仆夫染病者十之六七，赖医生沈明卿治之而起。赵惊为神技，沈却云：仆生平所学，不过对仲景《伤寒论》略窥一二而已。赵这才知道有这么一部好书，便购得宋版《伤寒论》，"补其脱略，订其舛错"，刻印成书云云。从其家仆夫不少，可知家境颇富裕；从延医治病始知有《伤寒论》一书，可知他并非知医者；而能对宋本补脱定讹，又可见他是位有一定文化程度的读书人。《伤寒论》赖其刻本而流传至今，其功亦不可泯也，因以记之。

小儿惊风

惊风是以急性发作性的频繁的肌肉抽搐，眼球上翻斜视，牙关紧闭，痰壅气促，意识不清为临床特征的儿科急症，由高热所引起。又称作急惊风。可见于任何季节，于出生后 2～3 岁内为多见，常有阳性家族史。中医文献中，以惊风为儿科四大证（麻疹、天花、惊风、疳积）之一。如《幼科释谜》说："小儿之病，最重惟惊。"《小儿药证直诀》说："小儿急惊者，本因热生于心，身热面赤引饮，口中气热，大小便黄赤，剧则发搐也。"《医学正传》也说："盖热盛则生痰，痰盛则生风，偶因惊而发也。"皆明确指出惊风主要是高热所致。一旦高热解除，惊厥即可停止，神志亦即恢复正常。证之今日临床，无疑系指儿童上呼吸道感染所致之高热惊厥。至于败血症、疫毒痢（中毒性痢疾）、暑温（乙型脑炎）、中毒性肺炎、破伤风等疾病过程中所出现的高热惊厥，是不得视作惊风的。这是当前许多儿科著作普遍存在的一个问题。《幼幼集成》早就界定："凡疫疠流行之时，小儿作热，即是时疫。乍有眼目上窜，角弓反张，手足搐搦，不可误认惊风，但以时疫治之。"

点校古医书应当慎重

近些年来，出现了许多古医书的点校本，这是一件大好事。但是，有的本子错误比较多，往往一个小小标点符号错了（往往是断句不对），其义则不可解，甚至闹出笑话。如果仅仅是个别地方，很可能是手民之误，如果随处皆是，就是水平不够了。所以我呼吁：应当慎重。所谓慎重，也无非是希望点校者认真一点，多下些功夫而已。须知书不是人人都可点的。

"张太学璇甫内人，患热入血室，发狂欲杀人，白下。医以伤寒治之，煎药未服。陈钧玄邀仲淳往诊。仲淳云误矣，覆其药，授一剂而安。"

应为"患热入血室，发狂欲杀人，白下医以伤寒治之"。白下，为南京之别名，至今南京还有一条街叫"白下路"，鲁迅诗有"风生白下千林暗"，均可为证。而所谓"白下医"者，也就是"南京的医生"。

又如："温热暑疫，皆热病也。燎原之下，岂乏清凉一滴。"

"仲景于《伤寒论》中，温热森森，具载黄芩白虎等汤，是其治也。"

《温热病专辑》引《温热暑疫全书》

上一句的"岂"，应为"竟"。周扬俊在其书中大声疾呼"病名温热，自当寒凉"；"热药相投，以火济火，谁其辨诸"？因此才"厘定经文，采集方论"而为此书，"俾在火轮火树梦魇心迷者，一旦提置冰山雪窦之中，奚止饮醍醐而称快哉！""岂乏"便成了"不乏"，不乏就好了，哪还用得着周扬俊那么愤世嫉俗！

下一句话的断句应为"仲景于《伤寒论》中，温热森森具载，黄芩白虎等汤，是其治也。"否则，"温热森森"，成何语气！

再如："夫胞者，一名赤宫，一名丹田，一名命门，主男子藏精，施化妇人，系胞有孕。"

《兰室秘藏·斑疹论》

应为"主男子藏精施化，妇人系胞有孕"。如作"施化妇人"，真是笑话了。

再如："据疸说，则金匮硝矾散症，经文当断，自膀胱急以下十六字，属黑疸。"

《研经言·女劳疸黑疸同治论》

应为："经文当断自膀胱急以下十六字，""经文当断"，成什么话？

又如："而昌潦倒，青衫嗟跎，皓首俯仰高矩，感慨系之矣。"

《王氏医存·自识》

似应为："而昌潦倒青衫，嗟跎皓首，俯仰高矩，感慨系之矣。"

如作"青衫嗟跎，皓首俯仰高矩"，则欠通矣。

以上仅仅是举例而言。我在读书时，见到这样的错误，便信手拈出。十余年前，魏治平先生来函约稿，我即以《西苑读书记》为名，连同其他短文寄去，陆续发表在《中医报》上。同学许家松教授的父亲衍梁先生，是一位饱学之士，自山东来京养病，见而赏之，还赠我一本俞曲园的《古书读法略例》。

"泣""搏"二字正误

在《黄帝内经素问》一书中，常可见到"凝"与"泣"两个在同一句话中作因果关系使用。如：

"卧出而风吹之……凝于脉者为泣。"(《五脏生成篇》)

"血气者,喜温而恶寒,寒则泣不能流,温则消而去之。"(《调经论》)

许慎《说文解字》释"泣"为"无声出涕,从水",无论如何,和"凝"沾不到边。或谓"泣"义同"涩",诚是,但为什么"泣"字用在这里不通,不用"涩"而用"泣"呢?

20年前,我读研究生的时候,便以此请教过任应秋老,任老说:"'泣'当作'沍',乃形近之误。"于是我去查了《辞海》《辞源》等工具书,如《左传·昭公四年》:"固阴沍寒";《列子·殷汤篇》"霜雪交下,川池暴沍"。知"沍"有闭塞、坚冻之义,任老之说是相当高明的。

《内经》中尚有一些"凝泣"放在一起作一个词用的,如:

"厥气上逆,寒气积于胸中而不泻,不泻则温气去,寒独留,则血凝泣,凝则脉不通,其脉盛大以涩,故中寒。"(《调经论》)

"寒多则凝泣,凝泣则青黑。"(《经络论篇》)

这里的"凝泣",则当系古汉语中的偏义复词了。即"凝泣"就是"凝"的意思。这类词,在古书中不少,如"日出东南隅,照我秦氏楼",这两句诗里的"东南",就只是"东"的意思。谁都知道太阳从东方而不是从东南方出来,"东南",就是一个偏义复词。仲景《金匮要略》"胸痹缓急"的"缓急",也是一个偏义复词,意为"急"。现代语言中诸如"国家"指"国","我的兄弟"指"弟",也都是偏义复词。

后来,我又从前人医著中查到"凝沍"一词,如《叶案存真·疝》:"高年疝证,是下之虚,气冷凝沍,会聚攻附,乃沉痼之疾。"

另一个词是"搏",在不少地方,"搏"字相当难解。例如:生之来,谓之精。两精相搏谓之神(《灵枢·本神篇》)。两神相搏,合而成形。常先身生,此谓精。(《灵枢·决气篇》)

风湿相搏,骨节疼烦,掣痛不得屈伸,近之则痛剧……(《伤寒论》)

伤寒八九日,风湿相搏,身体疼烦,不能自转侧……(《伤寒论》)

《内经》之"两精相搏,合而成形"之"搏",很显然应当是"搏"字之误。搏为抟的繁体字。盖"搏"者"合"也。而《伤寒论》"风湿相搏"之

"搏"，也当作"合"解才妥。只有正与邪之斗争，才可称之为"搏"。风与湿皆为邪气，怎么相搏？《素问·痹论》有云："风寒湿三气杂至，合而为痹"，便是的解。

有病不治，常得中医

最近读《伤寒论指归》一书，引了《汉书·艺文志》"有病不治，常得中医"这一句话，说："可见疾病也有不治而自愈的。"这恐怕理解错了。其实很明白，"中医"，在这里是指中等水平的医生，如果把医生分成上中下三等，上等指高水平的医生，即"上工"，下等指低水平的医生，即"下工""粗工"。中等呢，当然是指其水平一般化了，此即说的"中医"，与我们今天讲的"中医""西医"的"中医"，概念完全不同。

为什么说"有病不治，常得中医"呢？只消看一看全文便知：

经方者，本草石之寒温，量疾病之浅深，假药味之滋，因气感之宜，辨五苦六辛，致水火之齐，以通闭解结，反之于平；及失其宜者，以热益热，以寒增寒，精气内伤，不见于外，是所独失也。故谚曰：有病不治，常得中医。

就是说，与其让医生胡乱医一通，没病添病，有病加重，反而把身体给弄坏了，还不如不治。这样的医生当然不是"上工"，但还不失为中等水平的医生。

《汉书》这一谚语，实在是病人（包括病人家属和亲朋好友）对医生的当头棒喝！不说"下工"，就是"上工""中工"也应当引以为戒啊！《临证指南》痞门孙案，叶氏见前医滥用攻伐扰胃，以致"邪热津液，互胶成痰，气不展舒，阻痹脘中"，便主张停药，"欲谬药气尽，病自退避三舍矣"。徐灵胎在后批中大发感慨，说："此所云不服药为中医也。近日医者之药，一概俱停，天下遂无枉死之人矣。"这便是良医的愤世嫉俗之言了。

蒲辅周老先生曾告诉我：有一年，他在广东从化温泉疗养，遇见范某，满脸病容，每天从早到晚，按着钟点，又是西药，又是中药，饭都吃不下去了。蒲老劝他不妨停一停药，范开始绝不敢停，后来听从蒲老的意见，先停中药，再减西药，终至完全停药，结果饮食渐增，面色渐好，病去大半。大凡医生都知道"有胃气则生，无胃气则死"这句话，人赖胃气以活，长期、大量药石杂投，胃何以堪！蒲老在给笔者的一封信里也曾谈到："我自己有痰饮宿疾，多年来一直不服药，中西药一概不服，唯节饮食，适寒温而已。虽然衰弱，但又多活了许多岁月。"

"有病不治，常得中医"，旨哉言乎！

吴澄两补《难经》虚损方

吴澄《不居集》以秦越人为"治虚损之祖"，"其发明五脏治法，优入圣域，虽无方可考，而调治之法已耀然矣。"他在该书卷二首次为之补方。具体内容如下：

损其肺者益其气——人参、茯苓、白术、炙甘草、黄芪、五味子、麦冬、山药。

损其脾者调其饮食，适其寒温——半夏、茯苓、陈皮、炙甘草、白术、益智、砂仁、白芍、人参。

损其肝者缓其中——地黄、当归、白芍、川芎、枸杞子、山萸肉。

损其肾者益其精——熟地、人参、枸杞子、菟丝子、肉苁蓉。

损其心者调其营卫——熟地、当归、白芍、川芎、柏子仁、石斛。

其后，他又再补了一次方药，与以前用药稍异。

肺经虚损——麦冬、人参、枣仁、玉竹、茯神、黄芪、五味子。

脾胃虚损——白术、人参、黄芪、茯苓、当归、陈皮、炙甘草。

肝经虚损——枣仁、生地、当归、人参、茯神、枸杞子、丹参、怀牛膝。

肾经虚损——熟地、人参、麦冬、山药、茯苓、山萸肉、丹皮、五味子。

心经虚损——枣仁、当归、人参、龙眼肉、丹参、茯神、甘草。

吴氏这两次的补方皆平正可法，录供读者参考。因其书新中国成立以后未曾出版过，不少读者只知其名，未见其书也。

五脏虚损，皆用人参，显然是根据《神农本草经》人参"主补五脏"而用的。以上用药，补土生金、金水相生、滋水涵木、益火生土等治法，俱包含于中而神化无迹，足证吴氏治疗虚损确实是有一套的。当然临床实际，情况复杂，学者不可"依样画葫芦"。这也正是该书名"不居"——《易》云：变动不居而知阴阳刚柔之道，变焉动焉而不常居其所，当随时唯变所适——的取义所在。

白求恩与针刺麻醉

偶读《纵横》（1985 年第 2 期）见有《白求恩大夫使我重见光明》一文，作者胡天明。作者写道：抗日战争中，他在晋察冀第二军分区特务营任连长，在一次战斗中被日本兵用战刀砍伤了头部，醒来后即失明。部队请来了白求恩大夫，白求恩认为是传入神经和视神经受到损伤，决定给他做手术。由于当时药品奇缺，术前只在伤口处打了点麻药，然后用十几根银针扎在他的太阳穴和后颈进行麻醉，术后他乃重见光明。据说针灸界为针麻究竟是何人何地最早应用一事争论不休，因记此事，作为一段史料，以供研究者参考。

热水浴治疗肾绞痛

在日常生活中，有一些简便易行的医疗方法，效果非常显著，甚至比用药治疗还好，前苏联的赫鲁晓夫就采用过这样的治疗方法。据阿列克塞·阿朱别依著《赫鲁晓夫的悲剧》（陈明至译，民族出版社，1989）一书披露：

他有时白天就下班，家里准有热澡盆在等着他。用热水浴这种简便而且可行的办法，他居然治好了自己的肾绞痛。

作者是赫鲁晓夫的女婿，前苏联《消息报》主编。

肾绞痛多见于肾及/或输尿管结石，痛风病人血尿酸浓度过高，形成结晶，也可引发。也有因工作紧张、劳累、情绪不佳而致输尿管反射性痉挛引起的。用热水浸泡会有一定好处。

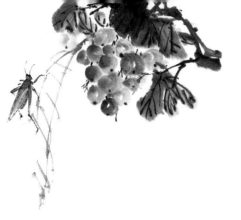

临证得失篇

寒邪直中

左某，男，64岁，农民。1969年3月某日，晨起放牛上山，归家即呕吐腹泻，四肢厥冷，昏睡不起。至夜，忽转狂躁，胡话喃喃。举家惊惶，深夜求诊。及余至，已有二位马姓同道先在，谦让再三，由余先诊。斯时患者闻声而起，两手挥舞，厉声呼叫，继则语音忽转低沉，含糊不清，问之不答；旋又坐起，循衣摸床，撮空理线，昔日见之于书者，皆一一呈现于目前，众皆愕然。如此约半时许，始由家人扶至床上，彼倒头便睡，阒无声息。试诊其脉，则不绝如缕。于是与同道共议病情。马君云："躁狂不宁，当属阳明证，愚见舍清下二途，恐无生理。"余云："既无身热口渴，又无腹满便闭，清热攻下，从何谈起；何况六脉沉细如丝者乎？所疑者在躁狂一症，然以脉论之，当属虚寒。愚见以为：此属冬月中寒，吐泻，神昏，肢厥，为三阴虚寒，体内阳气为阴寒所逼而上浮，心神受扰，故躁狂不宁。不然，何以扬手掷足而举动无力，其声虽高而不清，更况循衣摸床，撮空理线，足证神明之乱而将泯，若误作实热治，必祸不旋踵。"老医某既颔首称是，复问："书云'谵语属热实'，此病之谵语又当作何解释？"余云"此非谵语，乃郑声也。同为言语错乱，而有虚实之分，实则谵语，虚则郑声，谵语为狂乱之语，郑声乃不正之声。然又必判之于舌脉，谵语则脉洪大无伦，舌必红，苔必黄燥；郑声则脉必无力，舌必淡，苔不黄燥。此人之脉，吾等均已诊之，请再望其舌。"视之，果质淡而苔白。于是共促余用方，余乃书：红人参10克，制附片24克（先煎半小时），干姜15克，炙甘草6克，2剂。二马议加白术、龙骨、牡蛎，固中土而防厥脱，余意用之无碍，许之。当夜取回药来，即令浓煎以进，一服即酣然入睡，众皆欣喜。翌日晨，余始辞去，嘱令其自醒，不可惊忧，醒后可饮米汤少许，以助胃气，药则一日三服可也。至第三日，又来邀诊，患者已可自行起坐，唯身有微热，恶风，自汗，脉转浮缓。此非外感，乃里气出表之佳兆，予桂枝汤，一剂而热去汗止，不复恶风。糜谷自养，不数日而痊。

热中未已，寒中又起

俗话说：行家变老，胆子变小。无非是说，由于阅历多了，利弊知道得多了，从中吸取的经验教训也多了。我年轻时，在农村基层工作，因而有机会接触到较多的病种，其中有不少是急性热性传染病。这里记20多年前的一件往事：时当夏令，梓潼一中白某的女儿，因高热不退伴呕吐，从石牛公社送到县医院，经化验检查，诊断为乙型脑炎。此人系护士长幼伦的弟媳，因此幼伦乃邀我诊治。当时病人体温高达40.5℃，身热有汗，口渴喜冷，脉洪大，胸腹扪之如烙，为一典型白虎汤证。于是用原方加减。石膏用至120克，知母用至30克，再加金银花、连翘、大青叶、板蓝根之类，一日1帖，连用2帖。仅一帖体温即迅速下退到38℃左右，渴汗均减，嘱再进一帖。方自庆幸，幼伦忽奔来相告，体温突降至36℃矣！急去病房，见患者面色刷白，扪之额头亦冷，且有冷汗，肢厥，脉则细如游丝，时时欲寐，乃大骇。急令取红人参一枝，砸碎，急火煮之，趁热喂服。约一二小时后，脉始起，冷汗始止，面色始转正常，调理数日始安。高热已历数日，气阴已伤，处方则一派攻邪，加之急于见功，石膏、知母用量太大，邪虽去而正已不支，所以有此变证。即《内经》批评的"始为热中，继为寒中"，"热中未已，寒中又起"，粗工之用药也。后来又治疗一些乙脑病人，就没再犯过这样的错误了。几年前，我回家乡，在街上邂逅李某（前城关派出所所长），李指其身边一妇女，说：这是我女儿，当年得脑炎，就是你给治好的。相顾茫然，我已不记得了，只记得上述印象最深的这一个病例，盖经验教训，悉在其中也。

中虚奇病

患者徐某，男，59岁，四川省梓潼县宝石乡五马村民。1968年4月上旬某日由其妻陪同来诊。

主诉：约在七八个月前，于田间劳作时，忽然出现极度饥饿感，心慌，出冷汗，清水盈口。急急回家，适其妻从集市购回猪油二斤，急命烹之，不待其冷，居然连油带渣一同食尽。食后颇觉舒适，不呕、不胀、不泻。自此以后，每隔一二日，最多三日，又复如前状。如无猪油，菜油、花生油亦须顿饮一大碗（约一斤许）。正常饮食反而减少，发作时虽勉进倍量饮食蔬菜，亦不足以解其馋。半年以往，家中变卖一空。形体益见消瘦，精神不支。四处求医，咸云不识此病。或曰中消，投地黄黄连剂不效；或曰异嗜症，用驱虫药亦不效。

余闻其困笃如此，深自同情；反复寻思，一筹莫展。若为中消，则其证为消谷善饥，此人消则消矣，而所"消"者非米面谷食；若谓异嗜症，此人嗜则嗜矣，而寻常食用之动、植物油，却何以称异！且以上法治之皆无寸效，故知其非是。此病确属罕见，前人著作中，亦未见类似病症之记载。唯射水余无言先生《余氏父子经验方》曾载一人善饥，每餐须食米饭、馒头二斤以上，日可四五斤，而化验检查殊无何阳性可见者。余先生当时亦无计可施，忽忆及本草书言某药某药服之不饥语，乃选黄精、地黄、人参等味大剂与服，寻愈。

察患者面色青黄，骨瘦如柴，精神疲惫，表情痛苦，舌质淡，齿痕，舌苔白厚而润，六脉无力，右关脉尤弱，乃断为"中虚"。方选《局方》白术六一散，即白术六两，甘草一两，水煎服，专从补益脾气入手以消息之。剂量颇大，意在填补。嘱两日一剂，三剂。

一周后，其妻惊喜来告：药后颇见效，几天内仅小发一次，坚忍未食油类，难受片时，亦自安。余亦未期其效如此之速，不禁喜甚。原方改为散剂，日三次，每次服五钱，连进五六料，病渐向愈，饮食增进，精神渐好，追踪观察多年未复发。

麻疹忆险

20世纪60年代中期，我在四川农村基层工作，其时尚未推行麻疹减毒疫苗接种，每年冬春，麻疹流行，日诊数十人。其中颇多重危证。兹就当年记录，节录数例。

岳某之子，4岁，麻疹已至第5日，尚未出齐（麻疹先起于耳下颈后，至鼻准、手心见疹点始为出齐）。疹色紫红而黯，神昏谵妄，手足抽搐，咳喘痰鸣，体温38.7℃，而面色苍白，额汗不温，手足发凉，山根色青，心率128次/分。脉细数，舌质红，苔薄黄腻。痰热壅肺，热入心营，引动肝风，邪实于内，而正已不支，为内闭外脱之危证，拟清温同用，祛邪扶正并施。方予：

炙麻黄6克，杏仁10克，石膏30克，羚羊粉2克（2次冲吞），钩藤12克，制附片6克，红参须3克，龙骨10克，牡蛎10克，炙甘草3克，连翘、金银花各10克，赤芍6克，法半夏10克，石菖蒲6克，远志3克。

1帖，水煎4次分服。

另以其母血2毫升肌肉注射，一日1次。

次日，神志渐清，抽搐止，疹色红活，已出齐。易方用竹叶石膏汤加减，三日后痊愈出院。

刘某之子，3岁，麻疹第3日，高热不退，疹点密集，紫黑如猪肝色。咳嗽气喘，鼻翼煽动，惊厥谵妄，口渴，舌绛，苔黄腻，指纹紫滞。麻疹肺炎之重证也。拟清热宣肺，化痰活血：

麻黄6克，石膏30克，桃杏仁各10克，僵蚕6克，赤芍10克，法半夏10克，川贝6克，红花6克，紫草6克，丹皮6克，炙甘草3克，金银花10克，连翘12克，鱼腥草10克，桔梗3克，前胡6克。

2帖，一日1帖。

药后体温下降，疹色转为红活，咳喘亦减，易方调理而安。

张某之女，5 岁，麻疹历时 8 日，已值疹回期，自见点起，戒口太严，饮食甚少，以致虚弱不堪。今日突发神昏，撮空理线，胡话喃喃，举家惊惶。察其面色憔悴苍白，脉弱，舌淡。当两补气阴：

党参 10 克，炙黄芪 15 克，炒白术 10 克，山药 10 克，当归 6 克，阿胶 6 克，白芍 10 克，炙甘草 6 克，大枣 10 克，熟地 6 克，枸杞子 10 克，玉竹 10 克，核桃肉 2 枚，桂圆肉 6 克。

药后颇见效，停药，嘱用老母鸡一只炖汤，调养数日，始活泼如初。

董某之女，5 岁，正值出疹期，疹色红而黯。腹泻，一日七八次，便中夹脓血，腹痛，烦渴，发热，体温 38.5℃。舌红，苔黄腻，脉滑数。此麻疹并发肠炎也，与湿热痢同法。拟透疹清热解毒：

葛根 10 克，黄芩 10 克，黄连 6 克，炒山楂 10 克，生地榆 10 克，赤白芍各 10 克，木香 3 克，枳壳 6 克，马齿苋 20 克，生甘草 3 克。

服 2 帖，疹已出齐，热退泻止。

严某之孙，6 岁，麻疹已历四五日，疹点稀疏，面部仅数点，色白不红。身无热，精神萎靡，脉细弱，舌淡。用补托之法：

炙黄芪 15 克，当归 6 克，桂枝 10 克，白芍 10 克，党参 10 克，红花 6 克，炙甘草 3 克，葛根 10 克，大枣 10 克，生姜 2 片。

三帖后疹点渐多，色转淡红，身有微热（38.2℃），咳嗽。停药，观察数日，寻愈。此"白面痧"，为我平生所仅见者。

李某，年 20 余，既往未出过麻疹，亦被染。疹点密集，色鲜红。高热不退，神昏谵语，口渴引冷，舌绛，苔少，脉洪大。证属气营两燔，予清气凉营法：

水牛角 30 克（先煎），生地 15 克，黄芩 15 克，石膏 45 克（先煎），紫草 10 克，玄参 12 克，丹皮 10 克，赤芍 10 克，生甘草 6 克，鲜芦根、鲜茅根各 120 克煎汤代茶。

3 帖而疹回，热退，神清，易方调理而安。

角膜溃疡

20 余年前，有工人张某携女求诊，于偶然间发现其女左眼珠上有一芝麻大小之凹陷，不知何病？观之，乃角膜溃疡。然素无经验，以此见辞，又碍于面子，乃勉力开出一清热解毒方，杂以眼科套药菊花、蒙花之类，服数剂，无寸效。其人另延眼科王汝顺先生诊治，王为处补中益气汤 10 剂。其时我年轻气盛，想溃疡乃炎症所致，安可用补？颇不以为然。不意服完 10 剂药后，溃疡竟愈。乃俯首心折求教于王。王说："溃疡云云，我所不知，我但知'陷者升之'四字而已。"老先生已于数年前作古，然此情此语，犹常常忆及之。

带状疱疹一

刘某，女，46 岁，西苑缝纫厂。以左胁肋疼痛一周来院门诊。平素多忧思郁怒，此次发病由与女儿生气而引起，脉弦，舌边尖稍红，苔略黄腻。两胁属肝，起因为郁怒，证之于脉，又见弦象，当属肝气郁滞无疑，于是而用柴胡疏肝散方。服完 3 帖，复诊时，患者竟然泪潸潸下，谓服药后疼痛更剧，终夜不眠。我想药证尚称相符，一何至此？乃请患者解衣一视痛处：从左胁至乳下，疱疹约七八点相串如带，色黯红，灼热疼痛，手不可近，乃是带状疱疹。本是一团火气，再用疏肝理气燥药，岂非火上加油乎？我之过也。重新处方如下：

全瓜蒌 20 克，金银花 20 克，龙胆草 6 克，栀子 10 克，连翘 15 克，土贝母 10 克，蒲公英 20 克，僵蚕 10 克，花粉 15 克，赤芍 10 克，生甘草 3 克，七厘散 1 支（分 2 次冲服）。

服 8 帖后，疱疹消退，疼痛亦止。

按：疼痛不少与外证有关，仅凭主诉、舌脉诊，则难免有失。此案便是一个难忘之教训。

带状疱疹的疼痛，有时会很剧烈，也有疱疹虽早已好了，而遗留神经痛3个月以上者。上方系从明代孙一奎方加味，七厘散则采自今人经验。

带状疱疹二

黄某，男，87岁，因带状疱疹住院5天，剧痛一直未止，入夜更甚，通宵无寐，用过多种止痛药、抗病毒药无效，患者曾多次向家人表示不愿活下去了。其女电话上询问有什么方法，我即口授一方：全瓜蒌30克，赤、白芍各10克，延胡索10克，僵蚕10克，红花6克，板蓝根20克，桑寄生20克，浙、川贝各10克。服1剂即痛减，至第2剂痛即全止。

珠某，女，70岁，蒙古族。病带状疱疹近两月，曾用过多种抗病毒药、镇痛药（可待因），痛仍不止，或暂止1~2天，又复疼痛，不堪其苦。疱疹在后腰部位，隐伏不现，舌红，脉弦数。我用瓜蒌、红花、丹参、薏苡仁、川浙贝、桔梗、僵蚕、赤白芍、甘草，配吞七厘散，1周而愈。

郭某，女，52岁。北京外国语大学教师。患带状疱疹7天，位置在左眼，痛不可忍，想撞墙，口苦，心烦，舌红，舌边齿痕明显，脉弦滑数。用全瓜蒌30克，黄芩15克，板蓝根30克，金银花15克，僵蚕10克，赤、白芍各15克，延胡索15克，龙胆草6克，红花10克，丹参30克，蒲公英30克。七厘散10支，一日3次，每次1支吞服。2~3剂后疼痛即减轻，但药后腹泻，左眼视力下降到0.5，医院诊为继发病毒性角膜炎，谓有失明的危险。治拟清热解毒，活血祛瘀，予白花蛇舌草、板蓝根、七叶一枝花、黄芩、栀子、野菊花、僵蚕、桂枝、延胡索、赤芍、红花、丹参、白芷、白蒺藜。三诊，停用瓜蒌后腹泻仍不止，此脾胃气虚故也；眼眶周围夜痛又甚，甚则痛如针扎，眶黑。拟肝脾同治之法，健脾燥湿，疏肝活血，少用苦寒。苍、白术各10克，陈皮6克，炙甘草3克，车前子10克，柴胡6克，赤芍

12 克，延胡索 15 克，川芎 30 克，丹参 30 克，珍珠母 30 克，石决明 30 克，白芷 12 克，桃仁 10 克，红花 10 克，僵蚕 10 克，白蒺藜 10 克，蒲公英 30 克。四诊，痛止，其面始有笑容，视力恢复到 0.8。

多年来我用孙氏瓜蒌方加味治疗带状疱疹疼痛有卓效，此例初用亦效，但服后腹泻不止，不得不停用，改用其他清热活血剂。痛不止，腹仍泻，察患者有明显齿痕舌，脾胃本虚，于是改用健脾燥湿合活血化瘀法，少用苦寒，果收捷效，不仅痛止，病毒性角膜炎亦在短时间内治愈。此棘手之案说明经验方也不是万能的，还是要辨证论治，对具体情况作具体的分析和处理。

案中用药有川、浙贝，是取贝母"开郁""辛散""解毒"，主"一切疮疡肿毒，湿热恶疮……火疮疼痛"（《本草正》）。

舌黑

白某，女，2 岁，因肺炎住院。体温已退，咳喘已平，拟在翌日出院，不意是夜其母喂奶时，忽见其女舌色全黑，急呼值班护士、医生，亦不知所以然，乃请我会诊。我说：黑为水色，黑而润泽，为水来乘火；黑而焦干，为火极似水，俱属重危证候。值班医生闻之诺诺。及见患儿，则神清气爽，嬉笑自若，殊无病态。乃问我：你看这是火极似水？还是水来乘火？我不能答。试以棉签拭其舌，不意一拭即脱，嗅之，乃甘草片气味。果然不久前喂过此药，于是众皆灿然，其母亦破涕为笑。

按：察舌色应注意是否为药物或食物所染，临证不可不细加询问。

巨大结石与腹腔肿物

赵某，男，50 余岁，梓潼治城乡农民。患石淋，服通淋排石药已至 200

余剂，未见排石，转致小便自遗，随有随尿，全失控制。肾司二便，主膀胱开阖，过服苦寒渗利，肾阳大伤，但开不能阖也。用金匮肾气丸加菟丝子、桑螵蛸、芡实、金樱子、五味子、蜂房等，至 20 余剂，始收小效。其家人仍以结石未出为虑，我乃劝其先去医院拍片，了解结石所在部位及大小、形状，再商治法。结果证实为膀胱巨大结石，当即入院，由家兄绍朴手术取石，出院后携其结石来，见其竟大如鸡蛋，实属罕见，绝非内服药所能排出者。

乡里一患者，以"腹部肿瘤"来诊。盖数月之前，突然发现腹部有一包块，时隐时现，医生未经任何检查，适在其包块出现时扪及之，即诊为"腹腔肿瘤"。于是数月之间，三棱、莪术、乳香、没药、大黄、芒硝之类攻逐无度，渐至饮食减少，精神疲惫。我令患者躺平，抚之，腹部平软无物，然则何以前医竟以为肿瘤乎？患者云：在进食后 2 小时即可见。余恍然而知其为胃下垂。拍片报告：胃如钩状，垂于脐下约 15cm。乃改用补中益气加附子、枳实，益气、升阳、降浊，药后虽无大进步，但精神体力渐渐恢复。对于西医的各种检查方法，在有条件进行时，不妨借用之，以为诊疗的参考，而减少失误。这也就是我录下这两案的用意所在。

烧伤瘢痕

王某，女，60 余岁，老红军家属。1982 年春节，不小心被滚烫的油烫伤左手臂，经当地医院治疗后，遗留瘢痕挛缩，疼痛不适。半年后，专程赴京来请我设法治疗。我过去没治过这样的病，只好勉力开出一外治方，让其试用。

蛇蜕（炙酥）10 克，麝香 1.5 克，冰片 3 克，珍珠粉 10 克，新鲜猪胆汁适量，调敷患处，每天 1 次。

大旨取胆汁能融解瘢痕，蛇蜕、珍珠粉吸湿生肌，冰、麝止痛之义。用药后约 1 月余，挛缩之瘢痕居然全部消除，皮肤光滑，不复疼痛。疗效之好，实出乎我的意料之外焉。

肠痈（急性阑尾炎）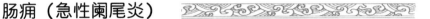

唐某，男，62岁。梓潼县石牛公社中医师。病肠痈。家兄绍朴要我为其开中药治疗，当时我不满20岁，学中医不久。诊过舌脉，即书大黄牡丹皮汤加味与之，唐系当地名医，毕业于成都国医馆者，看过处方，亦点头称善。我也以为用之必效无疑。不意服药2次后，腹痛益剧，一夜之间，大声呼号不停，屋瓦为之震。我住病房不远，声声入耳，身身热汗，恐惧莫名，一夜不眠。次日，即用滑竿抬去绵阳专区医院手术。我想此方乃仲景治肠痈名方，何以在我手中竟然无效？五日后，唐即从绵归来，谓当天即送上手术台，但主刀医生一摸，却不见包块，亦无压痛，询之，知服过中药。说："中药生效了，可以不手术，先观察观察。"入院输了三天液，一切正常，便出院了。此60年代初期事也。此后治肠痈病人约数十例，皆可应手，亦能变通。兹附数案于后。

廉某，女，23岁。颐和园邮电局职工。怀孕6个月，右侧腹痛，发热，脉滑数。在西苑医院外科查白细胞18000，诊断为急性阑尾炎。我为拟清热解毒方：

白花蛇舌草90克，败酱草60克，金银花、连翘各15克，白芍24克，甘草6克，6帖，一日1帖。

一日后痛稍减，至第3帖，痛止，热退。服完6帖，复查白细胞已降至正常。足月产一男婴。

魏某，女，26岁，梓潼县水电局职工。怀孕3个月，患急性阑尾炎。右腹痛，发热，时恶寒，恶心作呕，精神委顿，食少，舌红，苔略黄腻，脉弦滑数。我用小柴胡汤加减。

柴胡10克，黄芩10克，法半夏10克，太子参15克，蒲公英30克，败酱草30克，连翘15克，生甘草3克，大枣10克，生姜3片。

外敷大蒜皮硝，一日1换，3帖而安。

裴某母，年过 7 旬，患急性阑尾炎住梓潼县医院。证见右腹疼痛，发热。患者不愿手术，由我与李发祥医师会诊用中药。方予：

金银花 15 克，连翘 15 克，红藤 30 克，败酱草 30 克，白芷 10 克，当归 10 克，陈皮 10 克，赤芍 12 克，丹皮 10 克，炒大黄 10 克，桃仁 10 克，苡仁 30 克，冬瓜仁 30 克，5 帖，一日 1 帖。

五日后疼止热退，与其子赴西双版纳矣。

张某父，57 岁，梓潼县土产日杂公司职工。以右下腹阵发性剧痛，诊断为急性阑尾炎，入院后未予手术，输抗生素观察。乃请我会诊，刻诊：右下腹疼痛拒按，大便不下已三日，舌苔黄腻，有裂纹，脉沉实。议用大黄牡丹皮汤，服 1 帖，仅便 1 次，量亦不多，仍疼痛拒按，非药不对证，药力不及也，痞满燥实坚俱备，舍大承气不可为功，乃书：

大黄 15 克，玄明粉 12 克（冲），枳实 15 克，厚朴 15 克，败酱草 30 克，红藤 30 克，莱菔子 15 克，苡仁 30 克，2 帖，一日 1 帖。

服后得畅便，日 3 行，一帖痛即大定，次日痛即全止，易方调理而安。

肠梗阻

冯某，男，9 岁。住梓潼县建新乡场镇，1974 年 9 月 22 日就诊。患儿于一个月前，与同伴在供销社仓库捉迷藏，为倒下的蓑草包压住，当即昏迷，在当地治疗数日后，神志已清。但腹胀、腹痛，伴恶心呕吐，不饮不食而转县医院，诊断为"粘连性肠梗阻"。复经专区医院拍片确诊为"空肠、乙状结肠广泛粘连"，拟行手术。家属不愿手术，返县后经廖明才医师介绍求我诊治。察其舌脉无异常，腹部柔软，无压痛，不食不便者已经数日。无证可辨，姑依病因从气滞血瘀，腑气不通用药。处方如下：

柴胡 10 克，枳实 10 克，赤白芍各 10 克，桃仁 10 克，当归 10 克，生大黄 6 克（后下），法半夏 10 克，丹参 12 克，薤白 10 克，败酱草 30 克，槟榔 10 克，木香 6 克，红花 6 克，台乌药 6 克。7 帖，一日 1 帖，分 6 次少量频服。

药后大便得通，能进少量流质饮食，唯食物稍多则腹胀痛，家长在其胀痛时即取一二帖药与服，断断续续，前后用药 20 帖左右，病不再发。在我来北京之前，曾连续追访 4 年，一切正常。

我在农村工作时，经常遇到肠梗阻病人。1964 年初出茅庐不久，即治定远乡杨家岭一老人，前医用大承气，不动，我于原方加大剂量生地、桃仁、蒌仁、麦冬、莱菔子，仿前人增水行舟，水活舟动之意而取效。又如宝石乡庆祝大队王某之女，患蛔虫性肠梗阻，腹部有包块 9 个之多，我用花生油 4 两，放锅上烧开，加花椒 30 粒炸过，去花椒，冷却后少量频服，次日晨即便出蛔虫 200 余条。

过敏性鼻炎

叶某，女，23 岁。华侨，住阿姆斯特丹市。1995 年 4 月 15 日就诊。鼻痒，喷嚏连连，流清涕如水，疲乏无力，检见鼻腔黏膜苍白，舌淡红，苔薄白，脉浮而无力。拟益气、健脾、温肺：

黄芪 18 克，党参 12 克，桂枝 10 克，苏叶 10 克，法半夏 10 克，炒白术 15 克，防风 10 克，当归 10 克，炙甘草 6 克，蜂房 6 克，徐长卿 10 克，五味子 6 克，大枣 15 克，生姜 3 片，乌梅 6 克，豨莶草 10 克。6 帖，一日 1 帖，水煎服。

4 月 22 日，二诊：痒减轻，流涕亦减少。不愿再服汤药。为拟食疗方：

黄芪 30 克，党参 15 克，山药 15 克，枸杞子 15 克，当归 12 克，川芎 10 克，白术 15 克，防风 10 克，生姜 5 片，大枣 15 克。

鸡腿 2 只，去皮，与药物同煲至肉烂为度，停火时倾入黄酒 2 两，每晚临睡前喝 1 小碗。可加适量酱油、白糖调味。6 帖。一帖药可用 3 天。

注：7 月 23 日偶然相逢于海牙海滨，告知已痊愈焉。

发热一

费某，女，64 岁，农民。住海淀区肖家河 50 号。1986 年 6 月 23 日因发热、胸闷、腹胀、腹痛、不思饮食 20 余日，经门诊治疗无效而入西苑医院急诊室观察病房。以下是病历摘录：

查体：体温 38.7℃，脉搏 90 次/分，血压正常。患者神志清楚，语声低微，消瘦，呈慢性病容，皮肤巩膜无黄染，浅表淋巴未触及，双肺听诊未闻干湿性啰音，心律齐，肝脾未扪及，全腹压痛，以右中上腹为甚，无反跳痛，肝区及双肾区叩击痛，双下肢无浮肿。实验室检查：白细胞总数 4180，中性 45%，淋巴 55%，血红蛋白 90 克，尿常规蛋白（＋），白细胞 8～10。肝功、肝脾 B 超、大便常规、胸透、血气分析、尿二胆、血淀粉酶、心电图等均在正常范围。

西医诊断：①腹痛原因待查，胆管炎（急性）？泌尿系感染；②贫血原因待查。

门诊医生先用甘温除热法，予补中益气汤，2 帖后无效；继则以舌红、苔黄厚腻、脉细弱而从湿热治疗，用黄芩滑石汤合藿朴夏苓汤 2 帖，仍发热不退，体温 38℃，脉细数，苔黄燥；再改用清热、化湿、通腑，用黄芩汤加柴胡、厚朴、滑石，合小承气汤 1 帖，症状未见明显好转，仍发热不退而请会诊。患者嗜睡微烦，便溏，日二三次，胶黏不爽，全腹压痛，右上腹为主，无反跳痛，舌质暗红，有瘀斑，肝脾未触及，肝肾区叩痛，舌苔黄腻而厚，脉濡数，证属湿热胶结，非辛开苦降不可为功：

干姜 6 克，黄芩 10 克，黄连 6 克，半夏 10 克，菖蒲 10 克，郁金 10 克，全瓜蒌 15 克，枳实 10 克，连翘 10 克，知母 10 克，青蒿 15 克，丹参 15 克，桃仁 10 克，茯苓 20 克，党参 12 克。3 帖。

药后热即退清，可进少量食，腹部不痛。即由原诊医生调治，一周后诸症消失而出院。

此案为湿温发热，初诊用甘温除热是一错误。继则从湿热考虑，原不为错，惜其用药未能切合病情，且仅服一帖二帖不效即轻易换方，是不明湿热蕴结，不易速解，古人已有"抽蕉剥茧，层出不穷"之喻。会诊用半夏泻心汤，苦降辛开，更兼化瘀行滞，湿、热、瘀、滞、虚，全面考虑，故能取效，三帖热即退清。

发热二

张某，女，13岁，中学生，住北京钢铁研究院。1982年5月13日就诊。患者于10天前发热，体温在37.5～38℃之间，除发热外，无明显自觉症状。父母认为系感冒，给服感冒退热冲剂、银翘解毒片等无效。刻诊：发热10天，抚其前额、手心均热，饮食、睡眠、二便均正常。奔跑、活动后有汗，有时渴，有时不渴，脉浮大，稍数，舌质、舌苔均无异常。细加分析，既然发热有汗而时渴，最大可能是外感之邪已离表分，邪初入气，无汗之热当汗，有汗之热当清，加之时当夏初，此际用甘寒清热生津，谅可收效。于是用竹叶石膏汤3帖，三日后热果退。讵知一周后，又复发热如前，再用竹叶石膏汤五六帖，发热如故。此后即转由西医检查治疗。有疑为肝炎者，有疑为风湿热者，而肝功、血象均正常。有疑龋齿为原发灶者，牙病愈而仍然发热。最后诊为"咽炎"，每天注射青链霉素，其间我又加用清咽解毒中药，历时二周，发热始终不退。反复筹思，乃恍然悟及：①长期用清热、解毒、养阴无效，既非寒邪在表，凉药冰伏，又无兼夹湿、食、痰、郁的任何表现，便应考虑其热为虚热的可能。②患者无阴虚内热之证，而数月前耳前部瘘管（先天性）术后创口不敛，经我用大剂黄芪治愈，已提示气虚，故以气虚发热的可能为大。③患者系少年，虽无典型的乏力、自汗、少气、懒言、食少、便溏等气虚证表现，但体型消瘦，面黄，好动，似可从劳倦伤气的角度考虑气虚，虚火浮越。基于上述认识，我乃投以补中益气汤，益气、补中、升阳，俾火安其位，而其热自退。

服 4 帖，四日内，只有两次测体温为 37.6℃，余均正常。药既收效，不妨再进，又考虑到长期用凉药伤阳，更于原方加桂枝 6 克，制附片 10 克，淫羊藿 10 克，组成甘温辛热复方，服 3 帖，体温即完全正常。观察年余，无复发。

发热三

赵某，女，17 岁，吉林某部队家属。1983 年 5 月 7 日就诊。主诉发热一年余，初起发热、咳嗽，咽痛，继则出现全身关节疼痛，腓肠肌痛，皮肤环形红斑，检查"抗 O"10000 以上，血沉 35/小时。经部队医用阿司匹林、消炎痛、强的松等药物治疗后，关节症状好转，但出院后体温一直在 38℃ 左右，且每月 2～3 次高热，最高达 41℃，发热前有畏寒，然后汗出，热退，前后持续 4～5 个小时。此次从 4 月 23 日至今，每晚 8～10 点发热，早上 4～5 点自然退热。

刻诊：疲乏无力，食少，咽干，咽痛，心烦，胁痛已半年余，深呼吸时加剧，睡眠易醒，月经量少，脱发。大便二日 1 次，较干。脉细数（110 次/分），舌尖红，边有齿痕，有薄腻苔。发热经年，气阴必虚，拟从本治，兼用托邪之法，方用：

北沙参 15 克，生地 12 克，玉竹 12 克，山药 10 克，当归 10 克，葛根 10 克，百合 10 克，炙甘草 16 克，升麻 10 克，柴胡 10 克，大枣 10 克，生姜 1 片，20 帖。

5 月 24 日其父从吉林来信，谓服药后体温一直正常，仅个别时候体温 37℃ 多一点，未再有过高热。

发热四

刘某，女，11 岁，北京医科大学第一医院儿科。1998 年 6 月 7 日因发热，咽痛，颈淋巴结、肝脾大入院。确诊为传染性单核细胞增多症。经用青霉素、强力宁、肝太乐、维生素 C 及中药、清开灵治疗，体温一直不退。6 月 14 日会诊时见：发热（38.5～39.2℃），无汗，鼻塞，涕黄稠，咽痛，恶心呕吐，不食，不渴，精神萎靡，嗜睡，夜间躁扰不宁，尿黄。舌边尖红，苔薄黄腻，双扁桃体化脓肿大。证属温毒夹湿，拟清热解毒，通利三焦。

黄芩 10 克，栀子 10 克，七叶一枝花 15 克，僵蚕 10 克，连翘 10 克，生苡仁 20 克，杏仁 6 克，白蔻 3 克，青蒿 10 克，柴胡 10 克，芦根 30 克，淡竹叶 6 克，滑石 20 克，薄荷 3 克（后下），荆芥 6 克，防风 10 克，甘草 3 克。3 帖，一日 1 帖，水煎 4 次分服。

6 月 17 日二诊：服完 2 次，当夜即能安睡，体温下挫至 37.2℃，咽还有些痛，并有少许鼻血，用下方以靖余氛：

金银花 10 克，僵蚕 10 克，连翘 10 克，七叶一枝花 10 克，黄芩 10 克，白茅根 15 克，茜草 3 克，射干 3 克，玄参 10 克，桔梗 6 克，生甘草 3 克。3 帖，一日 1 帖。

6 月 22 日，三诊：已出院，下午体温 37.2℃（腋下），晚 8～9 点自行消退，手足心热。饮食、睡眠、精神、二便均好。咽微红，已不痛，鼻衄亦止。颈淋巴缩小至 0.5cm，血象正常，心肌酶稍高，脾稍大。脉细数（109 次/分），舌质正常，苔薄。拟养阴为主，兼顾其余：

西洋参 6 克，麦冬 12 克，玉竹 10 克，炙甘草 6 克，生地 10 克，丹参 10 克，鳖甲 10 克，山药 10 克，地骨皮 12 克，丹皮 6 克，阿胶珠 6 克，枸杞子 10 克，五味子 3 克。4 帖，一日 1 帖，水煎 2 次分服。

发热五

沈阳史某，女，66 岁。前年寓居北京期间，常来赐教，其中有两次感冒发热，我都用解表清热剂，一二剂即愈。去岁回沈阳后，罹感冒，时在夏秋之交，用过多种中成药及西药，发热不退，更加胸闷腹胀，不思食饮。自取我过去开的药方，二剂后亦不见效，乃来电话咨询：发热，但体温不高，一般在37.5℃左右，下午4、5点钟上升至38℃左右，已历近一周。询及心烦，胸闷，脘痞，恶心，纳呆。舌苔厚腻微黄，舌质红。证属湿郁发热，嘱用三仁汤合栀子豉汤，不尽剂而热退。

按：拙拟感冒八味方（荆芥、防风、竹叶、石膏、柴胡、黄芩、金银花、连翘），石膏一般用30克，对于普通感冒、流感，身痛加羌活；咽痛加牛蒡子、蒲公英；夹湿加滑石、芦根；头痛鼻塞加薄荷、辛夷（后下）；发热重加葛根，屡用不爽。此例病人过去用过有效，此次却无效，原因即在于此非风寒郁热，而是湿热，法当微苦微辛，通利三焦，分消湿热。湿热发热的特点之一即在"日晡所"加重，这一记载最早见于《金匮要略》，叶天士医案仿仲景麻杏苡甘汤意，去麻黄、甘草，仅取杏、苡，配以白蔻、滑石、通草，用以治湿温病，吴鞠通后来将它固定成方，这就是著名的三仁汤。以其有心烦的表现，故再配合栀子豉汤。药证相符，而有桴鼓之应。

发热六

郝某，女，63岁，北京军区小营干休所。2001年9月23日患者因脑瘤在北京某医院神经外科接受手术治疗，手术成功，但术后高热持续不退，至今已12天（最高温度达39.5℃），曾用过多种抗生素无效，院方为退热，让患者睡上冰床，头枕冰袋，热仍不退。刻诊：身灼热，肤干燥，畏寒，无汗，口大渴，需不停地饮凉水，牙痛，喉痛，口疮，舌红，苔少，脉滑数。此复杂病情，乃阳明热炽伤阴在先，复为冰床冰袋凉遏在后，亟治拟泻火养阴，透表散寒，用白虎汤为主方：生石膏30克（先煎），知母15克，炙甘草5克，粳米30克，百合30克，玄参15克，麦冬15克，金银花15克，连翘15克，柴胡15克，黄芩12克，荆芥10克，防风10克，薄荷3克（后下），西洋参10克（煎汤代茶），竹叶6克。3剂，2天服完，1日4次。

二日后复诊，当晚服药后即有微汗，24 日上午体温已由 38.9℃下降到 36.6℃，中午曾一度上升至 38.5℃，晚上即又恢复正常。表已解，当专意于清里。原方石膏增至 45 克，加大青叶 15 克、升麻 10 克，去荆芥、防风、薄荷。3 剂，1 日 3 次。

9 月 29 日体温已完全正常。口腔溃疡疼痛。仍用原方，另用人中白、枯矾为散剂外抹。10 天后出院。

按：此案口大渴，身大热，脉滑数，无疑为白虎汤证，但以无汗为异耳。里热须清，凉遏须透，故石膏开始用小剂量，表解后始用较大剂量清里，牙痛、喉痛、口疮，为热被冰伏，化为毒热上攻，故复入银、翘、柴、芩清热解毒，术后又加高热伤阴，故用玄参、百合、西洋参，辨证用药，尚合理法，故 12 日之高热遂得一药而退。

紫癜

崔某，女，5 岁。水电总局子弟。1989 年 8 月 20 日就诊。下肢紫癜满布，始鲜红，继之变为紫黑，痒，膝肿不能走路，已半年，久治不愈。舌脉无异常。拟活血凉血方：

桂枝 6 克，丹皮 10 克，桃仁 10 克，赤芍 10 克，益母草 15 克，仙鹤草 12 克，银花藤 20 克，茜草 6 克，川牛膝 10 克，生地 15 克，荆芥 10 克，连翘 10 克，红花 6 克，防风 10 克，当归 6 克，饭赤豆 15 克，苡仁 15 克，冬瓜皮 12 克，路路通 6 克。

服上方 5 帖，肿消，紫癜消退，行动如常。

鼻衄

黄某，女，54 岁，地质大学教师。1995 年 6 月 17 日就诊。鼻衄如注，已历 3 个小时，曾去某医院急诊，用电烙止血，血仍不止。我嘱用油纱布条，粘上云南白药半瓶，填塞鼻腔，加压，约 20 分钟，血即止。诊脉弦细数，舌红而干。拟凉血止血。然必以行为止，庶免留瘀为患。

生地 30 克，大黄 10 克，白芍 15 克，连翘 30 克，炒栀子 10 克，辛夷 10 克，黄芩 10 克，荆芥炭 10 克，阿胶珠 10 克，三七粉 6 克（分 2 次冲吞），仙鹤草 12 克，茜草 10 克，生甘草 5 克。4 帖，一日 1 帖。

药后，鼻衄即未再作，至今未复发。

口腔溃疡一

邓某，男，56 岁，内蒙古乌兰察布盟贲红公社玉印山村农民。1984 年 1 月 10 日初诊。

患者五年来，口疮反复发作，长期服用泻火解毒药。最近一年之久，口疮一直不愈合。1983 年 12 月来京求治，某医院诊断为"复发性口腔溃疡"，予西药（不详）及清热解毒养阴中药内服，外用漱口药，治疗 1 月无效。

患者自诉舌、咽疼痛，妨碍进食，食欲差，经常泛吐清水、酸水，头皮发痒，时觉热气上冲头面，大便初硬后溏，尿时清时黄，小便后阴疼，少腹有拘急感，足底长期冰凉。检见：右侧舌缘有一沟状深在溃疡，颊黏膜水肿。面部颧突独红。脉象六部俱沉弱，舌胖嫩，色淡，齿痕，苔白滑。综合脉证及口腔溃疡反复发作病史，我认为病属脾肾阳虚，阴寒内盛，迫火上浮，虚火上炎，熏于口舌所致。治拟温补脾肾，俾阴霾消而火归其位。用附子理中汤加味：

党参 15 克，白术 15 克，干姜 10 克，炙甘草 6 克，制附片 15 克（先煎 40 分钟），黄芪 25 克，当归 10 克，砂仁 6 克，山药 20 克，乌贼骨 10 克，牡蛎 25 克。4 帖。

二诊（1984 年 1 月 14 日）：服完 3 剂，舌缘溃疡开始愈合，已不觉疼痛，惟咽腭部在进食时仍有痛感。饮食增加，酸水减少，大便仍先干后溏，颧红，足冷，尿时小腹拘急，阴疼，脉舌如前。原方加肉桂 3 克，龙骨 12 克，黄芪增至 35 克。

三诊（1984 年 1 月 24 日）：已服至 10 剂，两处溃疡均愈合，疼痛消失。每天主食增加到 1 斤左右，不吐酸，头皮不再发痒，大便基本成形，少腹拘急感及阴疼已愈，唯颧红仍在，晚间足心仍有凉感。久病初愈，患者及其子均欣喜过望，因春节将至，要求带药返家，拟方如下：

黄芪 35 克，党参 25 克，肉桂 6 克，制附片 15 克（先煎 40 分钟），白术 15 克，山药 25 克，干姜 6 克，砂仁 6 克，炙甘草 6 克，当归 6 克，龙骨 15 克，牡蛎 15 克，怀牛膝 10 克。

1984 年 2 月 13 日接患者来信，告诸症悉愈，问善后治法。回信为拟补中益气丸（晨服 6 克），金匮肾气丸（晚服 1 丸），嘱连服 1 个月，以巩固疗效。

按：就该患者脉证而论，似与东垣所谓脾虚阴火相符。李氏云："若饮食失节，寒温不适，则脾胃乃伤，喜怒忧恐，损耗元气……脾胃气虚，则下流于肾，阴火得以乘其土位。"虽然原文没有提及口疮这一病症，但其所论，与本病病机吻合。由于本病病程长，又易为医者误以为实证口疮而用清热泻火，或误以为阴虚火炎而泛投凉润之剂，皆损伤脾胃之阳，日久必累及肾阳。脾肾阳虚，阴寒内盛，则逼阳上泛，证见口腔溃疡久不愈合，两颧独红，而两足冰凉，便软不成形，舌淡，齿痕，脉沉弱。故投以温补脾肾，破阴返阳之桂附理中汤加味，收效迅速。

口腔溃疡二

吴某，男，44 岁。1984 年 4 月 7 日初诊。

患者患复发性口腔溃疡五六年，常因工作劳累而发作。1981 年 4 月 25 日曾来门诊，笔者用六君子合封髓丹方，有效，但未坚持治疗。近日口腔溃疡复发，伴见咽痛，胸痛，咳嗽，咯黄痰，舌红，脉浮滑数。先拟清化痰热以治其标。药用：

黄芩 10 克，石膏 30 克，半夏 10 克，全瓜蒌 15 克，枳壳 10 克，桑白皮 15 克，桔梗 10 克，连翘 15 克，升麻 10 克，枇杷叶 6 克，丹参 12 克，丝瓜络 10 克，郁金 10 克。4 帖。

二诊（1984 年 4 月 14 日）：胸痛、咽痛、咳嗽、咯痰均见好转，但上唇内缘溃疡未愈，予四君子汤加味主之。

党参 10 克，白术 12 克，茯苓 15 克，苡仁 15 克，炙甘草 6 克，黄芪 15 克，金银花 12 克，蒲公英 15 克。4 帖。

三诊（1984 年 4 月 17 日）：口腔溃疡愈合，继予补中益气丸服 1 个月，以善其后。

按：此例患者口疮缠绵数载，因劳即发，其中气之虚可知。中虚运化失权，故尤易聚湿，湿蕴化热，致成本虚标实之证。此中气虚为本，湿热为标，一般宜标本同治，补泻兼施，寒热并用。此例则先予清化，继用补中。

口腔溃疡三

殷某，女，49 岁，核工业部保卫司。1984 年 1 月 6 日初诊。患复发性口疮两年余，常因生气、感冒而发作。此次发作已历两周，服清热解毒中药七八剂无效。检见上下唇各有一黄豆粒大小之溃疡，表面呈黄白色，周围黏膜色红。自诉口腔疼痛，遇热食痛剧，口臭，口干，但饮不多，饮食尚可，大便干结，尿黄，舌边尖红，脉细数带滑。证属脾胃阴虚，虚火上炎，兼夹湿热，拟养阴以治其本，清利以治其标。方用甘露饮加减：

北沙参 12 克，细生地 12 克，石斛 10 克，生枇杷叶 10 克，枳壳 10 克，滑石 10 克，丹皮 10 克，川楝子 10 克，白芍 10 克，升麻 6 克，生甘草 6 克，黄芩 10 克，淡竹叶 6 克。4 帖。

复诊（1984 年 1 月 10 日）：口腔疼痛明显减轻，口已不渴，饮食增进，大便转畅，但溃疡未见愈合。

前方加砂仁 6 克，黄柏 10 克，4 帖。

三诊：溃疡已愈合，诸证若失。嘱以参苓白术丸，一日 2 次，每次 9 克，连用 1 个月。随访 3 月余未复发。4 月 27 日因生气又复发作，用初诊方加蒺藜、钩藤、蒲公英、生麦芽，服 3 帖即平复。

按：脾胃阴虚而虚火上浮之口腔溃疡，以心烦、口舌干燥、舌质红、脉细数为特征，同时兼见乏力、纳差、嘈杂、大便初头硬等脾胃症状，以养脾胃之阴为主，甘露饮最为得当。兼阴虚而火炎于上者，则取封髓丹意加砂仁、黄柏，降火坚阴，虚热自敛。阴虚内热，亦能熏灼津液不行，从而酿湿生热，但阴虚为本，不能徒见湿热而滥投苦燥更伤其阴。脾胃阴虚，日久不复，因精气无继，常致肾阴亦虚，证见五心烦热，舌红，盗汗，用三才封髓丹（天冬、熟地、人参、黄柏、砂仁、甘草），熟地改为生地黄，易人参为玉竹，少加蜂蜜为引，此系前辈蒲辅周先生法。气阴两虚，可用四君子汤合生脉散，再加升麻、玄参、当归、白芍，即《证治准绳·口舌门》之清热补气汤。得效后，可用参苓白术散（丸），较长时间服用，以巩固疗效。脾阳胃阴俱不足而兼气滞湿热者，宜用资生丸。

创口不敛一

裴某，女，38 岁，某咨询公司员工。1987 年 2 月，在伦敦发现右腿膝盖上方长一肿块，约 10cm×12cm 大小，乃回北京，5 月在某肿瘤医院切除，诊断为"良性肌肉瘤"。刀口约长 6cm，术后约一个半月，伤口始愈合。以后两年多手术部位多次红肿（约每二三月 1 次），曾去北京各大医院就诊，诊断为"无菌性炎症"，予抗生素及紫外线理疗。1990 年伤口再次红肿并裂开，伤口内部深 8～10cm，在北京某医院治疗 3 个月，伤口表面曾愈合过三次，均因内部未长合而再次切开。9 月 7 日来诊，除伤口不愈合，脉细弱外，余无异常。伤口愈合迟缓乃气血不足而致，先拟补托方：

生炙黄芪各 30 克，当归 12 克，金银花 12 克，生炙甘草各 6 克，白术

12 克，山药 15 克，花粉 12 克，苡仁 15 克，土茯苓 30 克，陈皮 6 克，蒲公英 15 克。6 帖，一日 1 帖。

接用下方：生黄芪 120 克，当归 15 克，熟地 30 克，黄精 30 克，桂圆肉 20 克，枸杞子 30 克。6 帖，燉鸡，喝汤吃肉（由于患者不愿多吃鸡，故仅用过一只鸡，余皆煎服）。

9 月 30 日复诊：伤口全部愈合。患者婚后三年未孕，1998 年 5 月 1 日随访，知已怀孕 3 个月，后如期顺产一男婴。

创口不敛二

宋某，男，28 岁，西苑医院小卖部家属。1983 年春某日，在工作中砸伤左脚大趾，北京某医院为之缝合后（共缝 9 针），感染化脓，外科乃切除大趾二分之一。四个月来，切口一直不愈合。我院外科主张再次手术，患者不愿，遂求我诊治。患者精神抖擞，谈笑自若，饮食远逾常人，体重约 80 公斤，殊无病态。检视创面清洁，无脓血，不臭，不疼，创口骨痂稍稍突出，如婴儿初生齿状，周围肉芽色淡。以我的经验，此人就全身情况而论，无何虚证可言；而创口不敛，肉芽生长迟缓，则仍当归诸气血不足。非必以面色苍白、疲乏、自汗、食少、脉弱、舌淡始可判断为虚证。处方用黄芪 125 克，当归 45 克，老母鸡 1 只，燉烂，吃肉喝汤，两日 1 鸡，连用 2 周。患者颇以已大大超重为虑，我许以愈后再议减肥，相视莞尔。一周间，其肉芽渐由淡红而嫩红，生长迅速，已将骨痂全部包裹，再一周，欣欣然上班去矣。

我以大量黄芪为主药，治疗创口不敛，20 年间，约有十余病例。去年春天，我由荷兰返四川梓潼，偕家兄、杨定基医师会诊一下肢外伤患者，亦创口久不敛。当晚服药，次日晨，主管史医师即来叩门，亟道："怪事，怪事，一夜之间，就开始长肉愈合了！"此亦出我意料之外者，然确是事实。附志于此，谨供同道参考。

乳腺小叶增生一

何某，男，50岁，四川省绵阳市委。患者于1982年5月9日发现左侧乳头内陷，乳头下有一核桃大之肿块，能推动，无疼痛感。11日在地区医院检查、照片，拟诊为男性乳腺癌。当天下午赴成都，川医病理科、门诊均认为是乳腺癌。5月20日收入院，25日手术，术中活检，结果为良性，乃改诊断为"男性乳腺增生病"。认为可能与患者过去患前列腺炎，较长时间服用雌激素引起内分泌紊乱有关。返绵阳后，至8月中旬，右侧乳头下又出现核桃大的肿块，地区医院诊断为"右侧乳腺小叶增生"，建议试服中药。在当地前后用疏肝理气，活血化瘀，软坚散结中药20余剂，无明显效果，于是来信要求处方。笔者当时寄去处方，用柴胡、香附、枳壳、桔梗、丹参、荔橘核、蒺藜、青皮、牡蛎、夏枯草、川楝子、赤芍等，服20剂，了无寸效，又来信相商。反复分析病情，认为：①乳头为足厥阴肝经经脉所过之处，故乳头疾患，从肝考虑，理气疏肝，本为常法，但久服无效，且年届50，提示要进一步考虑冲任失调。②冲任隶于肝肾，故在一定意义上，补肝肾即补冲任，故当以补肝肾为大法。③结块久结不散，无红灼疼痛，则属阴寒，非温通无以祛寒散结。此外，还要考虑到结聚之处，气血不行，易于留痰停瘀的问题。根据以上分析，拟方如下：熟地30克，老鹿角6克（研粉，分2次冲服），炮干姜6克，麻黄3克，肉桂4克，当归10克，丹参12克，淫羊藿12克，炒白芥子10克，法半夏10克，青陈皮各6克，甘草3克。此王洪绪阳和汤加味方。重用熟地，加以当归、淫羊藿温养冲任，炮干姜、肉桂、麻黄温阳散寒，半夏、白芥子化痰散结，青陈皮、丹参调理气血，王氏原方用鹿胶，今改用老鹿角，则兼取其活血攻坚之长。上方服至15剂，乳部肿块开始缩小，坚持服至26剂，即完全消散。至今多次检查，未见复发。

附注：老鹿角甚坚硬，很难研粉，如以羊脂或其他动物油涂鹿角片上，置火上反复翻烤，即易研粉。

乳腺小叶增生二

罗某，女，39岁，工人。1987年9月12日门诊。患糖尿病5年，目前渴、饮、多尿症状明显。近一年余两乳疼痛，可扪及包块，脉弦细，舌尖红，苔薄黄。拟疏肝化痰散结：

潼白蒺藜各10克，当归10克，赤白芍各10克，香附10克，青皮6克，桃仁10克，法半夏10克，丹参15克，山慈菇15克，莪术10克，天冬30克，夏枯草12克。六味地黄丸，4盒。

9月26日复诊：右侧包块消失，脉左滑，有痰。予上方加炒白芥子6克。消渴丸4盒。

10月10日～31日，仍用上述方药，左侧包块逐渐缩小，以至完全消失。

乳腺小叶增生三

王某，女，65岁，安徽省退休干部。1990年7月5日。双侧乳房乳腺增生，颈椎病，常有上肢发麻、头晕等症状。诊脉沉细，舌淡。予阳和汤法：

熟地15克，鹿角胶10克，老鹿角15克（先煎），麻黄3克，炒白芥子6克，干姜3克，肉桂4.5克，葛根15克，川芎10克，红花6克，制香附10克，赤芍10克。

服20剂后，肿块全消（其间曾加服片仔癀5支）。

按：乳癖（乳腺小叶增生）有虚实之分。实证多见于青年妇女，多由肝郁气滞，瘀血痰浊凝聚，治宜疏肝理气、活血化痰，如案二的用药。虚证多见于中老年患者，多由冲任亏虚，不能煦荣，阴寒内生，痰瘀凝滞，治宜补肝肾，调冲任，用阳和汤加味，如案一、案三的用药。

乳痛

某女，34 岁，荷兰人，住鹿特丹（Rotterdam）市。1995 年 6 月 29 日初诊。已婚，未孕，经前期紧张，烦躁不安，乳房胀痛，连乳罩也不能戴。舌淡，脉沉弦，拟疏肝活血。

香附 10 克，川芎 10 克，柴胡 10 克，青皮 10 克，丹参 12 克，赤白芍各 10 克，川楝子 6 克，茯苓 15 克，当归 12 克，延胡索 10 克，益母草 15 克。6 帖，一日 1 帖。

7 月 12 日二诊：月经将至，已无不适感。以上方小其制。

当归 15 克，香附 10 克，益母草 15 克，生姜 2 片。

7 月 20 日三诊：月经已过，两腿乏力，几乎站不起来。两补气血可也。八珍汤（成药饮片）1 帖，鸡腿 2 只（去皮），同煲至肉烂，喝汤。

痛经

黄某，女，41 岁，八一电影制片厂。1986 年 4 月 25 日就诊。自 20 岁起即有痛经，至今已 20 年，颇以为苦。经期尚准，经来紫黑，有块，不畅，少腹冷痛，手足欠温。睡眠浅，梦多。舌淡红，脉沉弦。拟温经活血。

当归 15 克，川芎 10 克，丹参 15 克，赤白芍各 12 克，益母草 15 克，吴茱萸 6 克，桂枝 10 克，茯苓 15 克，琥珀 2 克（2 次冲服），党参 10 克，酸枣仁 15 克，制香附 10 克，生艾叶 6 克，炙甘草 6 克，威灵仙 10 克，醋炒延胡索 10 克，生姜 3 片。

平时两天 1 帖，月经来前一日，一天 1 帖，直至经尽。服后颇效。追踪观察三个月经周期，已无疼痛不适感。

子宫肌瘤

田某，女，29岁，中国人民大学。1982年5月15日就诊。

最近检查发现子宫有一6.0cm×4.0cm大小之肌瘤，月经正常。余无所苦。为拟活血调气方：

桂枝10克，茯苓15克，丹皮10克，丹参15克，桃仁10克，赤芍12克，制香附10克，当归10克，益母草30克，苡仁30克，三棱10克，莪术10克。

服完药不久怀孕，遂停药。至分娩（剖宫产）时发现原有的瘤体已不复存在。

按：桂枝茯苓丸加味方对子宫肌瘤有确切疗效，近年来治验颇多，不一一介绍。此例仅服8帖药，为其中疗效最佳者。

肌瘤在月经期出血量较大者，我常用生地黄汤（生地、大黄）合胶艾四物汤（生地、白芍、当归、川芎、阿胶、艾叶），有时甚至加小剂量三七粉、茜草以控制出血量。月经过后再用上方治疗肌瘤，气虚乏力者加党参、黄芪、山药，舌有瘀斑加吞水蛭粉2克，一日2次（装胶囊内），或合下瘀血汤（大黄、桃仁、地鳖虫）。

恶阻

某女，28岁，马来西亚人。1993年6月29日来色兰半州泰安堂门诊。妊娠二月余，恶心呕吐，食不下，食后腹胀，左胁痛，脉弱滑，舌淡，拟健脾、和胃、疏肝。处方：

党参10克，白术10克，茯苓10克，炙甘草3克，生半夏10克（打碎，加生姜3片，先煮30分钟），醋炒柴胡3克，白芍10克，陈皮6克。3帖。

7月6日复诊：情况很好，吐已止，胁亦不痛矣。用香砂六君子汤，停用生半夏。3帖。

7月14日三诊：又吐。一因未能每天服药，二因停用生半夏，三因病情有变，舌红，胃热也。

生半夏10克，茯苓10克，洋参须6克，陈皮6克，苏叶3克，黄连6克，麦冬10克，竹茹6克。3帖。

7月18日四诊：吐止，舌色转淡，上方去竹茹、黄连，加砂仁3克（后下），旋覆花10克，生姜1片。

产后大失血

陈某妻，44岁，怀孕五个月，因负重而小产，出血不止，已三天，已用过维K、阿度那、仙鹤草及中药（处方不详），未效。刻诊：短气，端坐不能平卧，面色蜡黄，心跳心慌，汗多肢冷，头晕目眩，合目则噩梦纷纭。出血量仍多，色如洗肉水。脉浮大中空，重按即无。阳随阴脱，危在顷刻，温阳固脱为要。

红人参15克，炮干姜15克，制附片24克（先煎），龙骨30克，牡蛎30克，白芍12克，炙甘草15克，炙黄芪45克，当归10克，五味子6克，山萸肉12克。2帖，一日1帖。

复诊：出血已止，面赤颧红，阳气虽然得复，阴虚之火又炽。

生地25克，麦冬15克，五味子6克，党参15克，白芍12克，当归10克，山药30克，续断10克，龟板15克（先煎），桑寄生15克，女贞子15克，旱莲草15克。8帖，一日1帖。

三诊：已无明显不适，予八珍汤4帖，调补气血。

精少

某男，43 岁，工程师。Den Haag 市。1994 年 10 月 18 日就诊。精子数少，少于 2000 万/毫升，活动度低于 20%，自诉（用中文）为"男种子缺少肥沃"，婚后五年未育。面色白，舌淡，脉弱。拟温补之：

熟地 15 克，韭子 10 克，巴戟 10 克，淫羊藿 15 克，当归 10 克，补骨脂 10 克，车前仁 10 克，鹿角胶 10 克（烊），红参须 6 克，威灵仙 10 克，枸杞子 15 克，肉苁蓉 12 克，蜂房 6 克。

7 帖，一日 1 帖，头煎用温水浸泡半小时后再煎药。

注：服完药再去医院复查，其结果出乎意料，精子数增加到 6000 万/毫升，活动度竟至 90%，检验人员惊呼"不可能！不可能！"患者亦大喜过望。我过去用右归丸一类处方治疗男性不育，精子数量少，活动度差有效，但一般须坚持服药 2～3 个月始有变化。此例外国人仅服 7 帖药即恢复至正常，殊非始料所及。姑记此事实，以俟知者。

痿证（格林-巴利综合征）

李某，56 岁，藁城石油公司干部，住河北省第三医院。1990 年 12 月 7 日。病延四月，四肢乏力，不能自行站立，入院诊断为"格林-巴利综合征"。先后请过数位中医会诊，其中一位即北京广安门医院路志正老前辈，除路老处方用清热化湿外，余皆主补，处方则地黄饮子加减。我诊其脉，滑数有力，舌质红，苔黄腻。语言不利落，但尚可准确表达。口苦，有痰，渴不能饮，尿黄，大便稍干。我以为此痿软之初起，乃湿热淫于宗筋，其间误进腻补，以致湿热久痼，非清利不可，方予：

苡仁 35 克，川牛膝 10 克，黄柏 10 克，苍术 12 克，忍冬藤 25 克，萆薢

15克，荩草15克，泽兰10克，滑石15克，芦根30克，木通10克，蚕沙12克，木瓜10克，地龙10克，桑枝12克。7帖。

二诊：药后平平，苔腻稍退。原方去滑石、地龙，加防已10克，茯苓皮10克，6帖。

三诊：黄腻之苔已不复见，舌质转淡。已可下床，呈剪刀步行走。原方去防已、黄柏、木通，加白术、黄芪、桑寄生、羚羊粉（研吞）、白芍。6帖。吞疏风定痛丸，早晚各1粒（此药用2天后，反增出汗、不寐，去之）。

四诊：眠食俱安，唯腿仍乏力。改以调补气血为主：

黄芪45克，太子参30克，当归10克，白芍12克，桑寄生、牛膝各10克，白术15克，茯苓12克，生地18克，砂仁6克，炒苡仁30克，桑枝12克，荩草12克，生甘草6克。

6帖后，已可慢步上下楼，但不能久行久立耳。适我返京，由秦荣芬医师接诊，秦用原方，每帖加黄芪至100克，又20余剂，始基本恢复正常。

本案病因病机较为明确，治疗亦无何出奇之处。唯接诊时已有数位医生会诊过，咸多忽略湿热，指为虚证，并投以大队滋腻药。此正所谓“横亘一‘虚’字，动手便参、芪”者也。当引以为戒。

痹证一（类风湿关节炎）

陈某，男，34岁。四川灌县（今都江堰市）医院药师。年轻时即患类风湿关节炎，虽经多方诊治，愈加严重，以致腰不能直，步履艰难，手指关节变形。1970年我用大剂桂枝附子汤，桂枝芍药知母汤治疗近三个月，乏效。后从久痛入络考虑，而用虫蚁搜剔之品：

蜈蚣30条，全蝎45克，广地龙35克，蜂房20克，金钱白花蛇10条，甘草30克，山甲珠20克，地鳖虫45克，制草、川乌各30克，川芎30克，麝香2克，赤芍30克。

共研极细末，每服5克，一日3次。2个月后得效，痛减，关节肿胀渐消。患者喜饮酒，遂将以上药浸泡于白酒中，日饮 2 大杯。又三四个月，完全不痛，手可提 20 公斤的东西，腰亦能直，乃弃去拐杖，至今一如常人。

痹证二（类风湿关节炎）

陈某，女，32 岁。首都钢铁厂。1987 年 2 月 13 日就诊。春节后发低热 20 余天，去职工医院检查：血沉 47 毫米/小时。"抗 O" 11250 单位，类风湿因子阳性。诊断为类风湿关节炎。刻诊：头项、肩、膝疼痛，手足关节胀肿，畏寒，舌淡，脉沉细。证属痛（寒）痹，拟温阳散寒活血：

麻黄 6 克，制附片 15 克（另包，先煮 30 分钟），细辛 6 克，白术 15 克，防风 10 克，海桐皮 10 克，赤白芍各 15 克，羌独活各 10 克，秦艽 12 克，姜黄 10 克，桂枝 10 克，大枣 15 克，红花 10 克，生姜 3 片，炙甘草 6 克。12 帖。

2 月 25 日复诊：服上方 15 帖，手足肿已全消，血沉降至 20 毫米/小时以下。腕、踝关节仍有些痛，但已恢复跑步。脉弦细，舌淡。仍用原法。上方加当归 12 克，黄芪 18 克，威灵仙 10 克，穿山龙 30 克。12 帖。

4 月份随访，关节疼痛消失，类风湿因子转阴，抗 O、血沉均正常。为处十全大补丸、大活络丸早晚各 1 丸，连服 1 个月，以善其后。

痹证三（类风湿关节炎）

邱某，男，47 岁，河北涿县化工研究院。1983 年 9 月 17 日初诊。患类风湿关节炎 17 年，目前手足关节均肿大，疼痛，手指关节肿胀变形，活动严重受限，生活不能自理。口干，眼干，喜饮，大便干。夜失眠。舌红，苔少，脉细数。有时胸闷、心慌、短气，证属阴虚久痹，拟养阴增液，佐以疏通之品。

生地 60 克，石斛 30 克，麦冬 12 克，赤芍 15 克，红花 10 克，苡仁 25 克，枸杞子 15 克，丹参 15 克，夜交藤 45 克，鸡血藤 15 克，秦艽 15 克，当归 10 克，桑枝 15 克，怀牛膝 12 克，穿山龙 30 克，威灵仙 10 克，生炙甘草各 5 克。一日 1 帖，60 帖。

1985 年 1 月 14 日复诊：痛已止，关节肿胀亦消大半，短气、口干、眼干亦明显好转。舌质红瘦，脉细。上方加玉竹 30 克，阿胶 10 克，制首乌 15 克，生炙甘草各 6 克，以养血柔筋。

4 月 2 日，5 月 12 日，6 月 9 日，7 月 12 日用方大致相同。至此已服药 120 余帖，手指关节肿胀全消，并拢十指已可合缝。1986 年 3 月 26 日随访停药已数月，病情稳定，已恢复工作。

按：30 年来，所治痹症颇多，录此三案，以见一斑。案三为阴虚久痹，重用生地而效，此际寒已转热，湿已化燥，唯有甘寒养液一途，先后服药达二三年之久。案二为风寒湿痹，性质偏寒，故以温阳散寒为法，用麻黄、桂枝、附子、细辛为主，由于病程短，治疗及时，故能于短期内奏效。案一为顽痹，病变部位已由四肢延及脊柱，学习朱良春老师用虫药的经验而取得成功。

腰椎骨质增生

凌某，女，55 岁，清华附中教师。1992 年 1 月 19 日就诊。去年 9 月出现左腿痛，在校医院拍片，报告：腰椎多处骨质增生。用跟痛平等治疗无明显效果。最近愈加严重，多走几步腰就直不起来，须弯腰，做自我牵引状始能行走。舌脉无异常。睡不好。拟补肾壮骨，活血开痹，处方：

熟地 12 克，山萸肉 10 克，当归 12 克，茯苓 15 克，丹参 12 克，赤白芍各 12 克，淫羊藿 12 克，木瓜 10 克，续断 12 克，怀牛膝 12 克，鹿角胶 10 克（烊化，2 次分冲），威灵仙 12 克，碎补 10 克，酸枣仁 15 克，夜交藤 30 克。7 帖，一日 1 帖。

服上方 20 帖，腰已不痛，可带学生打腰鼓，睡眠亦安。

腰椎间盘脱出

张某，女，31岁。埃因霍温大学医院手术室护士。1995年6月12日初诊。腰痛，不能俯仰，经荷兰医生诊断为腰椎间盘脱出，治疗无效，已二年余。最近右肩也痛。舌淡，苔白，脉弦。用补肾活血法：

淫羊藿12克，骨碎补10克，续断12克，丹参15克，制乳没各3克，赤白芍各20克，炙甘草6克，木瓜10克，制川乌10克，桂枝10克，地鳖虫10克，当归10克，威灵仙10克，蜂房6克，羌独活各10克。6帖，一日1帖。

6月19日二诊：显著好转。原方加熟地、山萸肉、杜仲，6帖。

骨关节病

病例一：袁某，女，50岁，北京145中教师，1998年12月19日初诊。髌骨软化，骨刺，上下楼时痛。舌淡，脉沉细。用补肾化瘀法：熟地15克，骨碎补15克，赤、白芍各20克，木瓜10克，续断12克，淫羊藿15克，红花10克，威灵仙12克，山甲珠3克（研粉，二次冲），川芎10克，当归10克，怀牛膝10克，炙甘草6克。7剂。1月9日复诊，膝已不痛，腰酸，食后腹胀。易方调理而安。

病例二：孙某，女，51岁，中国科学院。

初诊：2000年2月28日。颈椎、腰椎、胸椎骨质增生，腰椎间盘轻度脱出。疼痛，麻木，不能蹲下、弯腰。补肾化瘀何疑。淫羊藿18克，骨碎补12克，熟地12克，山萸肉10克，续断12克，当归15克，丹参15克，没药6克，制川乌10克，桂枝12克，肉苁蓉12克，巴戟天10克，赤、白芍各15克，甘草6克，葛根30克，威灵仙10克。7剂。

复诊：稍感轻松，心烦，失眠，每晚仅能睡 4 小时。原方加酸枣仁、知母、川芎、茯苓（合酸枣仁汤）、鹿衔草、鹿角片、木瓜、地鳖虫。

三诊：睡眠改善。服药 24 剂，已无腰脊颈痛之苦，可以打乒乓球了。改以补肾壮骨为主。原方去川乌、知母、茯苓、葛根，加杜仲、萆薢。

病例三：徐某，女，52 岁，中央党校。

初诊：2001 年 11 月 14 日。腰椎 2～3、4～5 突出伴骨质增生，起坐困难，面色不华，背冷，脉沉细，偶有早搏，乏力，每晚只能睡 6 小时。拟补肾活血益气温阳法。淫羊藿 15 克，狗脊 12 克，续断 12 克，山萸肉 10 克，萆薢 15 克，威灵仙 12 克，制附片 15 克（先煎），桂枝 10 克，党参 30 克，黄芪 30 克，麦冬 15 克，当归 12 克，地鳖虫 10 克，丹参 15 克，赤、白芍各 15 克，酸枣仁 20 克，炙甘草 6 克，玄参 15 克。6 剂。

复诊：转方时，校医院大夫误将"萆薢"抄成"草乌"，但服后其痛大减，起坐已无困难。易方加骨碎补、怀牛膝、熟地。

近年来所治骨关节病较多，大致以补肾活血为法，尚能应手。录此三案，供同道参考。

肩关节周围炎

李某，女，49 岁，教师。1995 年 1 月 4 日就诊。右侧肩痛，延及肩胛，大角度屈伸不便，右侧网球肘（肱骨外上髁炎），疼痛不能负重。手足冷，畏寒，被子稍一盖不着，疼痛即加剧。舌淡红，苔薄白，脉沉弦。年近 50，阳明脉衰，筋骨失荣，风寒外袭，其诱因也。拟调营卫，养肝肾，温阳，活血。

炙黄芪 30 克，炒白术 15 克，防风 10 克，桂枝 10 克，细辛 6 克，淫羊藿 15 克，赤芍 10 克，姜黄 10 克，海桐皮 10 克，威灵仙 10 克，制附片 30 克（另包，先煎 30 分钟），当归 12 克，山萸肉 12 克，蜂房 6 克，川芎 10 克，羌活 10 克，炙甘草 6 克，大枣 15 克，生姜 3 片。

坚持用上方 30 余帖，每日 1 帖，痹痛即止。以后则打打停停，前后共用药近百帖，诸恙悉失，精神体力大异于未痛之时，虽冬日手足亦不再发冷矣。

按：肩关节周围炎用药大致如上方，大旨以玉屏风合桂枝汤为基本方，加淫羊藿、山萸肉补肝肾，加附子、细辛、羌活、灵仙温通散寒，加当归、赤芍、川芎、红花活血。姜黄配海桐皮，能横行手臂，祛风湿、活气血，通经络。痛甚可加制川乌、没药。

背痛

荷兰侨领胡某之岳母，年 70 余，因打麻将熬夜，而罹背痛。胡先求医推拿三次，仍痛，复请针灸医生针三次，亦无效，乃请我用中药。诊其脉弦紧，舌淡，恶寒无汗，背痛，痛点不固定。痛剧时如针扎。知为风寒外袭，阻于太阳经脉，许以 3 帖可效。方则小续命汤，去防己，以制川乌易附子，果如期而效。方药如下：

麻黄 6 克，桂枝 10 克，川芎 10 克，赤芍 10 克，杏仁 10 克，防风 10 克，制川乌（先煎）10 克，黄芩 10 克，生地 10 克，党参 10 克，炙甘草 3 克。

另有一人，忘其名，年约 40 左右。从阿姆斯特丹送来，突发腰背疼痛强直，不能直立，恐惧莫名。诊其脉浮紧，舌淡，苔白，亦用此方 3 帖而愈。

脊背痛

罗某，女，45 岁，海淀餐厅工人。

过去有高血压病史，200/120mmHg。脊背痛，恶寒，前医用祛风湿方无效。刻下：面部及下肢浮肿，疲乏无力，背寒，疼痛，俯仰不便。舌淡，脉沉细。改用益气温阳，予附子汤加味：

党参 15 克，制附片 15 克（先下），白术 20 克，白芍 10 克，杜仲 30 克，老鹿角 15 克，淫羊藿 20 克，当归 10 克，仙茅 10 克，生姜 5 片，肉桂 2 克，桑寄生 30 克，怀牛膝 15 克，黄芪 15 克。

服药 24 剂，背痛愈，肿亦消大半。心跳，原方加玉竹 30 克。服药期间二次来院检查血压，一次为 170/100mmHg，11 月 15 日为 150/96mmHg。

按：现代研究附子有明显的升压之力，此例背寒，冷痛，舌淡，脉细，显然为阳虚，治疗上就不得不用附子，用后不仅血压未升，反而有所下降，说明临床仍当以辨证为主，有是病，即用是药。当然复方作用不等于单味药的作用，可能也是其中原因之一。

高血压一

唐某，男，50 岁，华北石油局通讯处工人。1988 年 5 月 25 日。患者有原发性高血压病史十余年，来诊前同事曾用四物汤加天麻、菊花等平肝凉肝药十余帖，诸症不减，血压仍在 150/110mmHg 左右。刻诊：头昏晕，时痛，乏力，面白，汗出，舌淡，脉细弦。查血压 140/110mmHg。证属气虚，拟益气升阳：

黄芪 30 克，党参 12 克，赤芍 10 克，白术 12 克，升麻 6 克，柴胡 6 克，葛根 30 克，蔓荆子 6 克，陈皮 6 克，川芎 6 克，大枣 10 克，炙甘草 3 克。7 帖。

药后精神体力日见好转，血压降至 130/80mmHg。

按：录此以见高血压病不可拘于肝阳说。此例我以脉证为依据而投益气聪明汤后，即获显效，说明辨证论治的重要性。

高血压二

陈某，女，52 岁，北京崇文区政府。1998 年 3 月 18 日就诊。三年前因郁怒忧思，而出现高血压（170/110mmHg），头晕，早搏，经我治疗后好转。用我为她设计的降压小方（生杜仲 15 克，草决明 15 克，夏枯草 15 克，菊花 6 克），每天开水浸泡代茶饮，血压长期稳定在 140/90mmHg。刻诊：咽干，有少许黏痰，有时出现早搏，心烦易怒。舌质红，脉弦细数。拟养心阴，平肝阳为主：

太子参 15 克，玉竹 15 克，麦冬 12 克，玄参 10 克，枸杞子 15 克，磁石 10 克，柏子仁 10 克，全瓜蒌 12 克，珍珠母 30 克，黄芩 10 克，怀牛膝 10 克，生麦芽 15 克，丹参 15 克，桑寄生 15 克，野菊花 10 克，益母草 12 克。15 帖，一日 1 帖。

阳虚

20 多年前，读余奉仙、余无言两先生的《余氏父子经验方》，见有阳虚一案：其人畏寒甚，人衣单彼衣棉，人衣棉彼衣裘，犹自瑟缩呼冷；虽盛夏烈日炎炎，亦不觉热，须在阳光下曝晒，始觉安适。无言先生以为怪病，屡治乏效。乡前辈蒲辅周先生在书上批道：以余之见，此证当用玉屏风散合附子、姜、枣，或能有效。

其后某年，我在梓潼卧龙镇治一青年女性患者，时值五月，天气暖和，此人则关门闭户，蒙着头，盖几床棉被，仍觉冷风嗖嗖。询其病因，则因抢收抢种季节苦战通宵，劳作感寒，医予大剂解表散寒中药，又注射安乃近，遂至大汗不止，所幸年轻，尚不至亡阳之变。我乃遵蒲老法：附子用至 30 克，合桂枝、白芍、炙甘草、芪、术、姜、枣，即"大汗后漏下不止"之桂枝附子汤，连进数帖始愈。此发汗太过所致之阳虚证也。

1987年，首都机场保卫处赵某，女，30余岁，亦患畏寒，无明显起因，不敢出门几达半年。冬令天寒时，其家本有暖气，更加一火炉，满屋热气腾腾，犹自呼冷。我用大剂附子（每帖30～45克）合桂枝、黄芪、白术、干姜，取"桂附""芪附""术附""姜附"之意，以其尺弱，又加鹿茸、淫羊藿、补骨脂、菟丝子、枸杞子、杜仲、胡桃肉、肉桂、巴戟之类益火之源。前后共用附子30多斤，鹿茸1斤余，始觉不再怕冷，可自己乘公共汽车到西苑来看病。

今年夏天又治一例：张某，女，48岁，中学教师，1997年6月19日就诊。右腿自腿以下至足底冷甚，大腿部尤然。已用过中药数十帖，无明显疗效。舌淡、脉迟，阳虚何疑。先用桂枝、附子、白术、生姜、黄芪、鹿角之类温之，附子自15克增至30克，原诊医生不愿抄方，说此药有毒，没有用这么大量的。最后还是抄了，并郑重告诉患者，我只是抄方，出了问题不负责。用20余剂后稍见好转，但寒冷终不除。至9月20日，改用温散，予麻黄附子细辛汤加味，三帖后，其冷感即完全消除，但服至第四帖，反觉冷甚，且疲劳乏力。嘱停温散方，仍用先前之温补方，又30余帖，始获痊愈。前后亦共用附子十余斤矣。

此三例皆为阳虚之证，又皆用大剂附子为主药治愈。辨阳虚之证，重点在舌脉：舌质淡，苔薄白或水滑，脉沉弱。以我的经验，附子的用量，一般可从15克开始，渐次增至30克以上，最大量可用至60克。用附子，无论用量大小，均须先煎40分钟以上，尝至无麻味后再下余药。先煎时可加生姜一块（30克以上），蜂蜜一勺（约30克），有预防附子中毒的作用。

偏头痛

张某，男，20余岁，工人。患偏头痛数年，二三月辄一发，发则疼痛难忍，必以头频频用力触墙，始可稍缓。数年间遍尝中西药不效。刻下正值发作，患者不断以拳击其头，坐立不安，呻吟不已，汗下涔涔，脉沉伏，舌质正常，苔薄白，余无异常。我想头痛如此剧烈，必因气血瘀滞，发作时得撞击而暂舒者，气血暂得通行故也，通其瘀滞，其痛或可速止。乃用《辨证录》之散偏汤出入：

川芎15克，柴胡10克，赤芍12克，香附6克，白芥子6克，郁李仁10克，荆芥、防风各10克，白芷6克，甘草3克。3帖，一日1帖。

原方川芎用一两（30克），嫌其过重，故减其半。数日后邂逅于途，彼欣喜见告云："当天服一煎后，其痛更剧，几不欲生，一气之下，乃将三帖药合为一罐煎之，连服二次，不意其痛若失，目前已无任何不适。"

川芎为血中气药，气味辛温，善行血中瘀滞，疏通经隧，而一帖用至45克之多，得效又如此之捷，实阅历所未及者。我之用大剂量川芎治偏头痛，即自此案始。

偏头痛多属实证，但有寒热之辨。川芎辛温善走，只可用于寒凝气滞、气滞血瘀之证；用于热证，则不啻火上加油矣。阴虚有火，阳虚气弱，用之不当，亦有劫阴耗气之弊。

三叉神经痛

罗某，女，51岁，大连西港区警备区中心医院。1986年4月26日门诊。三叉神经痛已一年余，每于洗脸、搓脸、刷牙时，突然呈暴发性的不可忍受的疼痛，有时刹那即过，有时痛延数日。既往身体健康，牙、鼻、眼均无病灶。在当地用中西药治疗无明显效果，其夫系医院院长，组织专家会诊，拟手术，患者不愿，乃来京求治。诊脉弦数，舌质舌苔正常，血压偏低。为拟散偏汤加减：

川芎30克，柴胡10克，白芥子10克，赤芍15克，香附10克，蒺藜10克，白芷10克，红花10克，蔓荆子10克，荆芥10克，全蝎6克（研粉，2次分吞），延胡索10克。

二诊：服上方8帖，冷水洗脸时仍有疼痛，但尚可忍受。干咳。原方不动，加北沙参、紫菀、枇杷叶。

三诊：一个多月来，疼痛未再发。欣欣然欲返家，易方调理：

太子参 15 克，生黄芪 18 克，麦冬 10 克，红花 10 克，香附 10 克，赤芍 12 克，钩藤 15 克，川芎 15 克，甘草 3 克。

附案：

孙某，女，34 岁，匈牙利驻华使馆工作人员。1992 年 1 月 19 日就诊。半月前初诊，患偏头痛已数年，精神紧张时易发作，发时痛不可忍，曾用散偏汤 14 帖，效果不错。自诉其间有过两次，似欲发作，但"痛不起来"，嘱继续用原方 14 帖，间日 1 帖，一月后来电话告知已获痊愈。

任某，女，30 岁，建材部，住人民大学。偏头痛十余年，疲劳、受寒及月经期间易发作，顷将出国进修，颇以为虑。为处散偏汤 14 帖，其痛如失。

眩晕一（梅尼埃病）

司某，女，48 岁，地质大学校医院医生。1989 年 4 月 22 日门诊。眩晕伴恶心呕吐、耳鸣已一周，经北医三院神经内科诊断为内耳眩晕症（梅尼埃病）。诊脉弦滑，舌质正常，苔白腻。证属痰浊上扰清窍，拟化痰泄浊：

法半夏 20 克，茯苓 15 克，陈皮 6 克，枳实 10 克，竹茹 6 克，炙甘草 3 克，泽泻 12 克，车前草 5 克，炒白术 12 克，生姜 3 片。

4 帖而呕恶止。原方加白芍 10 克，桑叶 6 克，至 14 帖，诸恙悉除，遂停药。至今已近十年，未再发作过。

眩晕二（梅尼埃病）

韩某，女，年 20 余，绵阳长虹厂工人。因梅尼埃病求治。半年之间，频频发作十数次之多，发作时天旋地转，呕吐痰涎，必须卧床休息数日，始可上班工作。适逢发作，诊脉弦滑，舌质淡，苔白腻。病属湿痰久蕴，蒙蔽清阳，方用：

生半夏 12 克（生姜 15 克一同打碎如泥状），茯苓 15 克，车前仁 15 克（包），陈皮 10 克，珍珠母 30 克，炒白术 15 克，泽泻 12 克，牛膝 10 克，枳壳 10 克。7 帖，一日 1 帖。

服至第 4 帖起即霍然而愈，返厂工作。以后每逢将发作之际，即取此方服用，约半年余，即告痊愈。

按：个人体会，生半夏用于痰眩有特效，与生姜同打为泥，再经水煎之后，即无麻舌戟咽之副作用。如无，可用清半夏或法半夏倍量代之。上方为基本方，如舌边尖红，烦躁、口苦、手足心热者，加夏枯草、黄柏、钩藤；痰火内结，便秘，加吞礞石滚痰丸；呕甚加赭石、旋覆花、姜汁炒竹茹。

有难之者谓：半夏既经煮熟，何得仍以生半夏名之？我举生地黄、生姜、生大黄为例答之。盖所谓生半夏者，系指生药，不经矾制及石灰水、甘草水浸泡，只撞去粗皮，打碎，即供药用者。其止呕化痰之功，数倍于法制半夏、清半夏。

眩晕三（梅尼埃病）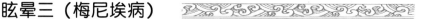

苏某，女，58 岁，北京海淀区新庄大胡同 3 号。1986 年 4 月 5 日初诊。有发作性眩晕病史，发作时头晕耳鸣，天旋地转，恶心，此次又值发作，几天前因头晕昏倒，移时始苏。恶心，耳鸣，口干，心烦，舌边尖红，舌根部苔黄腻。病由肝气不舒，郁而化火，夹痰浊上攻，拟平肝息风，化痰和胃。处方：

夏枯草 15 克，菊花 10 克，钩藤 15 克，石决明 15 克，北沙参 15 克，麦冬 10 克，法半夏 10 克，车前仁 10 克，赭石 12 克，香附 6 克，怀牛膝 10 克。6 帖，一日 1 帖。

4 月 12 日二诊：已不眩晕，原方隔日 1 帖，4 帖。

5 月 13 日三诊：眩晕一月未犯，但每晚入睡前仍一阵晕眩，打嗝，大便稀，拟健脾、和胃、抑肝，处方：

茯苓 30 克，白术 30 克，泽泻 15 克，黄芪 18 克，法半夏 10 克，陈皮 6 克，枳实 6 克，钩藤 30 克，夏枯草 20 克，珍珠母 20 克，车前草 10 克。4 帖。

6 月 14 日四诊：外出探亲 1 个月，眩晕一直未发作。饮食二便调，改以健脾益气剂善后。

眩晕四（颈椎病）

任某，男，73 岁，北京理工大学。1992 年 1 月 18 日初诊。患颈椎病，眩晕，卧时只能右侧，不能左侧，否则晕眩甚。指头发麻。诊脉弦滑，舌质正常。拟补肾活血法：

熟地 15 克，肉苁蓉 12 克，当归 10 克，老鹿角 15 克，红花 10 克，葛根 15 克，赤白芍各 12 克，川芎 10 克，威灵仙 10 克，巴戟 10 克，碎补 12 克，丹参 15 克，黄芪 30 克，淫羊藿 12 克。一日 1 帖。

服至 30 帖，眩晕即止，一年之内不仅眩晕未犯，也没有感冒过，饮食睡眠均正常。

1993 年 3 月 10 日来复诊，诉又有眩晕之感，但不若先前之甚，我仍用原方，嘱服 20 帖，药后又其恙若失焉。至今尚安好。

嗜睡一

王某，女，62 岁，海淀区西苑同庆街 2 号。1985 年 6 月 1 日初诊。

四天来终日嗜睡，呼之再三始起。肩背疼，下肢胀，乏力，不食不便，动即汗出，脉沉弱，舌苔白腻。气虚湿胜，清阳不升，治在脾胃。

党参 15 克，黄芪 20 克，苍术 15 克，苡仁 15 克，羌活 10 克，防风 10

克，葛根 10 克，陈皮 10 克，广藿香 10 克，茯苓 20 克，升麻 10 克，泽泻 15 克，炙甘草 6 克，大枣 15 克，生姜 5 片。

1985 年 6 月 5 日复诊：服上方 4 帖后，嗜睡明显减轻，过去昏睡不起，现到时可自起。胸闷，腰背痛，怕冷，饮食不香，面部及下肢浮肿，小便清长，脉滑，舌正，苔黏腻。予健脾益气，温阳和胃。

党参 12 克，黄芪 20 克，制附片 10 克（先煎），葛根 12 克，车前仁 10 克（包煎），桂枝 10 克，淫羊藿 10 克，当归 10 克，茯苓 12 克，怀牛膝 10 克，麦芽 15 克，柴胡 10 克，香附 10 克，香橼皮 10 克，苍术 10 克，生姜 3 片，大枣 10 克。

嗜睡二

王某，女，42 岁，中国科学院空间物理所。

1984 年 4 月 14 日初诊：晨起即感疲乏无力，昏然思睡。每天昏睡 18 小时以上。头痛恶心，容易劳累，胃痛而胀，大便有时不成形。脉濡，舌淡，拟补气升阳和中。

黄芪 15 克，白芍 15 克，肉桂 6 克，炙甘草 6 克，川芎 15 克，党参 10 克，白术 10 克，茯苓 15 克，防风 10 克，法半夏 12 克，陈皮 10 克，升麻 10 克，蔓荆子 10 克，白芷 10 克，葛根 15 克，广藿香 10 克，大枣 15 克，生姜 3 片。

服此方 24 帖，诸恙均安，精神焕发，一如常人。

按：嗜睡以脾为湿困，清阳不升者居多。大法无非补气升阳，化湿和中。但亦有肾阳虚惫，即仲景所谓"脉微细，但欲寐"者，则又当补肾填精，振奋阳气矣。

面瘫

王某，男，40 岁，荷兰华侨。1994 年 11 月 7 日就诊。一周前因四天四夜打麻将，忽然发现口㖞，3～4天后歪得更厉害。微恶寒，舌红，苔黄腻而厚，大便干结。外受风寒，内蕴痰火，拟两解之：

防风10克，僵蚕10克，白附子10克，黄芩12克，全瓜蒌15克，法半夏10克，炒栀子10克，薄荷3克（后下），连翘12克，川芎10克，桔梗10克，全蝎6克。6帖，一日1帖。

服至5帖口㖞即正，但口角流涎，来电话询问还需继续服药否？原方加炒白芥子、葛根，去僵蚕、全蝎。6帖。

按：在荷兰经常遇到面瘫患者，可能与其地严寒，多风，而华侨以开饭馆者居多，打烊晚，收工后又喜打麻将通宵娱乐，以疲劳之身触冒风寒而致。

牵正散为面瘫有效之方，但内蕴痰火者，须兼顾痰火。此即一例。本病新发易愈，病程超过三个月至半年以上者，则不易见效。

面瘫用针灸有效，老人、小孩及畏惧针灸者，可用马钱子粉、白附子粉各半，撒布于伤湿止痛膏上，贴于地仓穴，左歪贴右，右歪贴左，一日一换。7～10日可不药而愈。

舌麻

陈某，男，70岁，退休职工，东城区麒麟碑胡同1号。既往有高血压病史20余年（最近检测为160/95mmHg），最近三个月，一直觉得舌根发麻，饮食睡眠大小便均正常，偶有头晕耳鸣，舌红，苔少，脉弦滑。初诊我以患者年届古稀，肝肾阴虚，水不涵木，肝阳无制，亢而化风，治当滋养肝肾，平靖肝阳。药用首乌、杞子、石决明、桑叶、菊花、天麻、夏枯草、地龙等，头晕耳鸣减轻，而舌麻如故。方证尚属合拍，何以其舌仍麻？补之不应，实也。虽不咯痰，而脉呈滑象，当从痰治。易方用二陈汤加胆星、白芥子、石菖蒲、远志、桃仁、姜汁，服4帖，仍无效。但咯痰较多，我乃悟到：咯吐亦痰之出路之一，既往痰在经隧，胶结不出，故不咯痰，用化痰药后，痰乃松动，故咯吐反多，正不妨因其势而利导之。嘱仍用原方，加吞礞石滚痰丸，一日 1 次，每次半袋（9 克）。药后，大便增至日三四行，我以为无碍，七八日后，舌麻即霍然消失。至今老人犹健在，86 岁矣。

舌冷

王某，男，35 岁。八一电影厂。1991 年 4 月 20 日就诊。自诉舌冷如冰，且舌根有麻木感，曾请中医治疗，服温热药无效，服导痰汤亦不效。察其面色红润，无病容，诊脉弦滑，舌润，苔灰腻。既往不胖，近一年来体重增加较快。饮食一般，大便时干时溏，时不明原因水泻。背部板滞，喜人捶打。综合以上所见，乃痰热瘀阻而致感觉异常，久病而形体不衰者，痰也。年轻体盛，何妨攻之。处方：礞石滚痰丸，20 袋，一日 1 袋，顿服。服后，始觉腹痛，后渐不痛，溏便，日 3 次，精神、饮食不减，至 20 天后，体重减轻 6 公斤，舌冷消失，也不再发麻，背部也感觉轻松了。

痰核（多发性纤维瘤）

罗某，女，19 岁，湖南怀化平板玻璃厂。1989 年 5 月 8 日。1988 年发现周身棋布椭球状赘生物，约 80 余粒，尤以头部为多，大小不等，最大的 1.5cm，突出表皮，无压痛，皮色稍暗，逐步蔓延变大。在当地诊断为纤维瘤。精神不振，面黧肢瘦，脾气暴躁，纳差，月经不调。其父来函要求处方。病类痰核，良由阳气不能布达，痰浊与瘀血聚留为患。拟化痰消瘀，温阳解凝，用阳和汤加味：

熟地 10 克，老鹿角 12 克，麻黄 3 克，干姜 3 克（炒煮），炒白芥子 6 克，桂枝 10 克，甘草 3 克，苡仁 25 克，夏枯草 15 克，益母草 12 克，丹参 12 克，桃仁 10 克，赤白芍各 10 克，牡蛎 15 克，红花 6 克，忍冬藤 10 克，黄芪 15 克，太子参 12 克，陈皮 6 克，山甲珠 10 克。25 帖，日 1 帖。

药后，按来信，瘤体大者已缩小，小者消失，精神面貌焕然一新。8月30日处方以原方增减。来信告患者不愿再服药，于90年初结婚，当年生子。

此案并不完整，但疗效确实，故录之以供日后参考。阳和汤原方用鹿角胶，改用鹿角，是取其活血攻坚之长；原方用肉桂，此病发于全身肢体，用桂枝似更为合理。加丹参、桃仁、赤白芍、益母草、红花活血调经；加太子参、黄芪益气；加山甲、牡蛎、夏枯草、忍冬藤软坚散结，泻血中伏热；加苡仁则汲取今人治赘疣的经验（扁平疣用苡仁一两加米煮粥吃，坚持2～3个月可自行脱落）。

痰证

胡某，男，63岁，西便门中医骨科门诊部，1991年9月12日门诊。一向痰多，前额热灼感十余年，自觉热如汤灼，但他人抚之无热感。去年以来，胸闷憋气，不能平卧，干咳无痰，噫气不止，喉间异物感，后脑有紧箍感，颈侧有圆形柔软包块，约4cm×2cm大小，无痛，不红，大便时干时溏，舌质正常，苔白腻，脉弦滑。感觉异常，多属痰；颈侧包块，是痰核痰注一类；痰阻气机升降，故胸闷憋气；喉间异物感，即仲景所谓如有炙脔者，亦痰。虽无咯吐痰，亦属痰证，盖此乃经络之痰也。处方：

法半夏20克，茯苓15克，枳实10克，白芥子10克，全瓜蒌15克，炮南星10克，桔梗10克，石菖蒲6克，远志6克，苏梗10克，莱菔子15克，陈皮10克。6帖，一日一帖。

礞石滚痰丸6袋，第1日顿服1袋，第2日1袋，分2次服。

复诊，诸恙好转，继续用初诊方法。服至20余日，咳嗽时可咯出痰，胸部憋闷、头额热灼感消失，喉间不复有异物感，多年痰核亦消散矣。

瘿瘤（甲状腺腺瘤）

宋某，女，22岁，农业大学。1987年7月21日初诊。双侧甲状腺腺瘤，病由肝气郁滞，痰浊、瘀血凝聚而成。胸闷，烦躁，月经不调，脉弦滑，苔微腻。拟疏肝解郁，化痰行瘀：

生半夏10克（先煎），黄药子10克，茯苓25克，青陈皮各6克，连翘12克，夏枯草25克，枳实10克，玄参15克，桃仁10克，丹参15克，赤芍10克，红花10克，浙贝母10克，浮海石10克，牡蛎30克（先煎）。

此后，或因郁怒而加柴胡、郁金，或因失眠而加夜交藤，或因肝胃有热而加蒲公英、丹皮、栀子，共治疗3个月。1988年3月18日在西苑医院做B超检查，结果：双叶甲状腺测质正常，右叶近峡部呈一直径1.5cm环形结节，边缘整齐。继予原方加减。2个月后，右叶腺瘤亦消失，遂告痊愈。（方中生半夏系患者从贵州自购者）

按：病程前后约半年之久，如非患者坚持服药，不可建功。黄药子、生半夏为主药，此例病人长期服用，未见毒副作用。但有的人服黄药子会引起药物性肝损害。

梅核气

田某，女，60岁，住北京大学蔚秀园。老年丧夫，婆媳不睦，情怀失畅，气滞痰凝，自觉咽部异物感，咯之不出，咽之不下，颇以为苦。我初用半夏厚朴汤加味，不效。再诊：面红，烦躁，大便干结，舌红，苔黄腻且厚，脉滑数。方悟及前诊仅重视起病之因，而忽视辨证，径用套方之误。仲景方立法精当，但夏、朴、紫苏、生姜，乃温化湿痰，辛香行气之方，用于痰火，岂能合拍？且气郁日久，未有不化火者。于是改用清肝化痰方，药予：

夏枯草 12 克，炒栀子 10 克，丹皮 10 克，全瓜蒌 15 克，川贝 6 克，白芍 12 克，川楝子 6 克，泽泻 10 克，制香附 6 克，降香 6 克。4 帖。佐吞礞石滚痰丸，一日 2 次，每次 6 克，饭后服。

药后得畅泻数次，泻出物多泡沫，胶黏如痰，咽部即觉宽舒。

三诊：停用汤药，仍用礞石滚痰丸 6 克，每日 1 次，在晚间入睡前用开水泡开（因丸药坚硬如石故也），淡茶水冲服。连用一周，其恙遂如失焉。

痰火（秽语抽搐综合征）

蒋某，男，7 岁，山东阳谷县石门宋乡。1991 年 5 月 9 日。患儿于 1986、1987 两年，两次受惊吓，1988 年头部又受外伤，经常叫头痛。1990 年 9 月某日，突然发生肌肉抽搐，坐不住，臀部抽动，全身肌肉紧张，欲小便而不得，摇头、挤眼、十指抽搐，傻笑，不能睡觉。去济南诊为"多动症"，用硝苯安定、三磷酸腺苷等，抽搐更剧，哭叫，全身肌肉抽动。中医认为是肝风内动，用平肝息风剂，亦无效。1991 年 4 月在北京某医院住院，做磁共振等多项检查，否认癫痫的诊断，诊为"秽语抽搐综合征"，治疗仍无效果。刻诊：不能入睡已数日，神情呆钝，乱叫乱骂，手指及臀部抽动，面红、舌红，大便干结，苔黄厚腻，口臭。拒绝诊脉。证属痰火扰心，亟宜清心泻火坠痰：

①礞石滚痰丸 6 克，一日 2 次，空腹服。②炮南星 10 克，法半夏 10 克，茯苓 15 克，远志 6 克，石菖蒲 10 克，赭石 15 克，生铁落 15 克（先煎），赤白芍各 10 克，川芎 6 克，丹参 15 克，桃仁 10 克，黄连 6 克，枳实 10 克。4 帖，一日 1 帖。

药后大便得通（日仅一次，溏便），睡眠、情绪好转，神志清醒，抽搐亦止。不再骂人，且出乎其家人意外地向我表示感谢，说我们那个地方穷，没什么好东西，但棉花好，回去后送些棉花给大夫。云云。

儿童抽动症

周某，男，16 岁，中学生，河北围场。1999 年 10 月 11 日初诊。6 月下旬突然发病，腹部发作性抽动一天几十次，头脑迷糊，学习成绩下降。刻下正值发作，腹部不由自主地抽动。心烦易怒，骂人，夜寐不安，恶心，咯黄稠痰，饮食好，但常吐酸，大便干结，舌红，苔黄腻而干，脉弦滑数。在当地用过脑复康、丙戊酸钠及中药（磁石、半夏、瓜蒌、橘红、枳壳、川楝子、云母、桃仁、红花、降香、沉香、鸡内金、良姜、甘草、草蔻、生铁落），无明显疗效。我认为前医处方从痰瘀论治不错，但忽略了"火"这个主要矛盾。盖痰瘀皆因火灼津液凝聚而成也，改用：①礞石滚痰丸 9 克，每日 1 次吞服；②姜半夏 15 克，茯苓 15 克，枳实 15 克，竹茹 6 克，陈皮 10克，黄连 6 克，胆南星 10 克，钩藤 30 克，枣仁 30 克，丹参 30 克，石决明、牡蛎各 30 克，赤、白芍各 15 克，天麻 10 克，全蝎 6 克，蜈蚣 2 条，生苡仁60 克，赭石 15 克，茺蔚子 10 克，水煎服，每日 1 剂。药后次日，得畅便，不再抽动，10 余剂后再来复诊，亦未见发作，但胃痛，食少，苔腻。停滚痰丸，改以香砂六君子汤加丹参、白芍、当归、蒲公英、焦三仙调理收功。一年后随访，一切正常，惟学习成绩仍然不佳。

此亦痰火，用礞石滚痰丸见功者。

蔡某，男，12 岁，中学生。2001 年 11 月 20 日初诊。体素健，体型偏胖，假期去上海度假，天天玩游戏机，返京后即出现左侧眼角、嘴角不由自主地抽动，后来发展到肩颈部耸动，曾在某医院按多动症治疗无效。刻诊：目赤，不停地眨眼，左侧眼角、嘴角时不时抽动，舌红苔少，脉细数，饮食、睡眠、二便正常。拟养血息风清热：生地 12 克，赤、白芍各 10 克，丹参 10 克，羚羊粉 2 克（2 次冲吞），钩藤 15 克，天麻 10 克，菊花 10 克，全蝎 6 克，僵蚕 6克，石决明 30 克，木瓜 10 克，栀子 6 克，黄连 6 克，珍珠母 30 克。一周后明显好转，易方加桑叶、当归、茺蔚子、桑白皮、葛根，约一月而愈，以后又间有发作，用上方加减，即可得到控制。随访至今，一切都好。

韩某，女，12 岁，中学生。2001 年 8 月 11 日初诊。左侧眼角、嘴角抽动，已数月。易疲劳，自觉很累，500 米都跑不下来，常不停地打呵欠，易怒，眼眶周围发黑，月经量少。舌淡，边有齿痕，脉浮而无力。治拟益气疏肝：黄芪 35 克，赤、白芍各 10 克，防风 10 克，茯苓 12 克，桑枝 10 克，钩藤 10 克，天麻 10 克，当归 10 克，川芎 10 克，炒苡仁 12 克，丹参 12 克，茺蔚子 10 克。12 剂。药后基本不再出现抽动，精神转好，白带多，如米泔水样，便溏。原方加苍术、白术、党参、炙甘草、小麦、大枣、龙骨、炒牡蛎各 20 克，苡仁 30 克，菝葜 30 克。先后调理 2 月余而愈。

录此 3 例以见同病异治之必要性。同病，是指同为西医诊断之"儿童抽动症"。异治，则周某为痰火，蔡某为血虚肝热动风，韩某为气虚血瘀，病机不同，其治亦大异其趣。

自汗

吴某妻，女，44 岁，梓潼县川剧团。1977 年 4 月 25 日。自汗已历两月之久，稍一行动，即满身汗出，里衣皆湿透。即安坐不动，亦往往汗出如洗。前医以自汗属阳虚，用大剂黄芪、附子、炙甘草、白术、党参、浮小麦、牡蛎等温阳益气敛汗药，汗出益甚。刻诊：自汗淋漓，不畏寒，面如施朱，脉细数，舌质红，苔少。改从阴虚治。用西洋参、五味子、麦冬、生地、知母、玄参、龙骨、牡蛎、白芍、山萸肉、生甘草，取纯阴壮水，甘苦合化之意，连服 3 剂，竟愈。

盗汗

姚某，男，46 岁，中直机关。1992 年 1 月 21 日。既往曾患乙型肝炎，浅表性胃炎，已愈。最近一二月，睡中出汗，醒后胸前冷湿一片，甚则衣被尽湿。因工作关系，天天饮酒，酒量约半斤。门诊先用滋阴止汗，后改补气固表，俱不应。面色黄晦，常恶心，常有烘热感，胸闷脘痞，湿热熏蒸，逼汗外出，不得视作虚证。舌质胖，质红，苔腻，口中常有黏腻感。酒客湿热之体，滋腻、甘温，皆非其宜。方予：

法半夏15克，陈皮10克，茯苓20克，苡仁30克，茵陈15克，泽泻10克，建曲10克，生枇杷叶10克，川黄连6克，砂仁6克（后下），枳壳10克，车前草15克。5帖，一日1帖。

嘱减少饮酒，饮食以清淡为宜。3帖后其汗即显著减少，复诊用保和丸调理善后。

胃痛一（萎缩性胃炎）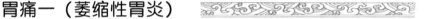

王某，男，40岁，绵阳市政府。胃痛多年，经西医检查为萎缩性胃炎。其痛绵绵，痛时喜热按，热食，但多食亦痛。面色青黄，脉沉弦，舌淡，苔白微腻。证属脾胃虚寒，治宜益气温中。用黄芪建中汤加减：

黄芪24克，赤白芍各12克，炙甘草6克，肉桂6克，砂仁6克（后下），干姜6克，蒲公英24克。

2个月后，患者来信告知：服至27剂，即完全不痛了。参加宴会或工作忙累，亦未再疼过。事过数年，我从荷兰归国探亲，相聚于绵阳，询知早已痊愈。

胃痛二（慢性胃炎）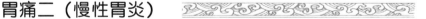

于某，男，30余岁，某部队医院住院病人。胃痛几半年，某医长期用疏肝理气药不效，近日处方中加入延胡索、罂粟壳亦未能止痛。会诊时见其舌红，苔黄腻，脉滑数。询知嘈杂善饥，食后脘痞。遂断为中虚湿热，治宜苦降辛开，用半夏泻心汤加减。处方：

法半夏 12 克，干姜 10 克，黄连 6 克，黄芩 10 克，党参 10 克，炙甘草 6 克，砂仁 6 克，蒲公英 18 克。一日 1 帖，4 帖。

服至第 2 帖，痛即止，服完余药，易方调理而安。

胃痛三（慢性胃炎）

杨某，男，20 余岁，梓潼县粮食局。胃痛，伴胀满、嗳气、吐酸，饮食喜热，痛时喜按，痛剧则按之反痛，经常服中药，时效时不效，以至多年未愈。此我学徒出师之第一例门诊病人，故印象颇深。以其病状复杂，乃拟一大复方：香附、良姜、肉桂、白芍、炙甘草、法半夏、茯苓、陈皮、延胡索、川楝子、吴萸、黄连、甘松、苏梗。合良附丸、二陈汤、左金丸、小建中汤、金铃子散于一方，服后颇效。不久我即下乡工作，农村胃痛患者颇多，其病证亦大体相似，我用此方治疗，效果不错。有的病家怕处方遗失，甚至将方子贴在墙上，一痛即取药服之。此 30 余年之旧事也。

胃痛四（胃及十二指肠溃疡）

陈某，男，68 岁，退休职工。1997 年 10 月 24 日初诊。

胃痛 2 年余，进食后约 1.5～2 小时即痛，其痛呈刺痛，痛点固定，大便带黑色。面色萎黄，疲乏无力，饮食喜热，量少，偶有恶心泛酸，脉沉弦，舌淡，边有齿痕。证属脾胃虚寒夹瘀，拟益气温中，兼用化瘀：

炙黄芪 20 克，党参 12 克，肉桂 6 克，白芍 12 克，炙甘草 6 克，五灵脂 10 克，炒蒲黄 10 克，延胡索 10 克，桃仁 10 克，当归 10 克，茯苓 12 克，砂仁 6 克，乌贼骨 10 克。5 帖。

二诊（1997 年 10 月 29 日）：痛大减，精神好，舌苔厚腻。原方去砂仁，加法半夏、丹参、瓦楞子，6 帖。

三诊（1997 年 11 月 9 日）：胃已完全不痛，饮食增加，大便溏，二三日一行。仍用黄芪建中去饴糖方，加炒白术、茯苓、山药、当归、党参、煨姜、大枣。

四诊予原方。

五诊（1998 年 1 月 17 日）：除食后 1 小时许胃部仍有不适感外，余无不适。大便三四日一行，但不干。为拟丸方：

黄芪 60 克，炒白术 10 克，鸡内金 45 克，茯苓 60 克，砂仁 30 克，蒲公英 45 克，党参 60 克，炙甘草 45 克，当归 45 克，白芍 45 克，延胡索 30 克，丹参 30 克，炮刺猬皮 30 克。

共研极细末，每服 5 克，白开水送下，一日 2 次。

按：党参、五灵脂同用，对气虚夹瘀有良好作用，无任何副作用。传统"十九畏"之说不可从也。

胃反（幽门梗阻）

刘某，男，15 岁，中学生，住北京中关村。1983 年 11 月 29 日，其父带其来院就诊，恶心呕吐 2 年余，因升学考试劳累紧张，症状加剧。1 个月前在某医院钡剂造影，确诊为十二指肠球部溃疡伴幽门梗阻。刻下不思饮食，每于食后恶心，呕吐，呕吐物中混有食物残渣，带酸味。晚上呕吐更甚，大便干溏不定。脉弦滑，舌体大，质淡，根部略黄腻。病为反胃，拟和胃降逆，佐以疏肝化瘀。方用：

生半夏 1.5 克，茯苓 20 克，旋覆花 10 克，赭石 15 克，陈皮 10 克，降香 6 克，桃仁 10 克，赤芍 10 克，乌贼骨 10 克，瓦楞子 15 克，砂仁 6 克，鸡内金 10 克（研，分 2 次吞），生姜 8 片。8 剂。

12 月 20 日复诊：服完 6 剂，呕吐顿止，饮食增进，精神转佳，大便成条，日一次，舌脉如前。改拟香砂六君子汤加赤芍、瓦楞子、大枣、生姜，嘱服 10 剂。1984 年春节随访，一切正常。

按：有关生半夏之临床运用，笔者曾先后发表过几篇文章，论其止吐逆之功，远逾法制半夏，盖炮制半夏所用之明矾、石灰、皂角、甘草等，皆有碍于止呕逆也。以之作煎剂，配以生姜，即无戟人咽喉之弊；妊娠服之，亦绝无堕胎之弊。唯用量大者，须与生姜同打至如泥状，先煮 1 小时为善。

痞满一

友人张某之妻，农村妇女，患脘腹胀满已数月，当地医生屡用理气消胀之品，如木香、香附、大腹皮、白蔻、砂仁、厚朴、萝卜头、苏梗之类乏效。我先用香砂六君子，继用半夏泻心汤辛开苦降亦无效。治脾胃不应，改用疏肝，用四逆散（柴胡、白芍、枳实、甘草）加川楝子、砂仁、香附，有小效，但其胀终不除。或舒服半日一日后，又复如故。寻思良久，乃忆及王旭高《西溪书屋夜话录》有云："疏肝不应，必是血络中瘀滞"之语；《临证指南》亦谓"胀久不愈，当从肝经络脉治法"。其舌脉却无瘀滞之征，而前贤经验如是，何妨一试。方用桃仁、红花、丹参、旋覆花、当归须、川芎、生麦芽、柏子仁。数帖后其恙竟然如失。

按：一般而论，胀与饮食有关，即多食多胀，少食少胀，不食不胀者，病在脾胃，和中消食，健脾助运或苦降辛开，可效；与饮食无关，不食也胀者，其病在肝，疏肝理气，复其条达之常则愈。此案病人初从脾胃治不应，故改用疏肝，其效不显，又改从活血通络之法得愈。昔徐灵胎批评薛立斋辨证恍惚游离，以药试病，若先生得见此案，又不知作何批评矣。

痞满二

李某，女，27 岁，农民，住北京海淀区肖家河。1985 年 12 月 20 日。

自去年9月至今，胃脘痞满不适，两胁作胀，常于生气后加重，饮食减少，月经时尚准，但经期腹痛，常夹紫黑血块。1个月前曾来我院门诊，诊为"痞证"，用半夏泻心汤，8剂后无明显疗效。诊脉沉弦，舌质淡而黯，苔薄白微腻。证属木郁土壅，治宜疏肝和胃健脾：

香附10克，柴胡10克，枳实10克，木香6克，砂仁6克，法半夏10克，茯苓10克，旋覆花10克，陈皮10克，桃仁10克，当归须10克，生麦芽30克，生姜3片。4帖，一日1帖。

服完，痞满即消，饮食亦增。

按：本例自觉痞闷，胀满，无疼痛，外亦无胀急之形，诊断为"痞证"或"痞满"，当无疑义。半夏泻心汤是仲景治痞的名方，乃为中虚湿热互结，气机痞塞而设，其治在脾胃；本例病属肝郁，肝失条达则气滞，木不疏土则土壅，故其治在肝，肝郁得伸，脾胃复健，升降复常，则痞满自愈。

便血一

郑某，女，53岁，河北省定兴县农民，来京探亲，住肖家河小王庄。1984年10月21日。患者有胃痛病史10余年（未到医院确诊过）。半月前来京，因忧思郁怒，于一周前突然发生便血。大便前后均有血。初起1～2日所下为紫黯血块，继则全呈鲜红，每日1～2次，每次下血量约小半碗。四天前，曾来西苑医院消化科就诊，医用丹皮、栀子、地榆、白芍、生地、藕节等凉血止血药，已服3剂，便血未止。诊及六脉微细，舌质淡，面色白，时有自汗，不思食，腹部有下坠感，四肢微凉。拟益气固脱，温中摄血。处方：

党参15克，白术15克，干姜炒黑10克，炙甘草6克，山药30克，当归10克，白芍15克，三七粉6克，伏龙肝60克。4帖，一日1帖。

服完3帖，出血渐止，精神转佳，饮食渐增，易方调理十余日而愈。

按：《金匮》以先便后血为"远血"，先血后便为"近血"，后世医书又以血色鲜红为实热，暗淡为虚寒，紫黯为夹瘀，但此例便前便后均有血，无从判断远近。初起血色紫黯，固属瘀滞之象，色泽鲜红，似乎又为血热，加之起病由忧思郁怒引致，故易于使人想到肝郁化火，迫血妄行，故初诊医师乃用清肝凉血之方。而用后无效之故，仍属辨证不够精细，从病史看，胃痛多年，痛时喜热喜按，要考虑到久病多虚，中气虚寒。从就诊时的全身情况看，诸如脉弱、舌淡、自汗、不食、肢凉、腹部下坠，无一不是中气虚寒的表现。本例发病虽与七情有关，但并无口苦咽干、胁肋胀痛、大便秘结、脉弦数、舌质红色等肝气化火的表现，所以只能视作本病之诱发因素，而非主要因素。虽血色由紫暗而鲜红，但舌、脉、症均不支持血热的诊断，本例的血色鲜红，乃瘀血随下随去之后，动了新血的缘故，初诊误以血热而投凉，既不中病，反伤中阳，加重了中气虚寒的程度。故中气虚寒为其病本，主要矛盾是气随血失。气血相互依存，失血愈多，气也就愈虚，气愈虚，则愈不能统摄血液，如一味凉血止血，不仅血止不住，下一步完全有可能出现气随血脱的危候。故处方以党参、山药益气固脱；炮姜、甘草温振中阳；伏龙肝（即灶心土）温中止血，与当归相配，一涩一滑；白及入肺胃，优于止血，与三七相配，一止一行。整个处方，温而不燥，止而不凝，故能应手而效。

便血二

刘某，男，67 岁，梓潼县粮食局。1975 年 6 月 5 日。患者于两天前突然排黑溏大便 3 次，旋即昏倒在厕所中，其婿黄医师用维生素 K、对羧基苄胺及云南白药等，治疗 2 日，每日仍排黑便一二次，血压下降至 45/20mmHg，血红蛋白 45 克，神志时清时昧，病势危重。我察患者面色苍白，神情倦怠，额上时有冷汗，自诉头晕，心悸心慌，头重不能举，舌质淡，脉虚大无力（既往有肺气肿、高血压、贫血病史，无消化道疾病史）。综合脉证，乃系中虚气陷，气不摄血，而气随血脱。"有形之血，不能速生，无形之气，所当急固"，此之谓也。处方：

红人参、白及、白芍、阿胶珠各 10 克，黄芪 25 克，炒白术、仙鹤草各 12 克，山药 30 克，炙黑甘草、黑干姜各 6 克，三七 4.5 克（3 次冲吞），灶心黄土 60 克煎汤代水。1 帖。

次日复诊：上方仅服 1 次，患者即感头晕心悸好转，尽剂，即可自行下床如厕。黑便止。原方加减，不旬月调理而痊。

按：此案气虚下陷，脾失统摄，血失气脱，危殆之极。故初诊以理中汤为骨干，加黄芪、山药益气，三七、白及、阿胶止血，白芍敛阴，灶心黄土尤有温中止血、收敛固肠之长，故能一药而效者，诚非幸中。此际若见血投凉，势必重伤阳气，而速促其亡也。

便血三

张某，男，30 岁，甘肃碧口电站。有痔疮史十余年。1972 年春，因工作繁重，连日夜班，体力颇觉不支，两天前，大便后忽下大量鲜血（据患者自己估计，约在 500 毫升以上），旋即头晕目眩，心慌，自汗，口舌干燥，全身乏力，乃由人扶至卫生所就诊。同事孙君，先注射安络血、维生素 K、仙鹤草素注射液，然后集 20 余味止血药于一方，历二日而血未止，乃转我诊治。刻诊：出血未止，血色鲜红，腹部常有下坠感，头晕，心慌，自汗，脉软弱，舌淡无华。此乃劳倦伤气，血失统摄，孙君以血色鲜红而误以为热，以至大投凉剂，不知中阳一伤，气血益失依凭。方用党参 60 克，黄芪 90 克。二味浓煎与服，一日 1 剂，连进 3 剂。服毕，血即止，种种虚象亦有所减轻，复以归脾汤加减调理，约一月而渐趋康复。

按：便血一病，方书多以血色浅深为辨：淡为气虚，鲜红为血热，故医者往往一见鲜红之血，便执以为热。不知血之鲜者，新血而已，未必尽属血热；而气虚下陷，失于统摄之血，亦未必皆色淡也。临证总须综合全身症状及舌脉体征，全面考虑，综合分析，否则胶执一端，就难免失误。犹忆数年前，佳木斯市医院一妇科大夫，女，60 余岁，因每周发生一次便血，每次出血量 400 毫升左右，半年之中，要靠不断输血以维持生命。来京求治，住北京某医院外科。手术打开腹腔，却找不到出血病灶，只好关腹观察，人民出版社王乃庄征得医院同意，邀我会诊。察其舌脉俱无热象，虽血色鲜红，仍从中气虚馁、气失统摄治，用理中汤为主，加地黄、白芍、生地榆、大枣、伏龙肝、当归、三七粉、白及粉、侧柏叶等，调治 2 周，出血即完全得到控制而返回黑龙江。因原始资料不全，只能记其梗概。

腹泻（肠易激综合征）

郭某，女，80 岁，交通部干部。1992 年 8 月 27 日。腹泻（约一日 3 次），腹痛腹胀，当天排便后即觉舒服，但次日又复如故。几个月来，体重明显减轻，食减，乏力。4 月 10～15 日在北京某医院做全消化道造影，未见异常，诊断为肠易激综合征，并谓目前国内外均无有效治疗方法。诊脉沉弦，舌中心红，苔白腻，胃腹喜热按，足凉。证属中气虚寒，夹积滞之象，拟温中，健脾，行滞，用连理汤合半夏厚朴汤加减，处方：

党参 10 克，炒白术 10 克，干姜 6 克，黄连 6 克，炙甘草 3 克，法半夏 10 克，厚朴 10 克，大枣 10 克，木香 6 克，砂仁 6 克（后下）。一日 1 帖。

至 9 月 16 日，诸恙悉平。改用资生丸加减调理：党参、白术、茯苓、陈皮、炒扁豆、炒山药、莲子、焦三仙、半夏、砂仁、炒苡仁、桔梗、干姜、炙甘草。

腹泻（溃疡性结肠炎）

苏某，女，47 岁，清华附中教师。自 1985 年起腹泻，每日 2～3 次；1986 年 3 月出现脓血便，每日 8～10 次，有脓细胞及红、白细胞。住校医院服黄连素、庆大霉素、PPA 等，治疗期间曾有过发热（体温 38℃），完全脓血便，状如西红柿酱。转北医三院乙状结肠镜检，及钡灌肠双重造影确诊为溃疡性结肠炎活动期，横结肠、降结肠炎变，并有假息肉形成。治疗以柳氮磺胺嘧啶为主。住院 2 个月，脓血便基本控制，但大便仍不成形，每日二三次。7 月 11 日来中医研究院门诊。患者面无血色，疲劳乏力，易感冒，腹部胀痛，头昏，舌淡脉弱。久泻气血大亏，清阳不升，治宜益气健脾，升阳益胃。处方：

党参 10 克，干姜 10 克，黄连 10 克，白术 12 克，炙甘草 6 克，黄芪 10 克，防风 10 克，陈皮 6 克，木香 6 克，升麻 6 克，建曲 10 克，荷叶 6 克，山楂 10 克。6 帖，一日 1 帖。

从 7 月 19 日～9 月 16 日，一共五诊，服药 40 余帖，大体上以此方为基础方，理气或加枳壳，升阳或加葛根、柴胡，益气或加黄芪，腹痛或加白芍，至 9 月 20 日，大便已完全正常。随访多年至今。

腹泻、腹痛

解某，男，62 岁，北京农大教授。1989 年 9 月 19 日。左侧腹痛，有包块凸出，攻冲作痛，痛不可触，有往上拱动的感觉。有时痛一整夜。呕吐时作，吐出物为酸苦水或黑水，大便黏滞不爽，每日 3～4 次。已历两月，饮食极少，乏力自汗。曾去北京某医院做过多项检查，除谷丙转氨酶稍高于正常外，余无异常。由张仲葛教授介绍来我院诊治。诊脉弦弱，舌淡，苔白腻。病在肝脾，肝郁则气血凝滞，脾湿则运化失司，疏肝运脾，自为正治。处方：

柴胡 10 克，赤白芍各 24 克，延胡索 10 克，枳实 10 克，丹参 15 克，木香 6 克，香附 10 克，法半夏 10 克，桃仁 10 克，红花 6 克，桂枝 10 克，生姜 3 片。

服 4 帖，痛止，腹部包块消失。复诊改用香砂柴芍六君子汤加枳壳、藜藜、木香、当归。药后，不思食，腹痛隐隐，腹胀，苔腻转厚，用参、术似嫌太早。三诊乃着重温运脾阳：苍术、厚朴、陈皮、半夏、木香、藿香、茯苓、焦三仙、槟榔、台乌、吴萸。4帖，痛全定，腹胀减，胃纳稍增，大便仍欠爽。四诊继续调理肝脾，用芍药甘草合二陈汤、金铃子散、生麦芽、焦三仙、吴萸、生姜，4帖。10月10日五诊：腹无所苦，饮食正常，大便通调。予香砂六君子丸2瓶，一日2次，每次6克，以善其后。

腹泻（慢性结肠炎）

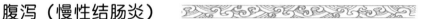

李某，男，35岁，分析仪器厂。1983年1月25日初诊。腹泻2年余，经我院诊为慢性结肠炎。右下腹疼痛拒按，便秘与腹泻常交替出现，不思食，口苦咽干，不思饮，头晕乏力，舌质红，苔黄腻，脉弦细数。积滞在肠，蕴久化热，先拟通降之法：

大黄15克，黄连10克，黄芩12克，木香10克，枳壳12克，白芍15克，甘草6克，大枣10克。8帖。

二诊（1983年2月3日）：服药后泻下腐秽甚多，目前泻止，每日可进食7~8两，口干，头晕乏力，舌红，苔腻，脉细数。

党参10克，白术10克，茯苓15克，甘草6克，山药15克，白芍25克，砂仁6克，莲子10克，苡仁15克，石斛30克，麦冬10克，黄芩10克，黄连6克，柴胡10克，焦三仙15克，木香6克，车前仁10克（包）。8帖。

三诊（1984年3月27日）：大便正常，已成形，乏力头晕，稍多食则腹胀，舌质红，苔黄腻，脉滑数。

上方去柴胡、黄芩、木香、车前仁。8帖。

腹泻

顾某，男，74岁，西苑房管局楼板厂。1982年2月19日初诊。腹泻1

个月，每日5～6次，无脓血，腹痛腹胀，便后稍舒。舌尖微红，中部至根部苔厚腻，脉沉实，手足发凉。拟温运脾阳，通因通用。

党参12克，厚朴10克，白术15克，干姜10克，肉桂6克，制附片10克，甘草6克，木香10克，大黄10克。4帖。

二诊（1983年12月6日）：服后泻下腐秽甚多，腹痛，泄泻均止。近日泄泻又作，口干不欲食。予益气升清、温中健脾。

党参12克，干姜10克，制附片15克，白术15克，山药25克，木香6克，炙甘草6克，茯苓20克，陈皮6克，升麻6克，大枣15克。4帖。

4帖尽，泄止，原方加苡仁、莲子、谷芽、生姜善后。

小儿腹泻一

周某，女，8个月，梓潼县人。1975年10月10日。先因消化不良，医用消导不应，改用下剂后即腹泻不止。继则西药治疗，服矽碳银、活性炭后，药即随大便排出，大便皆稀水，日十余次。精神不振，嗜睡，头额有冷汗，山根呈青灰色，肢冷，舌淡。补液后腹胀。病在太阴，脾阳衰败，累及少阴，虚寒证也。亟宜益气温中固脱，以防亡阳之变。处方：

红人参6克，炒白术6克，干姜6克，制附片10克，灶心黄土30克，炙甘草3克。浓煎，3次分服。

一帖即泻止，易以异功散调理数日而安。

小儿腹泻二

谢某，女，43天，东城三不老胡同统战部宿舍。1989年11月29日。甫出生即腹泻，每日5～6次，大便呈水样，绿色。去北京某医院住院，白细胞3万，大便培养有大肠杆菌，诊断：肠道感染。用庆大霉素口服及乳酶生，黄连散，维生素 B、C，中药清肠消导药（藿香、苍术、茯苓、黄连、防风、木香、焦山楂）无效。体重距初生时仅增加 1 市斤。患儿消瘦，无力，面黄，脉纹色淡，腹胀。肛门红。证属脾寒肠热，连理汤主之：

太子参 6 克，炒白术 6 克，炮黑干姜 3 克，川黄连 3 克，茯苓 6 克，炙甘草 3 克，炒山药 6 克，陈皮 3 克，木香 3 克，炒扁豆 6 克，车前仁 6 克（包），大枣 2 枚。

服上方后，大便次数即逐日减少；一周后，大便一日 1 次，成形，精神活泼；原方略事增减至 15 帖，停药观察，一切正常，体重居然由 7 市斤增加到 12 市斤。

痢疾

30 年前，家母病痢，我采马齿苋绞汁进之，竟无效。腹痛，里急后重，便下脓血相杂，一日如厕 20 余次。据脉证，乃湿热痢，于是改用清热燥湿，调气导滞之方，药如黄连、黄芩、白芍、木香、山楂、枳壳之类。书毕，又虑及家母年高体弱，且有痰饮宿恙，脾运不健，唯恐虎狼之药伤正，踌躇再三，更加党参、白术、甘草、大枣四味，自以为新病宿恙，俱皆照顾，扶正去邪，两不相妨。不意服后腹痛陡然转剧，日夜呻吟，腹如火燎，舌苔由黄腻径转为黄燥，脉滑数无伦。细思之，不禁汗流浃背，愧悔交加。盖湿热之邪，蕴积化火，迫灼肠道，壅而补之，适以助邪，真愚不可及者，当即改用大黄黄连泻心汤苦寒泄火，加木香、槟榔，导滞行气，一剂而安，二剂即愈。

又有母某，男，40 余岁，与我素善，时为漆匠。一日，邂逅于途，见其坐于地上，面如土色，精神困顿，询之，病痢十余日矣，服药不效。腹痛，赤白夹杂，日十余行，饮食不进，全身如散了架一般。我说此易事也，为疏一方：

山药 90 克，牛蒡子 15 克，木香 10 克，槟榔 10 克，黄连 10 克，苦参 15 克。2 帖，一日 1 帖。

水煎 3 次服，一帖即效，再剂即愈。

按：此 1974 年秋事也，光阴荏苒，不觉 20 余年矣。痢疾忌补涩，唯山药性味平和可用，且与牛蒡子相配，有一涩一滑之妙，此张锡纯法也。木香、槟榔调气，黄连、苦参燥湿化热，颇为对证，故服之即效。

我从 1960 年学医，64 年下乡工作，农村卫生条件差，每年夏秋，所治痢疾人均极多。印象最深者，是 1970—1972 年间，我奉调至甘肃白龙江电站三线建设民兵团工作时，住地在白龙江边小镇碧口。其地无平地，房屋皆沿江而建，屋后尽为吊楼，即厕所也。屎尿从高坠下，遍地皆是，臭不可闻。我所在的三营，其厕所一半竟搭在江中。夏天痢疾流行，五百健儿此愈彼病。同事许某、李某等，用氯霉素未能取效，我乃率民兵上山采集大量十大功劳根（碧口遍地皆有之），加上辣蓼草、凤尾草，煮大锅药，并每人每餐发给大蒜一头，不数日，无不痊愈。

不食

梁某，男，90 岁，退休教师。1996 年 3 月 20 日。不饥、不食、不饮已经三个月，始则住院治疗，继而返家由医院派人上门输液，全家子女轮班守护。也请教过中医。脉象细弱，骨瘦如柴，颧红，舌质红，无苔。而前医处方于益气养血中，尚有黑附子 9 克，不知其用意何在。证属脾胃阴虚，拟沙参麦冬汤加减：

北沙参 15 克，麦冬 12 克，扁豆 10 克，玉竹 12 克，炙甘草 6 克，山药 15 克，莲子 10 克，谷芽 10 克，鸡内金 6 克，生枇杷叶 10 克，桑叶 6 克。10 帖，每日 1 帖。另西洋参 6 克，煎汤代茶。

药后，无动静。药证相符，无疗效者，阴虚无骤复之理也。复诊仍用原方，加砂仁 3 克醒脾，使处方静中有动。服至 27 帖，始知饥饿，开始进食。至今其人尚健在。

按：大抵甘药皆入脾胃，胃为阳土，喜润，故甘寒、甘润之品补胃阴；

脾为阴土，喜燥，故甘淡、甘平之品补脾阴。然"脏腑之阴，默相渗灌"（喻嘉言），故脾胃之阴，似不可截然强为划分。

慢性病要有方有守，以"王道无近功"也。

生枇杷叶有醒脾开胃之功，见《局方》嘉禾散。

气积

谢某，男，60岁，住西苑医院附近同庆街。右下腹有一圆形包块，大如儿拳，鼓起，胀痛，疑为肿瘤，曾去多家医院检查，俱无何发现。诊脉沉弦，询其起病之因，为争房产，愤怒不平而致。为拟疏肝调气方：

柴胡 12 克，枳实 15 克，赤白芍各 12 克，生甘草 3 克，香附 10 克，台乌 10 克，荔橘核各 10 克，木香 6 克，丹参 15 克，川芎 10 克，桃仁 10 克，九香虫 6 克，川楝子 10 克，生麦芽 30 克。数帖即痊。

按：无独有偶，八一厂司机马某，亦因分房问题积愤成疾，腹部表现与此老相同，亦曾去多家医院做过多项检查无结果，亦用此方十余帖而愈。所异者，小马尚多嗳气一证，在身上任何一个地方按一下，即嗳气一至数声，如响斯应，此乃滞气走窜于经络者也。

阳明脉迟

刘某，男，57岁，海淀餐厅工人。1983 年 9 月 13 日初诊。患者有习惯性便秘病史 7 年。目前五日不大便，腹胀痛，不能食，自汗，身重，胸闷，烦躁，面色黄而晦，舌质淡，苔黄腻，脉沉实（64 次/分）。

据上述情况，当属胃肠积滞，腑气不通之证，所疑者，其脉虽沉实，而至数仅 64 次，迟脉主寒，而本案并无寒象。《伤寒论》第 208 条有云："阳明病，脉迟，虽汗出不恶寒者，其身必重，短气腹满而喘，有潮热者，此外欲解，可攻里也。手足濈然汗出者，此大便已硬也，大承气汤主之。"与本病若合符节。仲景又云："其热不潮，未可与承气汤；若腹大满不通者，可与小承气汤微和胃气，勿令至大泄下。"此人虽腹满便闭而无潮热，舌苔黄腻而非黄燥，虽是积滞在里，但尚不到燥结程度，故只宜和胃通腑。方如下：

生大黄 10 克，枳实 10 克，厚朴 10 克，法半夏 10 克，柴胡 15 克，陈皮 10 克，焦楂曲各 10 克，木香 10 克，莱菔子 30 克。4 帖。

9 月 17 日二诊：大便通，胸闷烦躁减轻，但停药脐腹又复胀满，大便虽行而干结不易出，苔腻，脉迟如故。此乃下而未尽之象，拟和胃导滞：

法半夏 15 克，茯苓 15 克，枳实 10 克，瓜蒌仁 12 克，大黄 10 克，桃杏仁各 10 克，陈皮 10 克，火麻仁 25 克，木香 6 克。4 帖。

9 月 26 日三诊：脐腹胀满疼痛下移至左下腹部，腑行转畅，大便成条状，脉率 72 次/分，脉象稍见和缓，原方再用 4 帖。

10 月 3 日四诊：面色之黄晦大减，饮食转至正常，大便不干，但难解出，肠鸣，脉率 80 次/分，舌苔仍厚腻，脉象缓而微滑。其病已去，而中虚未复，湿浊留滞。拟六君子汤合平胃散，补益中气，燥脾助运，以善其后。

按：脉迟，经用和胃通腑剂之后，始渐次恢复正常。说明肠胃积滞，影响气血流通，也可出现迟脉。迟脉不尽主寒。

此患者虽表现为里热实证，但面色之黄晦、舌上之腻苔始终不退，又与脾运不健，湿浊内蕴有关，提示攻邪不可失于峻猛，否则邪未去而中气愈伤。和胃通腑，积滞渐去之后，虚象也就果然显露出来，所以最后改用健脾益气，燥湿和中之法。

急性肾炎一

许某，男，44 岁，四川省梓潼县医院。1986 年秋，因劳累、受寒，始则发热，继而眼睑浮肿，尿检蛋白（＋＋＋），适我返梓探亲，乃为之诊治。

刻诊：浮肿，尿少，微恶寒，咽痛，舌红，苔薄黄腻，脉滑数。病属风水（急性肾炎），用越婢加术汤加减。

麻黄 10 克，石膏 45 克，苍白术各 12 克，白花蛇舌草 30 克，蝉衣 6 克，连翘 15 克，益母草 30 克，白茅根 30 克，金银花 15 克，茯苓皮 12 克，车前草 30 克，丹参 15 克，猪苓 10 克，泽泻 10 克。3 帖，一日 1 帖，水煎 2 次分服。

复诊：肿消，尿蛋白转阴。原方去麻黄、苍术、石膏，7 帖。

按：越婢及越婢加术为治风水（急性肾炎）的有效处方，消肿甚速。此案因郁热在里，故仅取麻、石、术，而去甘草、姜、枣，余则清热解毒、利尿、活血之品。用丹参、益母草既师法《千金》"活其血气，以利风水"的经验，也吸取了现代人用单味益母草治疗急性肾炎的经验。治验较多，用药大体如上，故不复录。如青龙桥派出所某患者 1981 年患急性肾小球肾炎，因其皮肤有化脓性疮疖，用上方加野菊花、紫地丁，服十余帖即愈。

急性肾炎二

李某，男，16 岁，中学生。于感冒后突然出现水肿，已三天。去医院检查，诊断为急性肾炎，曾注射青霉素。刻诊：眼睑、面、足浮肿，面色惨白，畏寒甚，时值春季，穿棉袄，戴棉帽，依然畏寒战抖，无汗，不渴，小便不利，舌淡，苔薄白，脉弦紧。病属皮水，证为阴寒，用麻黄附子甘草汤加味，俾离照当空而阴霾自散。

麻黄 10 克，制附片 15 克（先煎 30 分钟），益母草 30 克，猪、茯苓各 12 克，车前草 30 克，桂枝 10 克，生姜 5 大片，炒白术 15 克。

三帖而肿消，不复畏寒，小便通利。易方调理，旬余而安。

按：同为阳水，而有寒热之异。肾炎初起，多兼郁热，此例却表里俱寒，故有取于麻、附焉。

肾结石

彭某，男，54岁，北京大学教授。多次发生肾绞痛，伴血尿，经校医院确诊为左肾结石（泥沙状），来院要求中药治疗。诊脉弦数，腰背部有不适感，小便不畅，舌质红，苔黄腻。拟清热利湿通淋。

金钱草60克，益母草30克，石韦15克，滑石25克，海金沙15克（包），川牛膝15克，木通15克，鸡内金6克，桑寄生15克，黄柏10克，苍白术各15克，萆薢15克，赤芍12克。15帖，一日1帖。

服至第9帖，小便中即有砂石排出，患者用白色脸盆接尿观察，大者如蚕屎，小者如细沙，先后排出127粒，遂告痊愈。

泌尿系结石

李某，男，32岁，706厂工人。1984年5月13日。右侧腰背沉重疼痛，小便不利，经医院检查，右侧输尿管结石，大约0.6cm，伴输尿管积液。诊脉弦滑，舌质正常，舌根部有浅黄色厚腻苔。既往有慢性支气管炎（喘息型）病史。病属石淋，肾虚湿热，先拟清利排石。

金钱草60克，海金沙15克，鸡内金6克（研吞），牛膝12克，车前草30克，苡仁30克，枳壳10克，柴胡10克，滑石20克，木通10克，赤芍10克，益母草30克，石韦30克，青木香10克，威灵仙10克。

服至第17剂，患者突然感到小便窘急，急如厕，用力一挣，"啪哒"一声，结石排出，尿遂通畅。复诊用金匮肾气丸4盒，早晚各服1丸。

血淋

某男，30 岁，马来西亚人。1992 年 7 月 14 日来色兰半州泰安堂门诊。主诉：小便淋漓不畅，有肉眼血尿，去当地中央医院检查诊断为前列腺炎。舌红、苔黄腻，脉滑数。下焦湿热，化火灼阴，拟清热利湿，方用：大黄、蒲黄、石韦、益母草、牛膝、小蓟、滑石、车前草、猪苓、赤芍、桃仁、琥珀末。2 帖。

7 月 16 日复诊：服药后腹泻。改予：柴胡、枳壳、赤芍、牛膝、石韦、桃仁、丹参、白花蛇舌草、知母、黄柏、肉桂、猪苓、泽泻、六一散。3 帖。

7 月 21 日三诊，大见效，仍用上方 3 帖。

7 月 24 日四诊：小便日见通畅，已无肉眼血尿。方用：猪苓、山甲珠、王不留、蒲公英、虎杖、车前草、丹参、益母草、知母、黄柏、肉桂、牛膝。4 帖。

7 月 30 日：小便完全正常。前列腺仍有肿大，改以活血软坚为主：桃红四物汤加山甲、牛膝、丹参、益母草。16 帖。（原始记录未记剂量）

血尿（肾、输尿管术后）

贾某，男，12 岁，河北涿县石油部职工大学子弟。1989—1990 年年初，因双侧肾盂巨大积水，腹痛，尿排不出，肾脏撑大 5 倍，在北京某医院做过三次手术（右侧输尿管、肾盂再吻合，左侧肾盂、输尿管再吻合，右侧膀胱、输尿管再吻合）。术后感染，尿中经常有红、白细胞，每隔十余天即出现一次肉眼血尿，且夹小血块。3 月 18 日来西苑医院门诊。小便不畅，血尿，舌边红，根部黄腻苔，脉滑数。证属湿热瘀结。治拟利湿清热，行血止血：

生地 15 克，木通 10 克，生甘草 3 克，淡竹叶 6 克，石韦 12 克，生地榆 10 克，白花蛇舌草 18 克，旱莲草 30 克，三七粉 6 克，白茅根 30 克，大黄 6 克，藕节 10 克，桃仁 10 克，益母草 30 克。

5 月 10 日复诊：上方服 40 剂，已无肉眼血尿，但尿检仍有红、白细胞。小便通畅。但时有神疲乏力，脉转细数，苔净。改用六味地黄汤合二至丸，加生地榆、蛇舌草、石韦、黄柏、牛膝、车前草、太子参、麦冬，半补半清。

6 月 28 日三诊：上方已服 30 帖，尿检完全正常，无明显不适，嘱继续用 5 月 10 日方一段时间（隔日 1 帖），以巩固疗效。

尿血（尿道断裂伤）

殷某，男，40 岁，1977 年于夏收时不慎跌扑，被尖石伤及尿道，当即从小便排出鲜血约 300 毫升。经大队医生注射止血针剂后送至某医院，诊断为尿道断裂而住院，拟行手术。适我在县夏收工作队，该院以手术条件不足，乃邀往视，问如此情况可否服中药解决？我见患者全身状况尚好，舌脉亦无异常，询知其自能排尿，唯一日之中，有二三次尿血，每次量约 30～50 毫升，肉眼观之，排尿时无血，排血时无尿。细思之，此外伤出血，必然留瘀，瘀不去，血必不止，而患处为尿道，易于污染，所以考虑从行瘀止血，清热解毒入手，以观察疗效，处方如下：

生大黄、炒栀子、三七、茜草、赤芍、生炒蒲黄、桃仁、丹皮炭、海金沙各 10 克，大小蓟、蒲公英各 15 克。

方中生大黄、栀子、蒲公英既能清热解毒，又可以行瘀止血，其中生大黄尤为要药，个人经验，凡属实证热证之各种出血证，非生大黄不可为功。三七、茜草、二蓟、丹皮、桃仁等，既能止血，又能行瘀。海金沙清热、利水、解毒，个人常用以治疗血尿，有著效，《本草药性备要》一书且谓其"专理跌打"，故用之。

一日 1 剂，服 3 剂，血止。三天后患者已无痛苦，遂自动出院。后大队医生王某来告，返家后约一周，又有少许尿血，患者持前方取服数剂，竟获痊愈。

按：本例患者为外伤引起的尿血，但尿出系鲜血，不同于尿中带血；且伤必致瘀，瘀不去，则新血不能归经，所以处方用药以行为止，配合清热解毒，防患于未然。

慢性肝病

高某，男，37 岁，山西省永和县医院中医师。1981 年 9 月 10 日。1977 年发现慢性肝炎。1980 年 10 月又因过劳而出现黄疸，肝功能不正常，经治疗后肝功能恢复，黄疸指数停在 16 单位左右不降，肝脾肿大不回缩，鼻衄，化验蛋白比例正常，总蛋白略低，白细胞由 7000 下降至 3800。1981 年赴上海，某医院诊断结论为：肝脏肿大，形态失常，放射性分布不均匀，肝门及右叶下方处则稀疏，胆囊区放射性缺损，提示右叶下方及胆囊区占位性病变。此期患者在中山医院请姜春华医师诊治，姜老处方用大黄、黄芩、黄连、栀子、丹参、茵陈、甘草，服 30 帖，黄疸消退，肝脾开始回缩。同年 9 月到北京西苑医院门诊，适值我上班，查患者肝在右肋下二指，脾在肋下三指，压痛（＋）头晕，梦多，纳差乏力，一年多鼻衄未止，舌边有瘀点，脉沉细。法当滋肾疏肝益胃：

生地 30 克，麦冬 15 克，当归 10 克，南北沙参各 15 克，赤白芍各 10 克，丹参 30 克，鸡血藤 30 克，黄芪 30 克，黄精 30 克，姜黄 10 克，郁金 10 克，鸡内金 10 克，焦楂 10 克，党参 10 克，枸杞子 10 克。

服 30 余剂，纳食大减，口舌麻木，来信相商。我认为补之不应，必有邪碍之故，改用活血化瘀剂（旋覆花、茜草、当归、柏子仁、桃仁、红花、丹参、赤白芍、郁金、川楝子、蒺藜、夜交藤），服 5 剂后，鼻衄、齿衄加重。第 3 次处方仍以养肝肾胃阴为主：

北沙参 15 克，枸杞子 15 克，生地 15 克，麦冬 12 克，五味子 6 克，鳖甲 10 克，山甲珠 10 克，女贞子 15 克，生麦芽 30 克，旱莲草 15 克，当归 6 克，白芍 12 克（衄血量多加生大黄 6 克）。服药尚应，共服近 200 剂，食量每日 6～7 两。

1982 年 10 月再来北京，加用复肝散（红人参、三七、地鳖虫、姜黄、郁金、山甲珠、鸡内金、紫河车），用后鼻衄又增多，去地鳖虫，加麦冬、五味子、枸杞子、山萸肉，先后共服十料，肝脾缩小，饮食正常，去信随访，已 10 个月未出现衄血。基本上恢复了健康。

慢性肝炎、肝硬化腹水

陈某，男，54 岁，东炼前进化工厂。1981 年 8 月 21 日。患者有慢性肝炎病史四五年，1981 年春出现腹水，经医院诊断为肝硬化腹水。4 月 23 日来西苑医院请方药中医师诊治。方师用苍牛防己汤（苍白术各 30 克，川怀牛膝各 30 克，汉防己 30 克，大腹皮 30 克）。后因患者有阴虚证象，二诊用上方合增液汤（玄参、麦冬各 15 克，生地 30 克）。三诊至六诊用参芪丹鸡黄精汤加味（党参 15 克，黄芪 30 克，丹参 30 克，鸡血藤 30 克，黄精 30 克，当归 12 克，细生地 12 克，夜交藤 30 克，苍白术各 10 克，青陈皮各 10 克，甘草 6 克，柴胡 10 克，姜黄 10 克，郁金 10 克，薄荷 3 克，砂仁 6 克，莱菔子 12 克）。腹水逐渐消退，腹围由初诊时的 82cm，6 月份降至 78cm，7 月份降至 77cm，8 月份降至 76cm（每日测量）。8 月 21 日，因方师去成都开会，遂由我负责治疗。仍用方师处方，略有增减。8 月 29 日加服复肝散（红人参 45 克，姜黄、郁金各 25 克，地鳖虫 25 克，鸡内金 25 克，三七 45 克，当归 45 克，紫河车粉 45 克，丹参 45 克，研粉，一日 2 次，每次 5 克，白开水冲服）。第十二诊，因舌红、口干、心烦，改用加味一贯煎：沙参、女贞子、旱莲草、生地、川楝子、党参、黄精、茯苓、泽泻、枸杞子、五味子、鸡内金、山药、白术、黄芪、益母草。并加服鲤鱼汤（鲤鱼半斤，去鳞、腮、内脏、煮烂、过滤后服）。9～10月份，腹围由75cm降至72～73cm。至12月初，腹水完全消除，精神体力亦佳，已恢复正常工作。前后共20诊，治疗时间约7个多月。

冠心病心肌梗死

宋某，男，73岁，地质大学。1989年4月17日。两周前因急性心肌前壁大面积梗死、室壁瘤，入住北京某医院，经急救好转。刻诊：乏力、短气，心前区及膻中（两乳之间）仍有压榨感，面色苍白，夜尿多，腰脊酸楚，舌质淡，苔少，脉弦细涩。证属脾肾两虚夹瘀，拟补肾益气，活血化瘀。

首乌15克，淫羊藿15克，桑寄生15克，杜仲15克，补骨脂12克，沙苑子12克，巴戟10克，菟丝子15克，枸杞子15克，黄精15克，炙黄芪30克，党参15克，川芎10克，丹参15克，熟地黄15克，当归10克，赤芍10克，炙远志6克，茯苓12克，全瓜蒌15克，石菖蒲6克，珍珠粉2克（2次冲吞）。15帖，一日1帖。

服后颇安适，精神、体力日见恢复。续用本方加减，服至100余帖，患者不愿再服药，遂自动停药。停药后半年复发一次，再度住院，三周后出院，坚持服上方2年多，今年已80矣。

按：此例高年肾虚，命火式微，故用大队补肾药以治其本。不用桂、附等刚燥药，寓补火于添水之中，则无炎烧之祸矣。

黄芪配珍珠粉，有促进伤口愈合的作用。

冠心病

刘某，女，62岁，中央党校。1998年5月25日。因气喘、脚肿、高血压而来就诊。刻诊：气喘吁吁，活动后加重，休息时减轻。两脚浮肿，心前区疼痛不适，血压 170/110mmHg（北京医院检查诊断为：老年性退行性瓣膜病，主动脉瓣轻度钙化、轻度关闭不全。朝阳医院内科门诊以患者有 40 年吸烟史，拟诊为肺气肿、肺源性心脏病）。舌质正常，有薄腻苔，脉沉细，唇紫。证属心阳不足，瘀血水湿为患，拟温心阳，活血利水。

桂枝 10 克，茯苓 15 克，丹参 15 克，桃仁 10 克，川芎 10 克，当归 10 克，益母草 30 克，黄芪 30 克，葶苈子 30 克，白术 15 克，车前仁 15 克（包），麦冬 15 克。

15 帖，每日 1 帖。嘱患者再去北京医院做有关心脏的检查。

6 月 7 日复诊：检查结果：室性早搏，心电图示 T 波低平，诊断：冠心病。足部浮肿消退。喘息减轻，心前区已无不适感，唇色由紫变红。舌脉如前。血压 150/90mmHg（未用降压药及其他西药）。大便溏，一日 3 次，足底发凉，偶失眠。原方加健脾补肾安神之品。

桂枝 10 克，茯苓 15 克，丹参 15 克，川芎 10 克，当归 10 克，益母草 15 克，黄芪 20 克，炒白术 15 克，党参 12 克，炙甘草 6 克，五味子 6 克，菟丝子 15 克，桑寄生 15 克，怀牛膝 10 克，酸枣仁 15 克，麦冬 15 克。15 帖，一日 1 帖。

按：此例动即气喘，极似肺气肿。来诊时因唇紫、浮肿而怀疑为冠心病，已而果然。桂枝茯苓丸对血瘀所致的水肿有明显疗效，盖"血不利则为水"也。

心肌炎一

张某，女，33 岁，706 厂工人。1987 年 7 月 4 日。3 周前突然发生呕吐，腹泻，被诊为"病毒性肠炎"。住院治疗期间出现心跳，心慌，早搏（每分钟 4 次），心电图示 ST 段改变，心肌损伤。用西药心律平有效，但不能停药，停即再出现早搏。刻诊：早搏频发（每分钟 6～8 次），怔忡不宁，胸闷，眠少，乏力，舌质净，胖，有齿痕，脉细而结代。证属气阴两虚，拟气阴两补，用炙甘草汤加味：

炙甘草6克，炙黄芪15克，丹参12克，党参15克，桂枝6克，麦冬15克，阿胶10克（烊化），生地12克，桑寄生15克，茯苓15克，石菖蒲3克，炙远志3克，桂圆肉10克，大枣15克，淮小麦30克，生姜2片。15帖，一日1帖。

服至第5帖，即停用西药，停后未见早搏。服至40帖，诸恙悉平。

心肌炎二

曾某，男，12岁，北京医科大学口腔医学院子弟，住西苑医院。1985年春因心肌炎、频发早搏请我治疗，我用生脉散合保元汤、炙甘草汤三方合方（红人参、麦冬、五味子、炙黄芪、桂枝、炙甘草、生地、丹参），随证加减，先后治疗一年余，早搏完全消失。今已大学毕业矣。

按：近十余年，所治同类病例不少，大旨以虚证为主，但有心气虚（倦怠乏力、短气、胆怯、自汗），心阳虚（面白、手足冷、舌淡），血虚（失眠、多梦、烦躁），阴虚（面红、盗汗、大便干结、舌红）之异。气虚者多脾肺见证，而见食少，短气，便溏；阴虚者多肝肾见证，而见烦躁易怒，失眠。兼夹实邪亦不可忽视，如不顾及，则补而无功，反添枝蔓。常见兼夹之邪为痰热（苔黄腻，胸闷，恶心，咯痰，温温欲吐），瘀血（舌淡紫黯，心前区刺痛），滞气（胁肋胀满，烦躁，生气后加剧）及水饮（苔白滑，面虚浮如肿，口干不思饮，肠鸣，便溏）。兼夹之邪较突出时，可先治兼证，再治虚证本证，或标本兼顾之。其用药大旨以补心阴心气为主，我常以保元汤、生脉散为基本方。人参为必用之药，阳虚合桂枝、附子，阴虚合麦冬、五味，脾虚合白术、茯苓。唯火盛者以太子参代之。既有人参适应证而见面赤、心烦、头晕、血压高者，可同时用平肝潜降药。

怔忡（心动过速）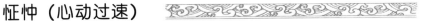

王某，女，23岁，华侨，住埃因霍温市。1994年11月1日。心悸而烦，心率110次/分，口黏，有痰黏稠，每晚只能睡3～4小时，有恐惧感，已历两个多月。舌红，苔薄黄腻，脉滑数。证属痰火扰心，用黄连温胆汤加味：

法半夏10克，茯苓15克，枳壳10克，黄连6克，丹参15克，苦参15克，炙甘草3克，远志6克，酸枣仁18克，珍珠母30克，龙齿30克，独活10克，石菖蒲6克，夜交藤35克。6帖，一日1帖。

注：服上方6帖后，睡眠改善，心率降至73次/分。

失眠一

钟某，女，50岁，铁道部科学研究院。1991年4月19日。苦失眠，有时通宵不能入睡，曾用安神药及安定，均无效。刻诊：失眠烦躁易怒，周身酸楚。舌黯淡，舌下青筋怒张，脉沉细。病已一年余。拟疏郁活血安神：

柴胡6克，赤芍10克，枳壳10克，炙甘草3克，桃仁10克，红花6克，生地12克，当归6克，川芎6克，丹参15克，夜交藤35克。8帖，一日1帖。

4月28日复诊：目前可睡5小时，有少许痰，腰骶及下肢酸痛，情绪仍不稳定。拟疏肝、宁心、和胃、补肾，兼而调之：

柴胡6克，枳壳10克，赤白芍各10克，当归10克，茯苓12克，丹参15克，夜交藤35克，夏枯草10克，巴戟10克，淫羊藿10克，半夏10克，全瓜蒌12克，甘草3克，生姜2片。

失眠二

黄某，男，43岁，比利时华侨。1995年6月12日。两个多月来，每晚只能睡2小时左右，梦多，经常恐惧莫名。饮食、大小便正常。舌淡，脉细，拟养心安神。

红参须6克，茯苓15克，酸枣仁15克，龙骨15克，炙黄芪15克，丹参10克，炒白术10克，远志6克，桂圆肉10克，甘松6克，淮小麦30克，大枣15克，炙甘草6克。

另六味地黄丸，天王补心丹，每晚各服6克。

按：此用《千金》定志小丸、甘麦大枣、归脾三方合方。方中甘松有良好的镇静作用。患者常有恐惧感，恐为肾志，故又加用了六味地黄丸。

肺炎一

石某，女，19岁，住海淀区肖家河。1986年6月7日。发热半个月，伴咳嗽、胸痛。X线检查示右中肺片状模糊阴影：右中叶炎变。体温38.3℃，面赤，咳嗽，痰黏稠不易吐出。舌边赤红，脉滑数。属热痰壅肺，拟宣肺清热化痰：

麻黄6克，杏仁12克，石膏30克，生甘草6克，鱼腥草15克，浙贝10克，连翘12克，金银花12克，黄芩16克，桔梗10克，芦根30克，栀子10克，冬瓜仁30克。4帖，一日1帖。

6月10日复诊：体温降至37.2℃，痰黏，色黄，口干，不思食。予竹叶石膏汤加减，4帖。

17日三诊：体温正常，有痰，色白不黏，饮食仍少，食后胃有胀痛感。以二陈汤加谷芽、枇杷叶、白术、前胡、桔梗、建曲、生姜，调肺胃，化痰湿，以善其后。

肺炎二

林某，女，8岁，住荷兰安道芬医院。1995年5月18日。患儿于3个月前，与其妹在公园游玩，不慎落水，8分钟后始被救起，神志不清，呈呆傻状，一直住院治疗，无明显进步。最近患肺炎，被送进特护病房，病情危笃。其父母征得荷兰医生同意，请我加用中药治疗。刻诊：高热，神昏，抽搐，痰声如锯，颜面潮红，额角有微汗，舌红苔黄腻，脉滑数。此痰热壅肺之重证，拟通腑清热豁痰：

生大黄10克，黄连6克，清半夏10克，全瓜蒌10克，猴枣粉0.3克（分2次冲），川贝3克，黄芩6克，钩藤10克，石膏30克，羚羊角丝10克（先煎），焦栀子6克，鱼腥草10克，桔梗3克，前胡3克，石菖蒲3克。3帖，一日1帖，分3次鼻饲。

服一剂后得畅泻三四次，再剂热退喘平，抽搐停止，肺部啰音亦消失。

肺炎三

郝某，年68岁，东城区法院家属，既往有糖尿病、支气管哮喘、高血压、脑血栓形成病史。1997年春节后开始出现持续发热，咳嗽痰多，经北京某医院呼吸科诊断为"肺炎"而入院治疗。已住院4个月，反复用过多种抗生素及激素，发热或持续，或暂退而复热。从1997年4月起加用中药治疗，至11月自动出院在家疗养，即完全用中药。总结治疗经过，大略可分为以下3个阶段。

4月8日至11月，发热，咳嗽，痰多而黏，舌红，苔厚腻，脉滑数。以清化痰热为主，用小陷胸汤（黄连、半夏、瓜蒌仁）合千金苇茎汤（桃仁、苡仁、冬瓜仁、芦根）加桔梗、鱼腥草、石菖蒲、远志、莱菔子、竹沥等，配合雪羹（海蜇皮、荸荠）食疗。加用中药后，大部分时间体温恢复到正常，但约每两个月仍有一次发热，每次持续 1～2 周。

11 月中旬至 1998 年 1 月，体温 37.5℃，持续不超过 2 周。倦怠、多睡，睡中痰鸣，肺部可闻啰音及哮鸣音，胸腹部有汗，不渴，舌苔不厚，质润，脉缓滑数。改用调和营卫为主，用桂枝汤（桂枝、白芍、甘草、大枣、生姜）加前胡、桔梗、厚朴、杏仁、枳实、黄连、龙骨、牡蛎、菖蒲、远志、西洋参。药后体温明显下降，精神亦较好。继之用温胆汤（半夏、茯苓、陈皮、甘草、枳壳、竹茹、大枣、生姜）调理。

1997 年 12 月 3 日至 1998 年 5 月，精神较好，痰量锐减，有少许汗。肺部无啰音。苔薄而润。此期大致以六君子汤（党参、白术、茯苓、甘草、半夏、陈皮、大枣、生姜）补土生金为主，加淮小麦、黄芪、苡仁、冬瓜仁、山药，或用玉屏风散（黄芪、白术、防风）加淫羊藿、枸杞子、补骨脂、油松节、大枣、炙甘草、小麦。

按：老年体弱患者，特别是并发其他疾病者，病程多见迁延，肺部病灶不易吸收，病情易致反复。虽长期使用多种抗生素、激素及中药清热化痰剂，亦难获效，终至油干灯灭，气阴耗竭而死亡。对此类患者，应详察虚实，明确主次，辨证论治。如：虽见发热，但无口干渴，烦躁，苔黄，舌红，脉洪大等里热征象，面色苍白无华，自汗，舌质淡嫩，苔白腻水滑，脉虚细者，即为营虚卫弱。治宜补虚扶正，调和营卫，可用桂枝加龙骨牡蛎汤加减。体虚易感冒，卫外功能减弱者，可用玉屏风散。食少，便溏，短气，咳嗽，痰多，乏力，为脾肺气虚夹痰，气阴两虚，可用生脉饮合四君子汤。也有肺胃阴伤不复，邪热留恋不去，证见舌光剥无苔，咽干心烦，潮热盗汗者，常用沙参麦冬汤加味。扶正为主的治疗方法，可以逐渐地提高患者的免疫力，增强机体抗病能力，促进炎性病灶吸收，有利于康复。

慢性肺部感染是老年病中颇为棘手的问题。此案至今服药已一年，出院后完全用中药也近半年。患者年龄较大，又有多种慢性病，由开始的清化痰热转至扶助正气，最后完全停用各种抗生素，而精神日佳，体力增强，肺部感染也得到控制。

咳喘（慢性支气管炎）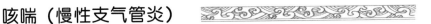

赖某，男，23 岁，华侨，住 Rotterdam。1994 年 10 月 17 日。4 岁起即有咳嗽、气喘、咯痰病史，至今已十余年。无痰，苔白腻，脉弦，背冷。先予小青龙汤温肺化饮：

麻黄 6 克，桂枝 10 克，清半夏 15 克，干姜 10 克，细辛 3 克，五味子 6 克，白芍 10 克，炙甘草 3 克。6 帖，一日 1 帖。

复诊：服药后咳喘均减，拟补肾，健脾，平喘，化痰诸法合方：

半夏 10 克，茯苓 15 克，橘红 10 克，熟地 10 克，砂仁 6 克，补骨脂 12 克，五味子 6 克，白术 10 克，当归 10 克，白果 15 克（打），麻黄 6 克，炙甘草 3 克，党参 12 克，淫羊藿 12 克，车前仁 10 克（包）。

其间，或因舌苔黄、痰稠而加黄芩、连翘，或因食滞痰多而加莱菔子、枳壳、焦楂。患者在母亲督促下坚持服上方 4 个多月，至 1995 年 2 月，咳喘止，痰也无。十余年之病，终告痊愈。拟异功散加黄芪、黄精、补骨脂、苡仁、当归为丸，常服之。

咳嗽（急性支气管炎）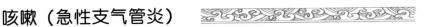

何某，14 岁，时在 1996 年岁末，忽然咳嗽不止，夜甚，痰多，视其痰胶黏成块，遂以为肺热。既未诊脉，又未看舌，径以止嗽散、桑菊饮两方加减，服 2 帖，竟无效果。适手边有人送来的新药止咳药"速立"，令服之，咳更剧。诊其脉，弦滑，滑主痰多，弦乃寒象。舌质不红，乃知是寒。急用苏陈九宝合二陈温肺化痰：

苏叶 6 克，陈皮 6 克，麻黄 3 克，桂枝 6 克，杏仁 10 克，炙甘草 3 克，清半夏 10 克，前胡 10 克，桔梗 6 克，茯苓 10 克，车前仁 15 克（包），蜜炙生姜 2 片。

一服即效，尽剂而安。

按：寒热之别，甚为重要。年轻时读方书，颇欣赏止嗽散一方，程国彭在其方之按语中说：此方不寒不热，温润和平。不知审是寒证当温必温，审是热证当清必清，否则不效，决无无论寒热皆能有效之理。辨证论治的意义，于此可见。当然其错不在立方人，而在用方人。

肺心病（心功能不全）

某患者，77 岁，1990 年 10 月 8 日邀我诊视。有肺心病史 30 余年，常年咳嗽，气喘，多痰，心悸。最近两个月出现下肢浮肿，按之凹陷，疲乏嗜睡，食少，舌有瘀斑，肝大。脉弦滑数（105 次/分）。拟强心利尿，健脾温肾，活血疏肝：

黄芪 25 克，党参 15 克，制附片 12 克（另包先煎），桂枝 10 克，白术 15 克，茯苓 15 克，当归 10 克，丹参 15 克，益母草 15 克，防己 10 克，赤白芍各 10 克，陈皮 6 克，桑白皮 15 克，泽泻 10 克，桃仁 10 克，红人参 5 克（2 次冲），生姜 5 片。8 帖，每日 1 帖。

复诊：肿消，精神好转，咳喘亦减。可下地活动，心率减慢至 88 次/分。执意不肯再服中药，姑予肾气丸、六君子丸调理之。

按：我治疗心功能不全（充血性心力衰竭）常用桂枝茯苓丸、防己黄芪汤、真武汤加人参三方合为一方，有时也加葶苈子，效果不错。

过敏性哮喘

某男，3 岁，Rotterdam。1994 年 11 月 28 日。既往有牛奶、鸡蛋等异体蛋白过敏史。近咳嗽，气喘，鼻衄，手足湿疹瘙痒，饮食不多，大便溏。

拟健脾宣肺，利湿清热。

白术 10 克，谷芽 10 克，茯苓 10 克，麻黄 3 克，杏仁 6 克，徐长卿 10 克，银花藤 10 克，连翘 10 克，炒扁豆 10 克，防风 10 克，乌梅 10 克，甘草 3 克，紫苏 6 克，芦根 10 克，桑白皮 10 克，焦楂曲各 10 克，白茅根 15 克。7 帖，一日 1 帖。

12 月 12 日复诊：鼻衄止，咳喘减，湿疹亦见好。

黄芪 10 克，白术 10 克，防风 6 克，乌梅 6 克，甘草 3 克，徐长卿 6 克，白鲜皮 10 克，蝉衣 3 克，荆芥 6 克，大枣 15 克，茯苓 10 克，炒山楂 10 克。

百日咳

姚某，男，3 岁，四川梓潼县宝石乡五马村人。1969 年春季某日来诊。患百日咳已一月余，迭进中西药、鸡苦胆及大蒜糖浆不效。顿咳连连，剧则弯腰抚肚，汗、泪、涕俱下，必呕尽痰涎始获片时之安。食少，骨瘦如柴，面赤身热，大便干结，脉滑数，舌红，苔黄干裂。

痰热久，肺胃之阴为之销烁，拟通腑泻热，俾邪去而津液自复。方用：生大黄、玄明粉、瓜蒌、川贝、百部、紫菀、沙参、芦根、甘草。2 帖。复诊：大便泻下黏液如涕如唾者甚多，咳大减。易方用沙参、麦冬、桑皮、芦根、山药、川贝、枇杷叶、百部、甘草，不数日而愈。

肺癌胸水

孙某，男，56 岁，中央党校司机。确诊为肺癌已近一年，右肺胸水半年。X 线片上看不见肋骨，只一片，且向左膨大。不能左卧，呼吸迫促，消瘦，乏力。所幸精神食欲尚好，病情危重。阅前医处方，率皆寻常利水之剂，岂可奏功？正如张子和所谓长川泛溢，而欲以杯勺取之也。议用十枣汤背水一战：醋制大戟、甘遂、芫花各 30 克，研极细末，每日凌晨服 3 克，大枣 30 克煎汤送。如大泻，次日即停服，泻不畅或不泻再服 1 次。半月之后，我自石家庄讲学回京，患者即来复诊，遵嘱用散剂 2 周，或隔日 1 次，或三四日 1 次，顷已坚持服完。服后呕吐大量稀水黏液，继则泻水，由一日二十余次，减至十余次。体力尚可支持，短气明显减轻，可向左卧 2 小时，唯腹痛，予理中汤加砂仁、木香，停用散剂消息之。1 个月后拍片复查，胸水纵向消退约 1/4，横向大大缩小。患者每日坚持去颐和园散步，已可登上佛香阁。此后即改用健脾益气为主的处方调理，情况一直不错。存活五年余。

按：此例肺癌胸水，用十枣汤，背城借一，取得较满意的疗效，较快地改善了呼吸困难的症状，但得力于患者的信赖，否则根本不能坚持下去。或谓甘遂、芫花、大戟皆虎狼之药，岂可用于肺癌大虚之证？不知《金匮》此方，亦不得已而用之者。胸水满，呼吸困难，置之不顾，则憋闷至死，放其水，则死得更快，30 多年来，所见多多，故此际攻水，尚有一线生机。且仲景指出"强人服一钱匕，羸人服半钱匕"，明言羸人也可用，只不过应减量而已。或谓十枣汤何以能除胸水？（此例病人在复查时，去北京某著名医院，医生听患者说看看服中药后胸水是否消退时，即明确告知：吃药能消胸水？这样的医生还没生出来）我的看法，可能是由峻泻导致脱水状态后，加强了胸水的吸收。然乎？否乎？谨以事实，质诸高明。

木火刑金（肺结核大咯血）

陈某，男，16 岁。1974 年 6 月 4 日初诊。高热、大咯血已经 5 天，经北京某医院确诊为"肺结核进展期、肺出血"，即收入院治疗。曾给以补液，抗痨，止血（维生素 K、维生素 C、仙鹤草、云南白药、脑垂体后叶素等），及中药（生地、百合、沙参、玄参、茜草、黄连、栀子、白及、茅根、桑皮、桔梗等）而血未能止。五天来，每天早、中、晚都要咯血 1 次，每次约

50～100 毫升，总出血量约 1800 毫升。

会诊时其脉弦数有力，舌质红，苔薄黄而干，面赤，口鼻气热。询知每将咯血，自觉一股热气上冲。干咳、胁痛、大便黑色而硬。会诊时正值 12 点正，患者一阵干咳，又咯出鲜血约 100 毫升。综合脉证，以为系肝火亢盛，熏灼肺金，肺失肃降，气逆血奔。五脏之火以肝火最横，急宜苦寒直折，火不熄则血不得宁。拟泻心汤加味：

大黄、黄芩、黄连、焦栀子、苏子、川贝、桃仁各 10 克，降香、茜草各 6 克，鲜生地、花蕊石、侧柏炭各 15 克，三七 4.5 克（冲吞），鲜藕 60 克煎汤代水，一帖。

二诊：服药 4 次，体温降至 38.2℃，脉稍缓和。苦寒复入甘寒，以清余焰，兼顾其阴。

沙参、旱莲草各 15 克，百合、白及、百部各 12 克，丹皮炭、川贝各 6 克，大黄炭、甘草、黄连各 6 克，苏子 10 克。

三诊：体温复升（上午 39℃，晚 40℃），痰中复带鲜红血丝，口渴喜凉饮，汗多，咳嗽转剧。此木火内炽，肝胃俱热，如不急图，前功尽弃。

鲜生地、玄参、川贝、藕节、赭石各 15 克，麦冬、黄连、栀子、蛤粉、炒阿胶、桃仁各 10 克，生石膏 30 克，青皮、丹皮、地骨皮各 6 克，三七 4.5 克（冲吞），花蕊石 12 克，羚羊角 2 克（人乳磨兑，冲服）。二帖。

四诊：服完 2 剂，热退清，血竟止。以后即由医院调治，住院 1 个月，情况稳定，遂返家休养。次年，病灶钙化。

按：本案在大出血治疗期间，嘱停用一切西药，前后仅一周，出血即完全制止。总结经验，初诊得效，实得力于生大黄之釜底抽薪。失血既多，其阴必伤，苦寒之味本当慎用，而证属木火内炽，不得不借之以折其炎炎之势。盖此际泻火即所以止血，止血即所以养阴也。又方中配用降气药，是仿缪仲淳气降则血降之法；三七、桃仁、花蕊石等，止血而不留瘀，亦为吐衄用药要点。

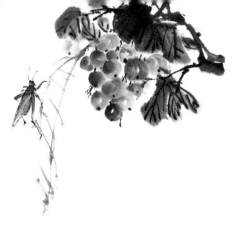

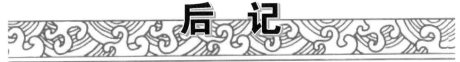

后 记

　　此书为何绍奇教授的遗作。在增订版即将付印前，何教授突发心脏病离去。感谢人民卫生出版社肩负起全部责任，使此书以较高的质量与读者见面。同时感谢刘晖桢教授为全书最后定稿和校对，感谢赵自立编辑为文字方面把关。

　　刘晖桢、赵自立都是何绍奇教授生前的文友、益友。他们交往虽不多，但同样热爱中医事业，治学严谨。故同声相应，同气相求，相知甚深。在此，我代表何绍奇和他的家人，衷心地表示感谢！

　　希望此书能将何绍奇研深覃思，孜孜矻矻，热爱中医，献身中医的精神风貌带给读者，以了绍奇之心愿！

何绍奇夫人赵京

2005 年 9 月 3 日

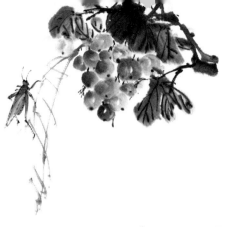

附文一：中国版本图书馆书评

编者按：该书评言简意赅，对本书第 1 版评价中肯而贴切，相信对读者阅读本书会有所启发，现附文如下：

这书基本上非常适合所有已习医一段时间而对中医学，特别是医古文一类，仍有不明白的人士作消闲之读物。全书分为两部分，就是书名上开宗明义的"读书析疑"部分（即作者的读书札记）及"临证得失"部分（即作者诊症的病案简要）。

在"读书析疑"中，作者转述了很多古医文中的记载，诸如《内经》《素问》《伤寒论》《金匮要略》等，再贯以作者对该篇文章或褒或贬、或赞或叹的看法。当中而我觉得最值得推荐的是作者的治学态度，因他能融会贯通，不仅就个别文章发表意见，还把其他有关系的文章连贯成理，从而启迪出一些统一的思想。

而从"临证得失"部分中，个人觉得作者最可爱及可贵处，是把他个人的错判错辨的病证例子也记下来，作者希望借此能使读者体会业医者应有"人命关天"的良心，从而引以为鉴。

摘自【中国版本图书馆 CIP 数据核字（98）第 36026 号】

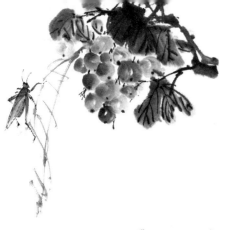

附文二：纪念何绍奇先生文摘

编者按： 在本书即将付梓之际，何绍奇先生于 2005 年 7 月 7 日在香港浸会大学中医药学院任教期间不幸辞世。何先生医德高尚、医术高超，为人坦荡豁达，在中医界内声誉颇佳；在中医学术上更是博学强记，富有才学，长于融会古今，因而多有建树。他的突然离去令人不禁嗟叹惋惜。

为表达对何先生的追思，中医界举办了隆重的纪念活动，多位中医名老专家与其生前挚友纷纷撰文，回忆他积极乐观的人生经历，缅怀他可贵的品德和精湛的医术。

以下短文前 7 篇原载于中国中医药报（2005 年 7 月 18 日和 25 日），为纪念何绍奇先生，配合其遗作的出版，故收录于本书中，最后一篇是何先生挚友的纪念文章，依次附文如下：

师生情未了

悼念何绍奇教授

我与何绍奇教授相识于 19 年前，当时我正在中国中医研究院修读硕士学位，虽然学的是中西医结合专业，但有时也会抽空旁听中医班的课程。当时何教授精彩的讲授给我留下了深刻的印象，他旁征博引，见解独到，深深吸引了我。后来得知他是"文革"后中国中医研究院首次录取研究生的状元，心里就更增添了敬仰之情。

其后，虽然我与何教授南北分隔，但始终没有忘却这样一位出类拔萃的老师。他所编写的《读书析疑与临证得失》是我最喜爱的著作之一，并私下封他为中医界的"散打之王"。

我到香港浸会大学从事中医教育工作以后，时时感到香港中医教育资源的匮乏，尤其是高素质的老师更是凤毛麟角，于是又不时想到何教授。可惜他当时正在周游列国，无法联系得上。

3年前赴北京开会时又一次打听何教授的消息，没想到功夫不负有心人，一位同学告诉我何教授正好赋闲在家。听到消息后我立即赶赴何教授家，将自己想请他来港教学一事相告。本来以为何教授未必愿意离开北京舒适的生活，谁知当他听我介绍完香港浸会大学中医药教育的发展，以及我对"中医大讲堂"网站的设想，非常高兴和支持，当场表示愿意来港助我一臂之力。

何教授来港后不论是对学生的教诲，对网站的贡献，还是对香港中医界的示范，成绩都是有目共睹的。

其实，我还有一个秘密是大家甚至连何教授都不知道的。那就是想借何教授在港之机多跟他学两招，进而正式向他拜师。所以我抓紧每一个与何教授相处的机会向他讨教，甚至连一起午膳的机会也不放过。只是后来不忍心他因为坐班过于劳累，才忍痛放弃了这些机会。由于身份尴尬，我不想何教授因为我是他的"上司"而勉强收下我这个愚钝的学生，打算等何教授完成了在香港的工作时，再郑重地向他提出拜师的申请，谁知我却永远失去了这一机会！

敬爱的何老师，如果您还能听得见我的这些话，恳请您念在我对您近20年的仰慕之情，收下我这个学生，我会一生一世以作您的学生感到自豪。

（香港浸会大学中医药学院　卫明）

朱良春致唁电

论坛乍聚，才闻贤弟谈笑生风，语惊四座；小别七日，惊悉英才猝然仙逝，举家恸哭。四十年辛勤耕耘，誉满杏林；三十秋忘年之交，情同手足。绍奇才华横溢，立学严谨，名震医坛，为一代国医中坚。近十年来，赴海外，驻香港，传授国粹真谛，栋梁大才，本当继承药王衣钵，岂料壮志未酬身先卒，常使知己泪满襟！国失英才，我失至交，痛惜痛惜！愿绍奇在天之灵安息。

（朱良春子女代笔）

许家松献祭文

悼绍奇，巴蜀英杰，金榜状元，聪敏过人，博学卓识，悲惜同窗鹤早归。

念绍奇,京港执鞭,通评各家,文思超群,宏论长存,痛失益友泪满襟。

(许家松)

才华横溢医林英杰

6月28~30日在美丽的中国近代第一城——南通召开的首届著名中医药学家学术传承高层论坛已拉下了帷幕,正当我们仍沉浸在这次别开生面,徒讲师评,师徒共同切磋、交流,研究中医学术传承的盛世盛举兴奋状态中时,7月7日上午8时许,我接到赵京大嫂从香港给我们传来何绍奇兄早晨刚刚仙逝的消息,我们都被突如其来的噩耗惊呆了。昨晚我们加班筛选"论坛"所摄的照片准备冲印,看到绍奇兄张张照片都面带着的幸福笑容又浮现在我们眼前。

何绍奇、朱步先、史载祥三位教授是我们这次"论坛"的特邀专家。他们三人都是家父朱良春"文革"之前的弟子,三位都学有所成,出类拔萃,都有建树,而绍奇兄是三人中的大才子。他是能讲课、能看病、能著书的三能人才,也是我们当代中医界中年人中的难得的奇才。绍奇兄和朱步先兄是40多年前家父的遥从弟子,一直书信来往,情同父子。只要谈到学问,谈到师承,家父都会不由自主提到他俩,由心而发地流露出对他俩的赞赏和满意。记得1983年由重庆中医研究院黄星垣所长主编,上海科技出版社出版的我国第一部中医内科大型工具书《实用中医内科学》,经过四年的数次易稿,决定在上海延安饭店进行统稿。家父是专家审稿组成员之一,特举荐绍奇兄和步先兄参加统稿审稿。一般审稿一篇文章总要三四天才能定稿,因为引经据典太多,作者有时并不是引用原著,难免会出差错,有时为了一个字或一句话,都要到堆砌如山的文献室去查找核对。而绍奇、步先兄似活字典,凭着过目不忘和对经典著作的熟悉的本领,他们两人一天能改定好几篇稿子,叫当时任总编的李迪臣先生佩服得五体投地,最后李总编重用了他俩,住在延安饭店三个月的时间,统了全书2/3的稿件。在《实用中医内科学》"出版说明"里有这么一段记载:"参加本书统稿工作的有:金寿山、黄星垣、朱良春、李明富、郭子光、何绍奇、朱步先、张大钊、王琦、蔡淦、严世芸等同志。"崭露头角的绍奇兄就以自己扎实的基本功,跻身跨入中医大家的行列,载入了中医学历史史册。这本书一面世,1985年日本东洋医学财团中尾断二先生慧眼识珠，视它为宝，专程来南通邀请家父作顾问，建华姐和建平妹作翻译，此书很快翻译成日文版，畅销东南亚。

《实用中医内科学》是一部全面总结古今中医内科学家学术思想和丰富经验、系统整理古今中医内科文献和遗产，同时，努力反映现代中医内科的新发展和新成就的165.8万字专著。她弥补了我国新中国成立以来还没有一部广度和深度上充分反映这门学科丰富内容的中医内科专书。学术是需要百花齐放，百家争鸣才能发展的。在统稿数年后，绍奇兄窃思师祖章次公先生曾倡导"发皇古义，融会新知"，老师朱良春进而提出：辨证与辨病相结合，以谋求中医学之进步，好学精思、博闻强志的他在中国中医研究院硕士研究生毕业后，任研究生班老师期间与朱步先、陈贵廷、李锡涛等贤达之士合计编写了一部《现代中医内科学》临床医学专著，此书编写体例一改老书旧例，采用现代医学病名，使疾病之诊断得以明确，疗效、预后均有统一衡量标准。其作者不分东西南北，内容则参酌乎古今，包容诸家而折衷求是，追求实效而不尚空谈，诚空前之杰构。我们作为师弟、师妹，也有幸在绍奇兄的提携下成为编委，将家父治疗类风湿关节炎、痛风等经验结合自己的心得体会收集入书。

今天我们再重温由何绍奇兄主编、撰写的《现代中医内科学》前言，从中可以窥见绍奇兄除了聪慧过人、求真务实外，当时作为一个研究生班的老师，正是由于他具有青年中医的社会责任感和使命感，才能审时度势，有胆有识，在当时只有微薄收入的情况下，在较短时间内联合中医界志同道合的老、中、青同志一起完成了继《实用中医内科学》之后的又一部带有时代气息的"实用中医内科学"。这本书的问世，特别是国家中医药管理局提出大病历书写和门诊病历书写新要求后，更突现了它的实用性。

首届著名中医药学家学术传承高层论坛，绍奇兄您抱病前来赴会，由于参会的老专家较多，我们一家人主要精力放在了照顾老专家，却疏忽了您的健康，您的离去是中医界的一大损失，更是我们一家无法弥补的、抱憾终身的损失。至今家父还蒙在鼓里，就在您仙逝的那天中午，他老人家又受命于广东省中医院，前去为几位危重病人会诊，同时临床带教学生。在会诊中他老人家又多次提到您，师弟、师妹们只能在心里替他老人深深地怀念您、追思您。

您仙逝后，我7日晚才通知到步先兄，他已订好第二天早晨的飞机票，故不能来与您告别，带着深深的怀念，他近周来一直经常和我们联络，要我们代他全家向大嫂、何月、何沂表示慰问。

《现代中医内科学》已出版 15 年了，您一直有重新增、改内容再版的想法，我们会请朱步先等师兄领衔来完成您的遗愿，安息吧！绍奇大哥！

(朱琬华　朱晓春　朱胜华　朱韧　朱建华　朱幼春　朱建平)

一颗耀眼的"医星"

绍奇，我的师兄，我的挚友，我的知音。他矢志岐黄，造诣精深，学富五车，才华横溢，是吾辈中的奇才，他的英年早逝，无疑是中医界不可弥补的巨大损失，是我心中永远的伤痛。

绍奇是坦荡君子，一代人杰。他侠骨柔肠，肝胆照人；具诗人的气质，学者的风范，和他相处，可以直抒胸臆，无所顾忌。他精通经典，涉猎诸家，乃至医林掌故，遗闻轶事，其采撷之富，钻研之深，罕见其匹。绍奇临床功力深厚，辨证精确，立法用药既大刀阔斧，又不乏灵动之气；疗效确切，深获病家信赖。他讲学论道，纵横捭阖，议论风发；评点诸家之得失，探析学术之源流，无不如数家珍，切中肯綮。其为文淋漓酣畅，质朴天真，不假修饰，而兴味盎然。遥想当年在上海延安饭店为《实用中医内科学》一书统稿，我与他同居一室，朝夕相伴，目睹其撰写有关篇章，在不用任何参考书的情况下，信笔挥洒，千言立就，其记忆力之超人、反应之敏捷、见解之精到，令人心折，叹为观止。《绍奇谈医》多是心得历练之言，与东抄西袭、刻意为文者迥然有别，其学术价值，自是不同凡响。"读书破万卷，下笔如有神"，当是何兄为医为文的真实写照。

绍奇渊博的学识源于天赋，源于名师的熏陶，更得力于他的勤奋。早在20 世纪 60 年代，我与他均师事著名中医学家朱良春先生，朱师惜才爱才，呵护有加，悉心指点，倾囊相授。1978 年，绍奇蟾宫折桂，名列榜首，考入北京首届中医研究生班，师从岳美中、方药中、任应秋、刘渡舟诸先生，用功更勤，学问日进。是年寒假，因经济窘困，未归四川梓潼探亲，感触颇深，赋诗言志："同窗好友各西东，我无川资怨命穷，读书读到人静后，一觉醒来太阳红。"以读书为乐的高尚情趣、豁达的生活态度跃然字里行间。某年冬日，大雪纷飞，他往任应秋先生寓所求教，时值先生午眠休息，绍奇恭候门外，即景生情，口占一绝："早从兰台识明师，所恨无缘拜见迟，虽是千百年前事，程门立到雪消时。"任先生堪称医界程颐，他也可比当年的杨时。绍奇尊师重道的这段医林佳话，相信会千古流传。

天妒其才！绍奇过早地、匆匆地离开了我们，带走了他的满腹经纶、高超医术、卓荦才智、锦绣文章，也带走了他的爽朗笑声，留给我不尽的哀思。

任凭千呼万唤，绍奇再也不会回来。《绍奇谈医》已成绝响。

我的心在哭泣，因为我深知他的价值。

也许这尘世太喧嚣了，在天国，您安息吧！

绍奇是我辈的骄傲，他没有走，他永远活在我们的心中！

（朱步先，2005 年 7 月 14 日于英国牛津）

淡泊名利的真君子

我与兄相交于 20 多年前，那时你还未过不惑，住在西苑，暇日我们一起到西山郊游，记得在樱桃沟的巨石旁小憩，听着潺潺的流水，看着郁郁的丛林，你谈红楼，讲典故，评时事，舒胸中意气，谈未来抱负，讽当世流弊，讥时尚小人；你妙语连珠，才思泉涌，痛快淋漓；今天山泉流水依然在，神我茫茫两世人，你已永远地离开了我们。

绍奇兄气质深厚，智识高远，学术之精微，充于文章，见于议论。满腹才华积于中者，浩如江河之停蓄；发于外者，灿如日月之光辉。清音幽韵，凄如飘风急雨之骤至；雄辞闳辩，快如轻车骏马之奔驰；趣言逸事，妙如春风雨露之温润；警世名言，多如江南雨后之修竹。世之学者，不管识与不识，而读其文，则其人可知。世之庶人，无问贵贱，听其言皆驻足流连，获益匪浅。

绍奇吾兄，志远心旷于杏林之伟业，悬壶济世，精益求精救赎世间之病人。记得在蒙山省亲时，面对老区村民缺医少药，翻山越岭用门板抬着病人来找你看病，你放弃了所有的休息，夜以继日地给大家看病，回京后你念念不忘的却是山里村民的质朴和真诚。

你悯人悲天，对病人有一种发自内心的关切，病人见到你如沐春风，如见救星。面对病危绝望之人，你耐心地解说，风趣的笑话，很快解除他们的心结和恐惧，让他们积极地配合，使人难忘终生。

在你的病人中有达官显贵，更有数不清的百姓平民。民工有病你来者不拒，与他们结成朋友；不相识的人电话询医，你给指点迷津；节假日里本是我们谈天说地的时刻，你却不时地要应对各种来访看病问药的人。面对病人你总是不知疲倦，总是那样耐心和认真。

你心慕靖节，淡泊名利，阅历人间，旁无他求，惟以探求医经病理为要务，以遍阅瀚海文章为快事，以治病救人为己任。你看不起钻营者，你痛恨势利小人，你不低眉折腰事权贵，你不阿谀奉承为己忙，你是真君子，你是伟丈夫。你垂范于当世，你名垂于千古。

（陈志强）

斯人虽去精神永存

惊闻何绍奇先生在香港讲学期间因突发心脏病溘然长逝，我和我的家人立刻陷入巨大的悲痛之中。何大夫，多么好的人，怎么说走就走了呢？这些天来，何大夫的音容笑貌不断在我的脑海中浮现：他知识渊博，通古博今，与他聊天，总能受到启发和教益；他医术精湛，看病用药常有独特之处，能起回天之效；他心地善良，平易近人，工作不知疲倦，行医无私奉献，对朋友、对病人倾心相帮，满腔热情——何大夫在我们心目中，不仅是一位名医，更是一位师长、一位净友。

我与何大夫相识，是缘于母亲重病垂危，经同学引荐，请何大夫诊治。那是 1997 年 4 月，我母亲因患严重的肺炎，在医院用尽了各种最好的抗生素仍不见效。医生说，她感染的是罕见菌，目前没有专用的抗生素可用，广谱药又不起作用。眼看着母亲高烧不退，体温持续高达 39～40℃，生命危在旦夕，我们全家人既焦急又无助。按照医院的意见，已经悄悄地准备起后事。这时，我的同学听说了此事，力荐何先生给看看，说何先生是"文革"后第一批中医研究生，既有长期的基层医疗实践经验，又有扎实丰厚的中医理论基础，给人看病有一绝。在我的印象中，西医治急，中医治慢，当下母亲得的是重症急症，用中医能行吗？医院的医生护士也不以为然。但治病要紧，只要有百分之一的希望，就要用百分之百的努力，这是我们全家人当时的愿望。就这样，我们把何大夫请到了医院的病房。结果是，奇迹发生了。何先生一番望闻问切之后，肯定地说："我有办法让她退烧。"他告诉我，一般都说"对症下药"，而他认为"对病下药"才对。西医是针对细菌用药，他要针对"热"来用药。就这样，服了何大夫开的几服药，我母亲的高烧竟然一点点降了下来，先是变为低烧，继而甚至恢复了正常。不仅我们全家人喜出望外，连医院的医生也不禁说，看来中药还真起作用。此后，母亲的病时有反复，但因为加用了何大夫开的中药，其调理的作用进一步发挥。何大夫不论白天晚上，随请随到，不断调换药方，使我母亲的生命又延长了一年零一个半月。虽然最后母亲因年高体弱，多病缠身，再次复发高烧时又恰逢何大夫出差在外，母亲的病终于不治。但何大夫使我母亲在世上多活了一年多的光阴，我和我的家人也得到了莫大的安慰。我们对何大夫充满了感激。后来，何大夫出差归来，见到我头一句话就是："不巧我不在，我要是回来早点也许还有救。"我听后不禁百感交集。何大夫就是这样一位视病人为亲人的人。还要特别提到的是，何大夫在给我母亲治病的一年间分文不取，完全义务。我曾经给他带上盒茶叶，他却说，给老人治病要花很多钱，不要破费。我与何大夫本来素昧平生，偶然结识后，他给我们提供了巨大的、无私的帮助，怎不让我们肃然起敬。在时下社会，如此不计得失、淡泊名利、默默助人、无私奉献的人，虽难以说"绝无"，但何大夫定堪称"仅有"。他的身上，凝结了民族传统的精华，折射出他这一代知识分子的高尚情操和优秀品德，何大夫无愧为翘楚和师表。

何大夫走了，我们感到无比的痛惜。何大夫的医术正当炉火纯青，经验正当鲜有比肩，更多的病人待他救治，更多的学生待他教导，他的离去，使多少人蒙受了重大损失，将难以计数。

斯人虽去，精神永存。我们悼念何先生，缅怀何先生，当以何先生为楷模，学习他的高风亮节，循着他坚实的足迹继续前行，推动何先生未竟的事业。我，我们，要像他那样，以自己的所能，为更多的人造福。

何绍奇先生永远活在我们的心中！

（杨永安）

深切怀念绍奇先生

绍奇先生星陨香江，国医界顿失栋梁，家人痛失慈亲，我失去了良师、益友、忠厚兄长。

绍奇先生是一位胸怀宽广、学识渊博的人。幼承家训，少年修学，勤苦磨炼和丰富的阅历，造就了他这样一位国医名手、杏林奇才。在交往中，朋友们都深深为他的人格魅力所折服。他胸罗宏富，博闻强记：谈医事，条分缕析，辨是论非；谈文史，剖理释义，睿智犀利；谈艺术，随口拈来，妙语如珠。每每使人如坐春风，如饮醇酒，于不觉中渐入佳境，别是一番天地，或会心一笑，或恍然有悟，获益良多。许多人都是在听他娓娓而谈、风趣喻比中，由敬重而相知，成为挚友、至交的。

绍奇先生是一位深具侠义肝胆、悲悯情怀的人。他早年参加工作，最与劳动大众亲近，了解他们的处境与需要。因而他继承我中华医家的优良传统，立志以割股之心拯溺救亡。数十年来，经他医治的患者何止万千，不论是普通劳动者还是"大有身份"者，他都一视同仁。与患者对坐，立即凝神入照，全身心投入，望闻问切，温言安慰，拟方解说。常使病家顿觉豁然开朗，充满希望。常见他在家中连续为许多人诊病，终日不倦。他以为患者带来希望、健康和快乐为职志，从不求回报。京华口碑相传，上门求诊者日增。一天晚上，我曾见一60多岁的老者上门求诊。老者是农贸市场中卖香油的，河北人。自述20年前曾受惊吓跌倒，之后就留下心口痛的毛病，求治心脏病。何大夫耐心听，仔细诊脉，然后给他详细解说，让他放下思想包袱，不是心脏病；若是心脏病会是怎样的症状。前后约半个小时。老者说了许多感谢的话，心情开朗地带着药方走了。2005年在京过春节期间，一日之中竟为络绎而来的30多人诊病，不得休息。正月初五，我请他到我家小憩，见他虽然疲倦，但仍谈笑风生。没想到五个月后，已是天人永隔了，怎不令人痛断肝肠！

绍奇先生是一位刻苦敬业、尊师重道、勇于探索的人。先生出生在中华文脉深厚的巴蜀之地，书香之家。自幼向学，便以勤苦自励。上世纪70年代末，他只身万里赴京应考，以第一名被录取为十年动乱后第一批国医研究生，后以优异成绩毕业，留研究生部任教。在学习与任教期间，他与师辈、同窗结下深厚情谊，也深受同事敬重，学生欢迎。工作之余，他以极大精力为老师校订、整理出版医案、文集，却将自己从医心得、著述的出版一推再推。如今先生乘风而去，再难见灯下手泽亲订著述，使国医界留下巨大遗憾。先生行医济世熟谙医理，却不泥古，用药大胆，却绝不莽撞，往往别开生面，出奇制胜，且勤于总结，时时处处留心。在欧洲行医，他探索治疗艾滋病的方法；在东南亚工作，他探索戒除毒瘾的良方；在国内旅行，亦不断问寻验方良药，以广增眼界。他常感叹中医的处境与现状说：现代文明如果成为湮灭传统文明精华的杀手，那真是人类的悲哀。为此，他常以极大精力探求和推广最简便易行的济世良方，为世人造福。

绍奇先生是一位达观开朗、充满自信的人。他一生经历了许多坎坷曲折，但从不向逆境低头，从不畏艰难阻路，毕生奋发向上，有所作为。先生身怀绝技而毫无骄矜，待人诚恳谦和直爽，有极大的亲和力。凡他所到之处，无论是讲学、诊病还是闲谈，从他口中畅然而出的医林轶事、文史掌故、诗赋词章，等等，莫不使人开怀欢笑。但他绝不是好好先生，对那些把医家事业当儿戏的装腔作势、哗众取宠、弄虚作假之徒，从来不假颜色。

花甲之年到香港讲学，英雄有用武之地，当是他一生最快乐的时光。浸会大学中医药学院领导创造条件，多方关怀，使他铭感于心；莘莘学子虔心向学，弘扬国医精神，令他无比欣慰。他讲授的课程，受到所有学习者的欢迎，满意度达到百分之百。学院领导为能聘请到这么好的教授感到庆幸；同事们为有这么好的合作者感到骄傲和自豪。猝然去世前的八小时，他还精神饱满地在授课！他以自己生命的烈火，奋力一击，如苍穹中划破黑暗的灿烂星光，留下人生最壮美的一刻。虽然深爱他的亲人、师长、朋友、学生绝不愿他以这种方式离去，但这样将自己一颗火热的心，化作炽烈的光芒，嵌入永恒的时空，又何尝不是一座永撼人心的丰碑！

绍奇先生是一位给人间带来欢乐的人。他作为诗仙李白的芳邻，有"五岳寻仙不辞远，一生好入名山游"的洒脱，却绝不空疏；他作为诗圣杜甫的知己，有"穷年忧黎元，叹息肠肝热"的情怀，也绝不悲苦。他读书万卷，却说对李商隐的诗"读不懂"。哪里是读不懂！那分明是对李商隐诗中缠绵悱恻、九曲十八弯地说愁的摒弃！他作为医圣药王的一代传人，毕生忠实地践行济世活人的夙志，苍天竟为何不假天年！

绍奇！绍奇！我亲爱的长兄，让我最后为你诵读你深爱的鲁迅先生的诗：

> "岂有豪情似旧时，花开花落两由之，
> 何期泪洒江南雨，又为斯民哭健儿。"

（赵自立）